国家骨科医学中心原创精品图书

机器人辅助
创伤骨科手术技巧

ROBOT-ASSISTED
SURGICAL TECHNIQUES IN ORTHOPEDIC TRAUMA

主　　编　蒋协远　王军强

副 主 编　韩　巍　公茂琪

编　　者　(以姓氏汉语拼音为序)

董安埼　公茂琪　韩　巍　黄　强　贾晓超
蒋协远　李　蔷　李金奇　李睿泽　刘　奇
卢　帅　马可欣　苏永刚　谭　杰　王　京
王军强　查晔军　张　腾　张维军　赵　斌
赵春鹏

编写秘书　谭　杰　张　腾

人民卫生出版社
·北　京·

图书在版编目（CIP）数据

机器人辅助创伤骨科手术技巧 / 蒋协远，王军强主编．—北京：人民卫生出版社，2023.10
ISBN 978-7-117-35513-1

Ⅰ. ①机… Ⅱ. ①蒋…②王… Ⅲ. ①机器人技术－应用－骨损伤－外科手术 Ⅳ. ①R683

中国国家版本馆 CIP 数据核字（2023）第 195388 号

机器人辅助创伤骨科手术技巧
Jiqiren Fuzhu Chuangshang Guke Shoushu Jiqiao

主　　编：蒋协远　王军强
出版发行：人民卫生出版社（中继线 010-59780011）
地　　址：北京市朝阳区潘家园南里 19 号
邮　　编：100021
E - mail：pmph @ pmph.com
购书热线：010-59787592　010-59787584　010-65264830
印　　刷：北京瑞禾彩色印刷有限公司
经　　销：新华书店
开　　本：889 × 1194　1/16　　印张：12
字　　数：304 千字
版　　次：2023 年 10 月第 1 版
印　　次：2023 年 11 月第 1 次印刷
标准书号：ISBN 978-7-117-35513-1
定　　价：198.00 元
打击盗版举报电话：010-59787491　E-mail：WQ @ pmph.com
质量问题联系电话：010-59787234　E-mail：zhiliang @ pmph.com
数字融合服务电话：4001118166　E-mail：zengzhi @ pmph.com

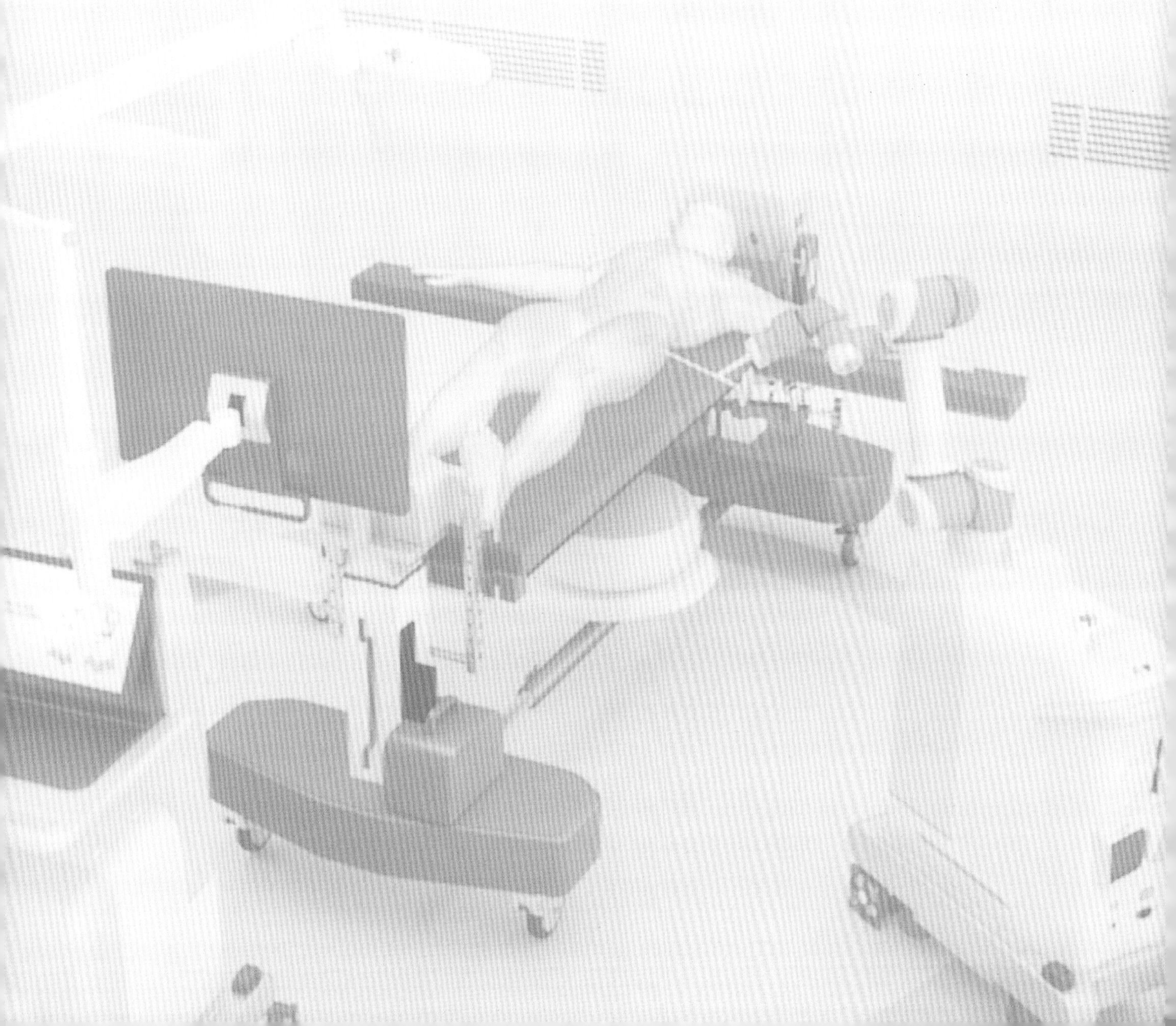

主编简介

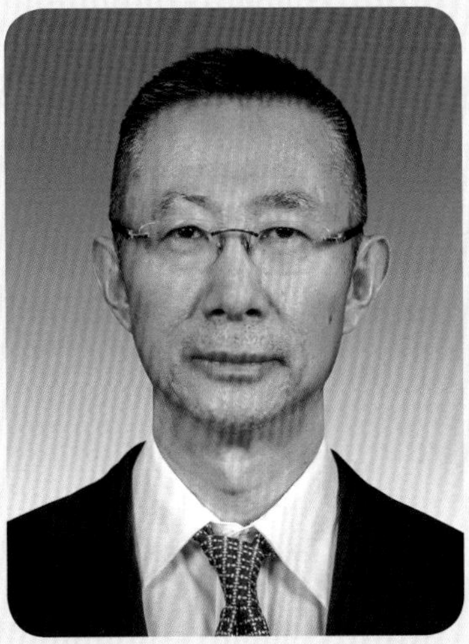

蒋协远，创伤骨科知名专家，主任医师、教授、博士研究生导师。首都医科大学附属北京积水潭医院院长、国家骨科医学中心主任、北京市创伤骨科研究所所长。享受国务院政府特殊津贴，先后获得全国抗震救灾模范、首都十大健康卫士等荣誉。

现担任中华医学会骨科学分会常委、北京医学会骨科学分会副主任委员、北京医学会创伤学分会候任主任委员、北京生物医学工程学会理事长、北京围手术期医学研究会专家委员会主任委员、北京医师协会骨科专科医师分会会长等。担任《中华损伤与修复杂志》总编辑、《中华肩肘外科电子杂志》《骨科临床与研究杂志》副主编，以及多家专业杂志的编委或通信编委。

带领团队率先在国内开展人工全肘关节置换术的临床应用和基础研究，对肘关节僵硬和复杂肘部与前臂损伤开展重点研究；建立了复杂肘关节损伤的系统性、规范化诊疗方案，用于指导临床实践，减少并发症的发生；提出肘关节僵硬“手术—康复—心理”一体化治疗的中国模式；建立了三维导航机器人辅助定位系统、光学定位系统和机械定位系统等不同类型的肘关节旋转中心定位方法；完成世界首例肘关节双平面导航机器人手术和三维导航机器人手术，显著提高操作精准性，明显改善治疗效果；承担了国家重点研发计划、国家自然科学基金、国家卫生健康委、北京市优秀人才等多项科研项目。

团队牵头联合多家骨科特色医疗机构组建了国家骨科医学中心“5G + 骨科机器人联盟”，研发了“5G + 远程手术平台”，推进“互联网 +”在医疗健康领域的应用发展，使骨科机器人远程手术实现日常开展，促进了骨科医疗资源下沉并推动了骨科医疗水平同质化，为提升区域医疗服务水平持续赋能。

发表文章300余篇，主编或主译学术著作16部，主持专家共识和指南编写3部，获得专利50余项。为国家培养出一批在肘关节外科领域颇有建树且具有实际操作能力的人才。先后获国家科学技术进步奖二等奖、北京市科学技术奖三等奖、中华医学科技奖三等奖等。

主编简介

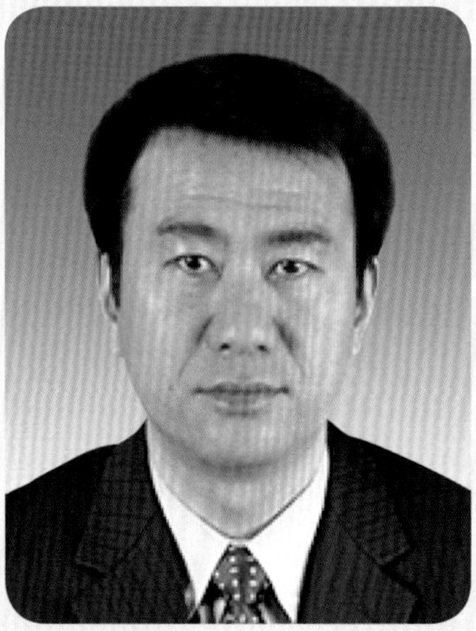

王军强，创伤骨科知名专家，主任医师、教授，北京大学医学部、首都医科大学博士研究生导师，首都医科大学附属北京积水潭医院智能骨科研究型病房主任，骨科手术机器人北京市工程研究中心办公室主任。担任中华医学会医学工程学分会数字骨科学组创伤与关节委员会副组长、国际矫形与创伤外科学会(SICOT)中国部数字骨科学会副主任委员、智慧医疗专业委员会副理事长、中国康复辅助器具协会康复工程专业委员会副主任委员、中国医药生物技术协会理事、中国生物医学工程学会医用机器人工程与临床应用分会委员、中国医师协会骨科医师分会第五届委员会科技创新与转化学组委员。《中国骨伤杂志》《中华创伤骨科杂志》等多家杂志的编委。国际骨内固定学会(AO)中国讲师团讲师及国家卫生健康委能力建设和继续教育中心讲师。入选科技部中青年科技创新领军人才、北京市百千万人才、北京市高层次创新创业人才、北京科技新星、北京“十、百、千社区卫生人才”、北

京市卫生健康委“215”高层次卫生技术人才、北京市医院管理中心“登峰”计划人才。

王军强教授自2003年始，率先在国内开展骨科机器人系列数字化手术装备的转化医学研究，持续专注骨折智能化微创手术的基础与临床应用研究，连续担任科技部“十三五”“十四五”诊疗装备与生物医用材料领域的“医用机器人”重点专项组组长，并主持承担多项国家及省部级科研课题，突破手术机器人精准定位、人机安全交互、远程手术操作等关键技术，成功研制我国第三代骨科手术机器人产品，并完成临床示范应用与评价，为大范围推广和应用骨科机器人手术技术提供了基本准则、临床依据和操作规范，推动了骨科智能微创理念的发展和技术普及。首创11种机器人辅助骨折治疗新术式，实现骨折微创手术方法新突破。

依托骨科机器人系列研究成果，作为第一作者及通信作者发表该领域学术论文39篇，其中3篇论文被中国科协评为全国优秀科技论文和SCI高引文章；单篇国际顶刊SCI学术论文影响因子20.6分。先后获得两届北京市科学技术进步奖一等奖，两届国家科学技术进步奖二等奖，武警部队科学技术进步奖一等奖，首届首都转化医学大赛一等奖。

序

在外科手术中的探索和应用机器人，已经有30余年的历史了。2000年前后，国外开始使用骨科手术机器人，主要的产品研发以及应用聚焦在关节置换和脊柱外科领域。大约在同一时期，北京积水潭医院开始在创伤领域研究用于骨折治疗的机器人。20余年来，从早期的王满宜主任开始组建创伤骨科研究小组到吴新宝主任的骨盆骨折机器人研究团队，直至今天，蒋协远院长带领的多方向智能骨科团队，取得了丰硕的研究成果，积累了丰富的临床经验。书中所有临床资料都来源于作者团队的手术病例，他们将这些手术过程、临床体会、经验教训用图文并茂的方式收录于此专著，深入浅出，易于理解。相信致力于骨科手术机器人的同道，包括手术医生、护士、临床工程师都会从中受益匪浅。

骨折的治疗原则包括复位、固定、功能锻炼。本书主要关注手术固定机器人在骨折固定过程如何辅助医生克服过去手术精准定位和操作的难题，将骨折固定推向一个全新的高度。这不仅是一次技术的进步，更是一次观念的革新，是一次骨折固定术的革命。据我所知，骨折复位机器人和骨科康复机器人即将进入临床应用，目前还没有大量的临床经验总结，期待能在下一版见到这方面内容的精彩介绍。

田　伟

2023年9月

前 言

创伤骨科是一门历史悠久且与时俱进的学科，它涵盖脊柱、骨盆、四肢损伤的诊断、治疗及相关研究。最早记载的骨折治疗可以追溯到公元前数百年，两千多年来，面粉、蛋清、木夹板、石膏、牵引、现代支具都曾用于骨折的保守治疗。从19世纪上半叶开始，外科手术技术逐渐成熟，钢丝、钢板、髓内针、外固定架等固定装置被广泛应用于骨折的手术治疗。20世纪中期著名的国际内固定研究学会（arbeit fuer osteoosynthese，AO）在瑞士组织创立，随后的几十年中，在全世界创伤领域同仁的共同努力下，骨折治疗的AO原则日益丰富完善，成为现代创伤骨科医生进行骨折治疗的指导原则。

首都医科大学附属北京积水潭医院是我国最早创立创伤骨科的医院之一，我们在前辈打下的坚实基础之上，从大量临床病例中总结经验，为现代创伤骨科的发展作出了许多实实在在的贡献。智能化、微创化、个体化、精准化将成为未来创伤骨科的重要发展方向，以骨科手术机器人为代表的智能骨科技术，也是北京积水潭医院多年研发、开展医工合作的重要成果之一。近二十年前，我国第一台骨科机器人手术以及第一台远程骨科机器人手术就是由我院创伤骨科医生完成的，并首次在国际会议上汇报。随着该技术研发的不断进步，机器人系统日益完善，我国在骨科手术机器人领域已经达到世界领先水平。

近年来，全国范围内应用创伤骨科机器人的临床病例数逐渐增加，我们总结了在日常手术工作中遇到的问题和成功经验，汇总后编写了这本介绍创伤骨科机器人手术技巧的书籍，并且按照手术部位分解为不同章节，希望这些经验的总结和推广，能够对骨科机器人手术技术感兴趣的同道有所帮助。

值得一提的是，新兴技术虽然迭代更新迅速，但是与传统治疗方法一样，会经历一段逐渐成熟的过程，也有赖于大家批评指正、分享经验教训，并在历史的长河中共同见证骨科手术机器人在创伤骨科发展中的地位和作用。

蒋协远

2023年9月

目 录

ROBOT-ASSISTED
SURGICAL TECHNIQUES IN ORTHOPEDIC TRAUMA

第一篇 ▶ 01

骨科手术机器人概述

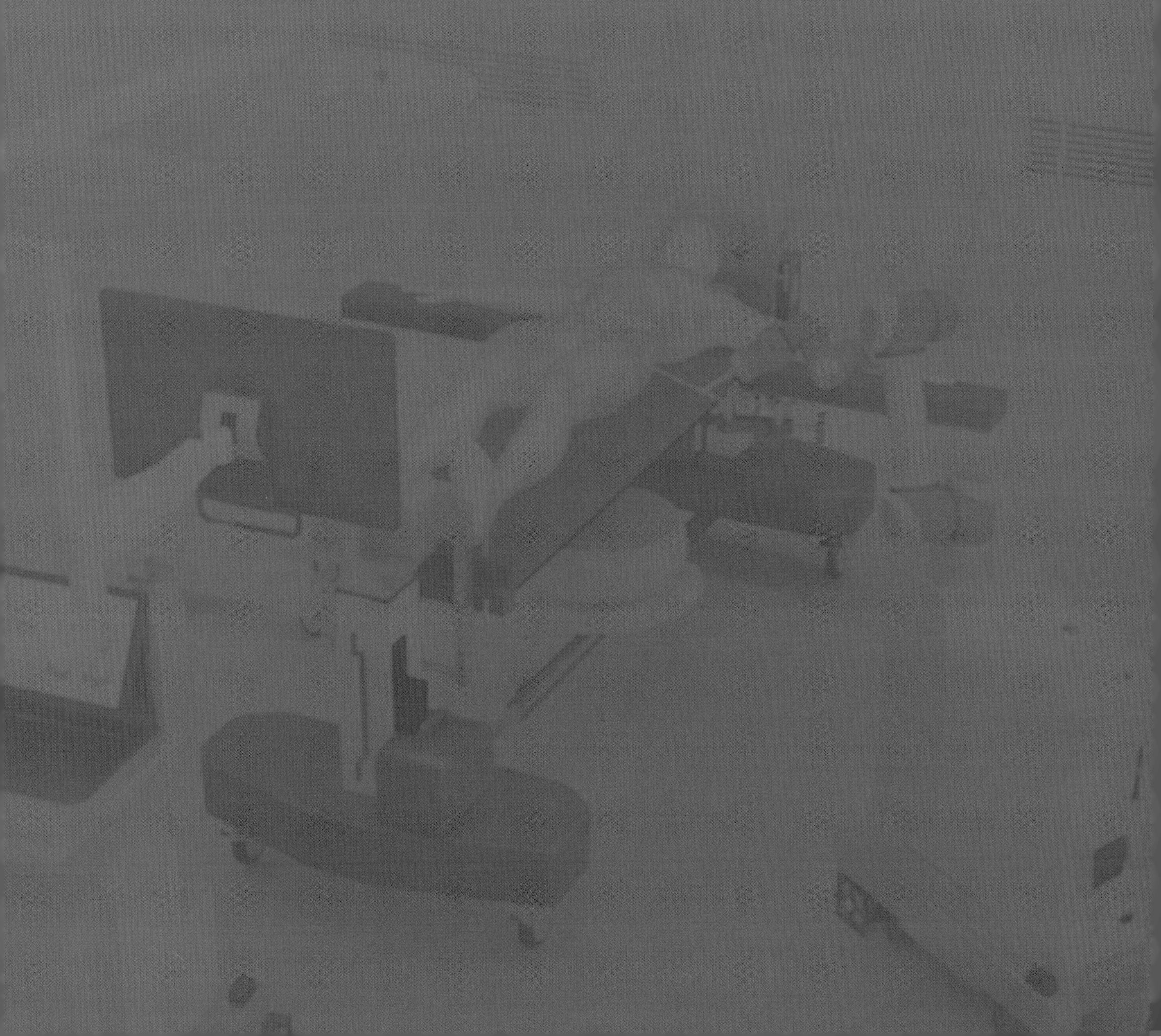

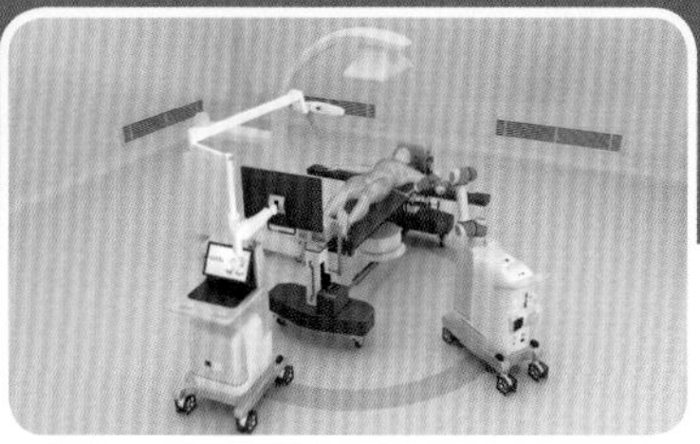

第一章　手术机器人

第一节　手术机器人发展历程

1910 年，捷克斯洛伐克作家罗伯特在他的科幻小说中，根据 Robota（捷克文，原意为“劳役、苦工”）和 Robotnik（波兰文，原意为“工人”），创造出“Robot”这个词，原意为奴隶，即人类的仆人。国际标准化组织（International Organization for Standardization，ISO）采纳了美国机器人协会给机器人下的定义：“一种可编程和多功能的操作机；或是为了执行不同的任务而具有可用电脑改变和可编程动作的专门系统。”

在 1959 年，“机器人之父”恩格尔伯格发明了世界首款工业应用机器人，该机器人主要被用于汽车生产行业，有效提升了生产效率。时至今日，机器人已广泛应用于工业、农业、医疗等诸多领域。在现代医学日新月异的发展中，传统外科治疗方式已经发生了显著变化。手术机器人的应用在外科历史上具有开创性意义，为疑难复杂病例的微创治疗提供了强大支撑，成为工业技术与现代医学完美融合的典范。随着临床医学、机器人学和计算机技术等学科的持续发展与升级，手术机器人正呈现出多样化、爆发式增长的发展趋势，产品日益丰富，手术涵盖范围不断扩大，操作越来越智能化，市场需求持续增长。微创手术机器人在专业性、精确性、安全性和高效性等方面不断取得进步，而这些先进技术也在社会需求和科学实践的推动下不断提升着医疗水平，微创精准技术已被广泛应用于各种手术中，以满足临床较高的诊疗要求。

腹腔镜微创手术最早见于 1987 年，是由法国医师 Mouret 施行的腹腔镜胆囊切除术，手术效果显著。之后，人们对腹部手术要求越来越高，于是腹部微创手术快速发展起来。21 世纪初，直觉外科公司（Intuitive Surgical）发布了微创手术机器人达芬奇系统（da Vinci system，DVs），该系统包括手术机械臂，手术微器械，医生控制台和 3D 腹腔镜。2000 年，达芬奇机器人获得美国食品及药物监督管理局（Food and Drug Administration，FDA）认证，标志着其手术功能和取得的疗效得到了官方机构的认可。自 2003 年起达芬奇机器人应用于各类心脏外科直视手术，2005 年正式获准在妇科微创手术中应用。截至目前，Intuitive surgical 公司已推出 3 种类型的达芬奇机器人，基本涵盖了外科手术的大部分领域。

神经外科作为医学上最年轻也是发展最为迅速的一门学科，它经历了肉眼观察大体神经外科、显微神经外科和微创神经外科三个重要阶段。近年来手术机器人已广泛应用于神经外科多个领域，北京柏惠维康科技有限公司开发的“睿米”神经外科手术机器人已于2018年经国家药品监督管理局（National Medical Products Administration，NMPA）审评合格，获得三类医疗器械产品注册证，利用该机器人能够实现微创、准确、高效的无框架立体定向神经外科手术。

随着手术器械的更新换代以及微创手术的日益普及，微创手术机器人在现代医疗体系中将有着极其巨大的发展潜力及良好的发展前景。在人工智能和医学深度融合的行业背景下，根据Value Market Research发布的《医疗机器人市场》报告指出，预计到2024年，医疗机器人市场有望攀升到179亿美元。

第二节　骨科手术机器人研究现状

现代骨科手术对精细、微创治疗的需求日益增强。手术机器人在骨科中的应用与发展，推动了骨科手术的精细化、个性化和微创化。骨科手术机器人能够提供手术规划模拟、导航及精确定位操作等帮助，为医师的决策和操作提供了有效参考，具有重要的临床应用价值。

回顾骨科机器人发展，最早出现在商业应用中的是关节置换手术机器人。在传统关节置换手术中，关节假体位置的准确性被列为关键考量因素，关节假体的放置位置主要依赖于术者的临床实践经验，且假体放置标准已经沿用多年，其并未充分考虑到患者个体的需求。关节置换手术机器人在术前CT中完成手术规划，术中通过解剖结构与术前CT进行配准，从而完成术前规划在术中组织上的映射，并借助导航系统及机械臂完成关节处理与假体放置。在该领域，国外典型的机器人产品有Integrated Surgical Systems公司的Robodoc、Stryker公司的MAKOplasty，以及Smith & Nephew公司的Cori；国内代表性的机器人产品则有北京天智航公司的TiRobot Recon、上海微创公司的Skywalker与杭州键嘉公司的ARTHROBOT等。

通道螺钉的固定是创伤和脊柱等定位手术机器人主要针对的术式。不同于关节置换手术机器人，这类定位手术机器人致力于降低手术对血管神经的损伤、减少术中辐射伤害、提高内固定物的置入精度，以确保手术操作的精确性和安全性。使用该类手术机器人时，术前无需规划，术中摄取目标区域2D或3D图像并传输至机器人端，术者可在术中图像上完成手术规划，并通过机械臂引导置入导针，完成螺钉固定。目前，定位手术机器人可完成诸如椎弓根螺钉、骨盆通道螺钉、股骨颈空心钉、髓内钉等多种内固定手术的操作。国外代表性产品有Zimmer Biomet公司的ROSA Spine、Globus Medical公司的Excelsius GPS等；国内代表性产品有深圳鑫君特公司的Orthobot、台湾Point Robotics公司的Kinguide以及北京天智航公司的TiRobot，其中TiRobot是全球首台通用型骨科机器人，可完成脊柱全节段及四肢骨折内固定。

相较于传统手术，骨科手术机器人手术具有以下优势：①高精度。通过高精度的导航系统与机械臂控制系统配合，骨科手术机器人能够提供精确至亚毫米级别的手术定位和操作，有效降低手术过程中因操作不精确而对患者产生的风险。②减少放射线暴露。③安全性高。骨科手术机器人能够实时监测手术进程，部分设备如关节置换手术机器人设有“安全墙”，可有效防止手术误操作和意外事件，从而保障患者的安全。④缩短手术学习曲线。骨科手术机器人的应用使得经验相对有限的医生也能顺利完成高难度手术，其手术效果与具有丰富经验的医生相当，这大大缩短了手术的学习曲线，利于高难度手术技术的下沉。⑤减少损伤。骨科手术机器人在手术过程中对周围肌肉和器官的损伤较小，原因在于其能够精确定位，并在手术过程中几乎不会对周围组织造成影响。⑥精确重现手术方案。骨科手术机器人运用先进的计算机技术，将手术方案程序化、数字化，可随时进行调整，以确保手术质量的稳定性。

骨科手术机器人也存在一些局限性，主要体现在：①高昂的成本。骨科手术机器人的研发门槛高，周期长，且目前各核心部件依赖进口，导致产品成本较高，这一定程度上限制了其大范围推广。②手术时间的延长。进行骨科机器人手术的过程中，设备调试、工具装载、图像配准和机械臂运动等步骤繁多，耗时长久，虽然可以减少透视次数节省部分时间，手术整体时间仍可能会被延长，特别是在初期手术团队协作尚未熟练的情况下。③严格的团队要求。骨科机器人手术过程中，手术团队的配备至关重要。手术医师、器械护士、工程师等均需经过专业培训，深入了解并熟练掌握机器人手术的流程与操作，且必须具备在机器人出现故障时立即切换至传统手术的能力。④智能化程度不足。尽管机器人能在技术上协助手术医师进行精准操作，然而手术规划的关键决策仍然需要依赖手术医师的丰富经验。虽然一些公司已经采取了诸如人工智能等手段来辅助进行手术规划，但是整体智能化程度仍然难以满足个体化手术的需求。

综上所述，目前国内外骨科手术机器人产品已完成关节、脊柱和创伤三大领域的广泛覆盖，具有显著提高手术精度、缩短手术学习曲线和降低手术创伤的优点。然而，高昂的成本也限制了其在广泛范围内的应用。随着技术的不断进步，以及国产化核心部件的逐步替代，骨科手术机器人有望更好地服务于广大患者。

第三节　骨科手术机器人发展趋势

骨科手术机器人技术正朝着人机交互全面化、图形图像精细化、硬件体积微型化、手术过程无创化、远程操作流畅化等方向发展。同时，推动自主研发骨科手术机器人产品、全方位制定行业规范和临床标准将是中国智能医疗器械及设备发展的重要导向。本领域的技术发展趋势有以下几点。

一、机器人构型

随着计算机、机器人等技术在骨科领域的应用深化，对精准定位、灵巧操作、三维可视化等相关技术的要求持续增强。在复杂多变的临床环境以及对安全性的高度重视下，产品的系统结构和机器人构型需要能够根据不同的临床环境进行灵活的调整。因此，开发具备精确手术操作、占用空间小、动作灵活的机器人构型已成为当前关注的热点。

二、图像融合配准技术

目前，影像导航技术主要基于 X 射线和 / 或计算机断层扫描（CT）影像，仅限于骨骼结构的可视化，无法反映周围组织的详细状况。随着多模式成像技术的推进，功能性信息图像［如磁共振成像（MRI）、单光子发射计算机断层扫描（SPECT）和正电子发射断层扫描（PET）］与病变解剖结构图像（如 CT、X 射线图像）将实现有机融合，从而为医生提供丰富的诊断信息和手术三维空间信息。此外，骨科手术机器人产品将充分利用这些多元化的影像信息，在空间配准技术上实现重大突破，为三个空间（手术空间、图像空间和设备空间）的坐标体系创造更高水平的智能互联。通过自动识别不同图像模式并进行智能配准，这种产品将进一步提升手术效率和安全性。

三、人机交互技术

如何根据手术需要方便快捷地操作，提高手术效率是骨科手术机器人进入临床必须解决的问题。结合医生的操作习惯和临床环境，研制简洁、高效的人机交互设备是产品进入临床的必需。近年来，术中 C 臂、O 臂 3D 成像等高精度影像采集技术开始应用于骨科手术机器人手术。术中影像采集能够实时反映因患者体位变化造成的解剖位置变化，减少错误的发生。另外，在关节手术中，现在还应用了无图像解剖结构重建技术，术中使用探针点选解剖结构的特征点和面，与模拟图像中的旋转中心或关节轴线进行配准，可以精确地设计和实现假体置换的力线。

四、传感技术

临床上现有的传感器（如可医用的电磁传感器、超声传感器、音视觉跟踪传感器、力反馈传感器等）都是专门设计的，拥有自动防故障装置；传感信号能够被实时收集、整合与显示，临床医生能够依据传感信号的变化判断是否发生或者即将发生临床事件，然后根据预先设定的程序强制停止机器人系统的活动，转由临床医生介入，判断下一步手术方案，从而保障手术过程的精确性和安全性。针对临床需求，需要研究适合手术环境的微型化、多信息融合传感技术。

五、远程手术

我国医疗资源分布较为不均，高难度手术技术下沉困难。对于危急重症患者，无法满足长途搬运去往中心城市就医，所以发展远程手术技术很重要。但目前骨科手术机器人缺乏准确的交互作用力检测方法和传感系统，不具备准确的力触觉信息反馈和再现功能，自主能力不足。

六、手术治疗规范

结合临床生物力学开发符合人体生理特点和临床需求的骨科诊疗规范正在成为智能骨科的发展重点。但目前真正适用于临床手术应用的生物力学方法并不多见。因此，有必要运用生物力学原理对人体肌肉骨骼系统进行物理、生理和病理的综合建模与仿真，通过融入患者的个性化参数实现对手术效果的预测和术前评估，并以此为基础对手术路径进行定量优化，以得到最优的手术治疗规范。

七、精准治疗综合解决方案

随着大数据的发展和个体化医疗的推进，骨科疾病的精准治疗也将是发展趋势之一。在精准骨科解决方案中，需要融合循证医学证据、骨科手术机器人临床大数据库、个体影像学数据、生物力学数据等，结合骨科手术临床路径和手术安全预警体系，依托骨科手术机器人，最终形成智能临床决策推荐意见。在以骨科手术机器人为基础的精准骨科解决方案的发展中，将骨科手术机器人与远程操作、大数据、云技术等创新技术相融合，研究新型的治疗方法和手段，是当前的研究热点。

参考文献

[1] 贾鹏，吴新宝．骨科机器人辅助手术在创伤骨科的临床应用现状与发展 [J]. 中华创伤骨科杂志，2023, 25 (5): 433-439.

[2] 田华．机器人辅助人工髋膝关节置换手术是必然趋势 [J]. 中华医学杂志，2022, 102 (1): 4-8.

[3] 吴瑞，周纪平，杨凯，等．脊柱手术机器人在胸腰椎骨折微创手术中的应用 [J]. 中国骨伤，2022, 35 (2): 118-122.

[4] 查晔军，肖丹，花克涵，等．TiRobot 骨科机器人导航外固定支架固定在肘关节松解术中的应用效果分析 [J]. 中华创伤骨科杂志，2022, 24 (2): 100-106.

[5] 李青青，余利鹏，蔡卫华，等．骨科手术机器人系统辅助置入颈椎椎弓根螺钉的安全性研究 [J]. 中华骨科杂志，2022, 42 (3): 149-155.

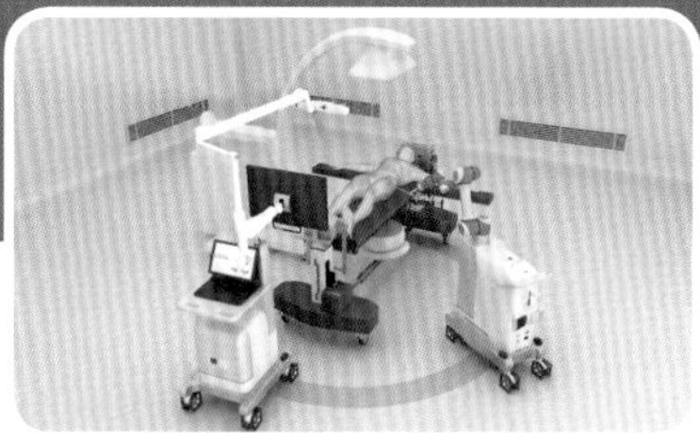

第二章　骨科手术机器人

第一节　硬件组成

骨科手术机器人一般由机械臂系统、导航追踪系统、主控系统以及配套手术工具包组成。

1. 机械臂系统　机械臂系统是机器人的“手”，作为骨科手术机器人的关键部件，由臂体、关节、控制器、电机、传感器等构成。常用的骨科手术机器人机械臂为六自由度(6DOF)，能够灵活执行几乎任何轨迹或角度的工作；机械臂配有力传感器有助于提升人机交互体验；控制器和电机结合提高手术区域的定位精度。这些要素为术者进行切削、钻孔等操作提供了强大的辅助支持。

2. 导航追踪系统　导航追踪系统是机器人的“眼”。根据不同的机器人导航模式，导航追踪系统也会有所差异。当前文献报道过的导航追踪模式，有光学导航、电磁导航以及增强现实导航等。其中光学导航在骨科手术机器人中最为常见。光学导航系统的核心部件为双目红外光学相机，该设备能够发射与接收红外光。通过对手术空间中的示踪器进行监测，实现对患者、机械臂及手术工具的实时精准追踪。

3. 主控系统　主控系统是机器人的“脑”。在主控系统中，已配置相应的机器人手术软件，以执行术前和术中的图像处理，并进行手术规划。此外，主控系统能够接收来自导航追踪系统的空间追踪信息，并据此发出指令，精确地控制机械臂运行。

4. 配套手术工具包　配套手术工具包是机器人的“武器”。机器人手术工具包主要分为两类，一类是通用型工具包，其中包括机器人末端连接工具和患者示踪器等。另一类则是针对不同手术类型的操作要求而定制的工具包，例如，关节置换工具包需要配置探针，以实现图像配准；脊柱工具包配有夹具，可将患者示踪器固定在椎体棘突上。

第二节　工作原理

传统骨科微创手术存在两大弊端：①由于微创无法充分暴露术野，术者无法准确获得解剖信息，即

"看不清",容易导致操作误差;②手术操作过程中,人手部稳定性不佳,尤其是长时间手术疲劳后更甚,即"打不准",这也是手术误差产生的主要原因之一。

在本章第一节中,我们已经阐述了机器人集成了"眼——导航跟踪系统"以及"手——机械臂系统":在机器人手术中会在患者的手术部位以及机械臂端安装示踪器,接下来将手术部位通过图像配准的方式进行注册,完成后,导航追踪系统就能够实时地展示患者、机械臂以及手术工具的空间位置,同时也不会受到患者体位变化的影响,这个过程可解决"看不清"的问题;同时,机械臂能够实现规划位置的精确执行以及稳定固定,解决"打不准"的问题。

第三节　手术流程

骨科机器人手术主要可概括为关节置换和脊柱创伤定位两种术式,两种手术的流程不同因而要分开介绍。此外,由于骨科手术机器人的类型繁多,因此,本节将以北京天智航公司的 TiRobot Recon 和 TiRobot 为示例,来阐述机器人手术的流程。

一、机器人辅助人工关节置换

手术操作过程主要分为术前规划、术中配准、手术执行和术后验证四个阶段。

1. 术前规划　患者入院后需获取 CT 图像。髋关节置换患者需获取骨盆 CT、髋关节 CT 与膝关节 CT,行骨盆 CT 以获取前骨盆平面为术中操作提供参照,行膝关节 CT 以测量术前股骨前倾角,为术中股骨侧假体放置提供依据。膝关节置换患者需获取同侧髋、膝、踝 CT,便于术中实时获取下肢力线。将患者的 CT 影像数据导入机器人主控计算机后,利用软件工具执行图像分割、特征点识别等步骤,术者可依照需求挑选合适的假体型号,同时能够按照需要自主调整假体位置,在满足规划方案后,将其保存为规划文件。

2. 术中配准　常规消毒铺单,暴露手术部位。安装患者示踪器,使用探针在手术软件引导下获取手术部位骨性结构表面的三维点云数据,分别完成图像粗配准与精细配准。

3. 手术执行　完成图像配准后,软件可自动将术前规划假体位置映射至术中实际解剖结构中并在图像中显示。此时可通过软件运行机械臂,并在机械臂的辅助下完成骨的磨削、切割以及假体的安装。

4. 术后验证　在假体的安装流程终止后,通过探针或平板探针来收集假体的最终位置信息,并将这些信息传输到主控端。将收集到的位置信息与术前规划的预设位置进行比对,显示最终误差。若误差在临床可接受范围内,机器人操作流程结束,关闭机器人系统。

二、机器人辅助脊柱创伤定位

手术操作过程主要分为图像获取、术中规划、手术执行和术后验证四个阶段。

1. 图像获取 定位手术多在术中进行图像配准，因此，获取术中图像是关键步骤。机器人手术图像获取的要求与传统透视图像的要求基本相同，需要特别关注的是，机器人手术图像应该包含标尺板信息，以便后续的图像配准。同时，根据手术的具体要求，可以选择获取2D或3D图像，进行手术规划。

2. 术中规划 术中图像输入机器人主控端，自动进行图像配准，配准合格后，可进行手术规划。在图像中可自定义内固定的入点、出点，并随时调整位置、方向。

3. 手术执行 完成规划后，可通过软件运行机械臂，并在机械臂的辅助下完成骨的钻孔和导针的置入。

4. 术后验证 导针置入后，重新获取图像，对比实际位置与规划位置。若误差在临床可接受范围内，机器人操作流程结束，关闭机器人系统。

应当指出，不论是在关节置换手术还是在脊柱创伤定位手术中，骨科手术机器人都能够提升手术精准度与成功率，但是医师仍需在操作过程中协同操作。所以机器人只是医生的辅助工具，而不是一个完全自动化手术系统。

参考文献

[1] 贾鹏，吴新宝．骨科机器人辅助手术在创伤骨科的临床应用现状与发展 [J]. 中华创伤骨科杂志，2023, 25 (5): 433-439.

[2] 杨光，祁宝昌，赵天昊，等．TiRobot 骨科手术机器人辅助下微创经皮通道螺钉固定治疗骨盆骨折的疗效分析 [J]. 中华创伤骨科杂志，2022, 24 (3): 200-205.

[3] 李川，阮默，苏踊跃，等．手术机器人在骨科领域中的应用及发展 [J]. 中华创伤骨科杂志，2021, 23 (3): 272-276.

[4] 李宇能，刘昊楠，赵春鹏，等．急诊骨科手术机器人辅助经皮固定骶髂关节螺钉治疗不稳定型骨盆后环骨折的临床研究 [J]. 中华创伤骨科杂志，2022, 24 (3): 194-199.

[5] 安浩铭，平航宇，李海峰，等．国产“鸿鹄”骨科手术机器人辅助与传统人工全膝关节置换术近期疗效比较研究 [J]. 中国修复重建外科杂志，2023, 37 (04): 404-409.

[6] 张波，王晋超，宋卿鹏，等．天玑骨科手术机器人辅助退行性脊柱侧弯手术的疗效分析 [J]. 北京生物医学工程，2022, 41 (3): 286-291.

[7] ZHANG W, LI H, CUI L, et al. Research progress and development trend of surgical robot and surgical instrument arm [J]. Int J Med Robot, 2021, 17 (5): 2309.

ROBOT-ASSISTED
SURGICAL TECHNIQUES IN ORTHOPEDIC TRAUMA

第二篇 ▶ 02

机器人辅助创伤骨科手术技术

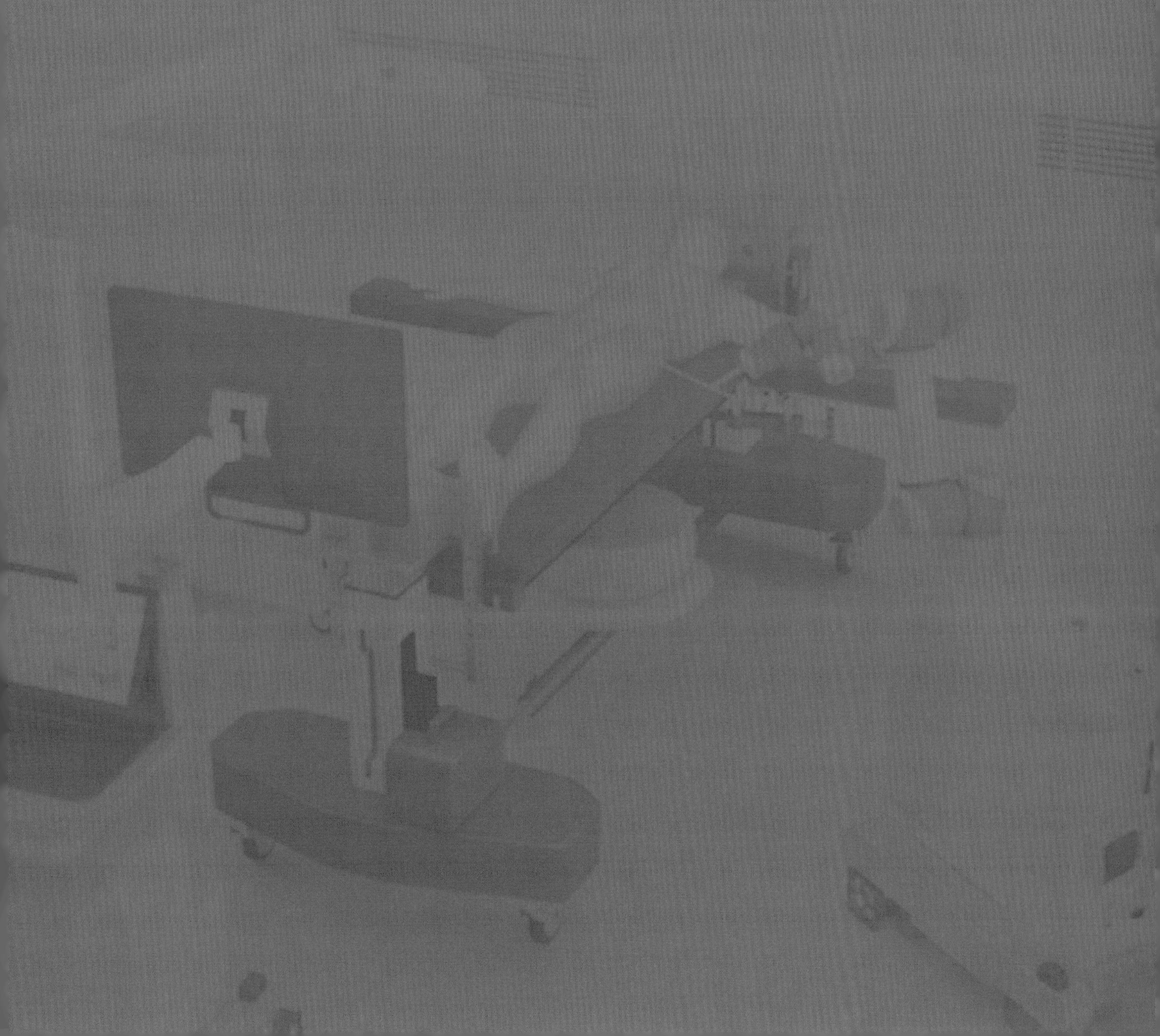

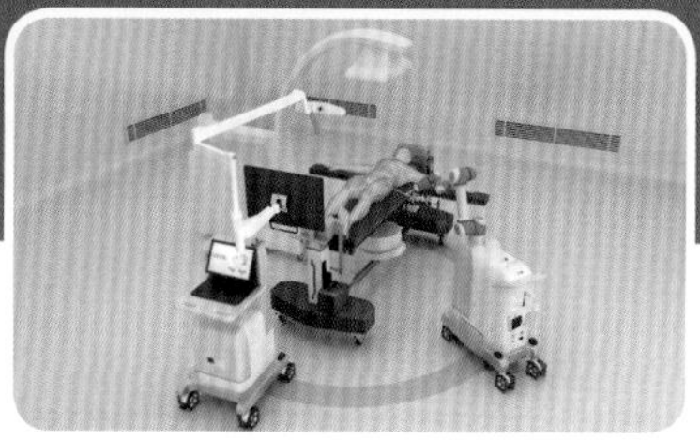

第三章　上肢创伤手术技术

第一节　肘关节骨折

一、肘关节解剖

（一）肘关节的骨性结构

肘关节位于上肢中部，可通过屈伸作用调节手到躯干的距离，同时通过前臂的旋转活动来调节手背的朝向。

肘关节在解剖上虽然只有一个关节腔，但在关节腔内有肱骨远端、尺骨近端和桡骨近端（图 3-1-1）三个骨性结构，并两两对合构成可活动的三个关节：肱尺关节、肱桡关节和上尺桡关节（图 3-1-2）。

肱骨远端前倾角：肱骨干轴线与肱骨髁轴线之间的夹角（约 30°~50°），同尺骨鹰嘴的倾斜角度一起，使滑车与肱骨小头整体位于肱骨干的前方，以适应更大的屈肘角度。

肱骨远端外翻角：肱骨远端前面，肱骨远端滑车及肱骨小头被软骨覆盖，同肱骨干长轴呈 4°~6° 的外翻角。

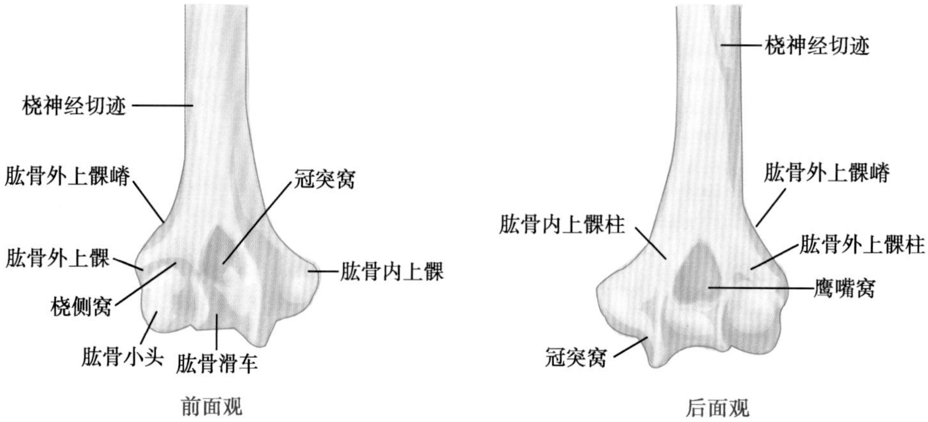

前面观　　后面观

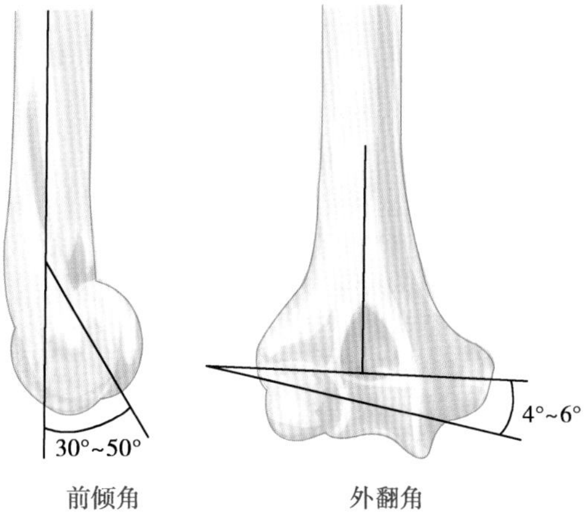

图 3-1-1　肱骨远端骨性结构及前倾角、外翻角

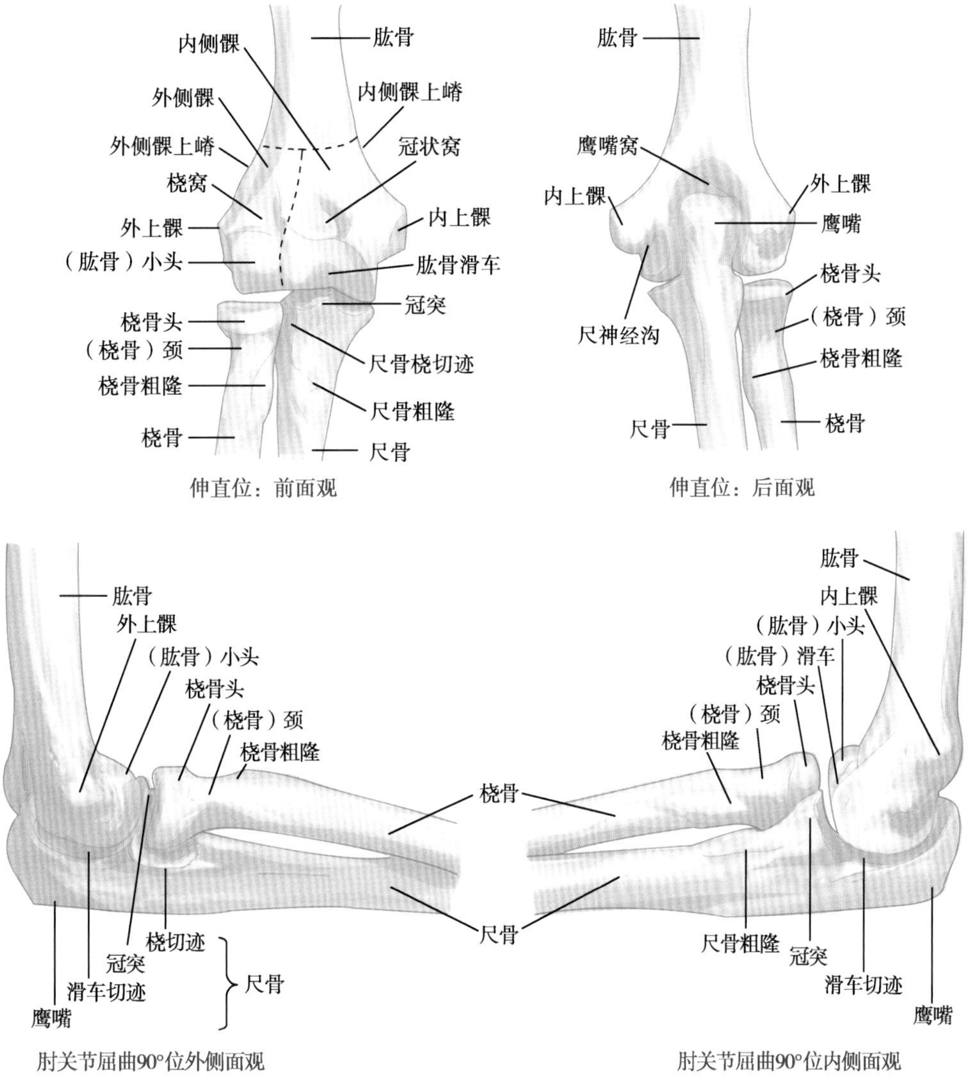

图 3-1-2　肘关节骨性结构

生理上，肘关节的三个关节承担两种不同方向的运动：上尺桡关节负责旋前和旋后运动（肘关节部分），肱桡关节和肱尺关节负责屈伸运动。

（二）肘关节的关节组成

1. 肱尺关节　由尺骨近端的半月切迹和肱骨滑车对合构成，使肘关节能在冠状面上做伸屈运动。因尺骨的滑车切迹的结构特点，其可以大弧度（>180°）包裹肱骨滑车，因此肘关节具很强的骨性稳定。在肘关节伸直位时，肱骨干轴线与前臂轴线并不在一条直线上，而是形成一个外翻角度，即提携角。男性提携角为 10°~15°，女性为 20°~25°。这是由肱骨滑车“尺侧小，桡侧大”的特点及滑车关节面倾斜形态所决定的。

2. 肱桡关节　在肘关节桡侧，由肱骨小头与桡骨头相对合构成。肱骨小头沿肱骨干方向向前倾斜约 30°，其凸圆表面软骨覆盖的弧度值约为 180°，桡骨头顶面轻度凹陷，弧度值为 40°，两者相差 140°。因此，肘关节屈伸范围约为 140°，然而，儿童及女性可有 10°~20° 的过伸。

3. 上尺桡关节　由桡骨近端的桡骨头和尺骨冠突旁的桡骨切迹相对合构成。与远侧的下尺桡关节相匹配共同完成前臂的旋转活动。桡骨头旋转切迹弧度为 260°。故桡骨头外缘 100° 的弧度范围即为内固定置放的“安全区”。

4. 尺骨近端　维持肘关节稳定的主要结构之一，主要提供内翻稳定。75%~80% 的外翻应力作用于鹰嘴近端的一半；60%~67% 的内翻应力作用于冠状突。肘关节屈曲 20% 时，鹰嘴与鹰嘴窝咬合最佳、最稳定。冠状突的功能是防止肘关节后脱位，其高度至少保留 50% 才能维持关节稳定。

（三）肘关节的神经与血管

正中神经、尺神经和桡神经都是臂丛神经组成的一部分，三条神经都是由臂丛神经发出的（图 3-1-3）。正中神经从臂丛神经外侧束分出外侧头，从内侧束分出内侧头，沿着腋动脉向下行走，两头联合形成正中神经干，沿着肱二头肌内侧沟下行，跨过肱动脉一起到达肘窝，向下最终在掌腱膜深面达到手掌。尺神经是发自臂丛的内侧束，沿着肱动脉内侧、肱二头肌内侧下行，在前臂下部，位于尺侧腕屈肌外侧，并靠近尺动、静脉，随后与之紧密伴行；在腕前面，尺神经由腕尺侧管进入手掌。桡神经从臂丛神经后束发出，在大圆肌下缘伴肱深血管，斜向下外，进入肱骨肌管，紧贴桡神经沟骨面走行，于肘窝外侧缘的肱肌与肱桡肌之间，在肱骨外上髁前方或稍下，分为浅、深两支。

肘关节动脉网由肱动脉、桡动脉及尺动脉的 9 条分支吻合而成（图 3-1-4）：①尺侧下副动脉的前支与尺侧返动脉前支吻合；②尺侧下副动脉后支、尺侧上副动脉与尺侧返动脉后支吻合；③桡侧副动脉与桡侧返动脉吻合；④中副动脉与骨间后动脉的骨间返动脉吻合。肘关节动脉网构成了肘关节周围丰富的侧支循环，在肱深动脉发出点以下结扎肱动脉时，通过肘关节动脉网形成的侧支循环，其远端的血液供应仍可得到代偿。

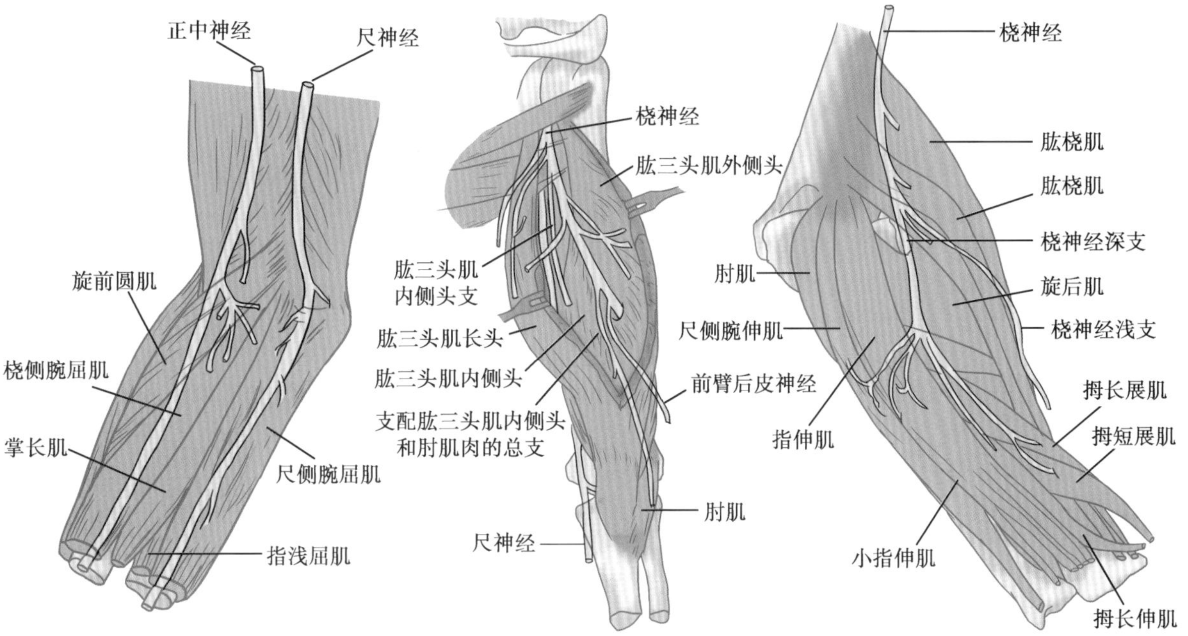

图 3-1-3　桡神经、尺神经、正中神经及其分支

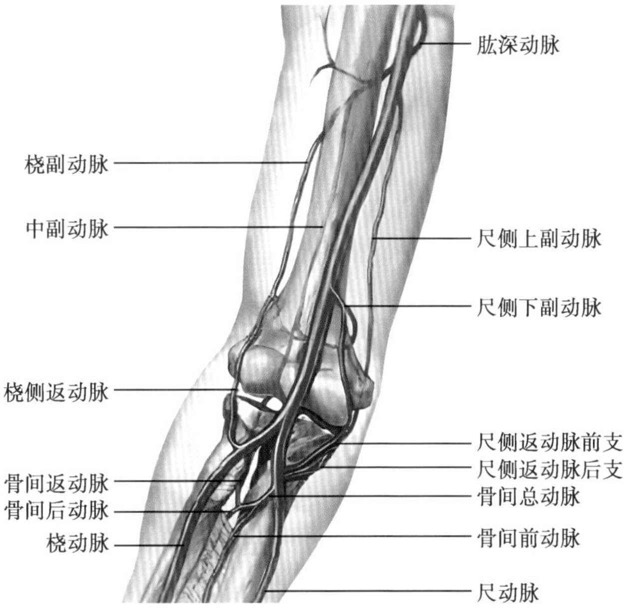

图 3-1-4　肘部主要动脉

（四）肘关节的运动

肘关节屈伸范围为 0°~140°。儿童和女性可有 10°~20° 过伸。旋前可到 70°~80°，旋后可到 90°。前臂旋转轴是指桡骨头中心与尺骨小头中心的连线；前臂旋转时，桡尺骨远端以桡骨绕尺骨旋转为主；在腕关节固定的情况下，在桡尺骨近端尺骨也可围绕桡骨头旋转（图 3-1-5）。肘关节伸直时，上臂处于外翻位；肘关节屈曲时，前臂处于内翻位。

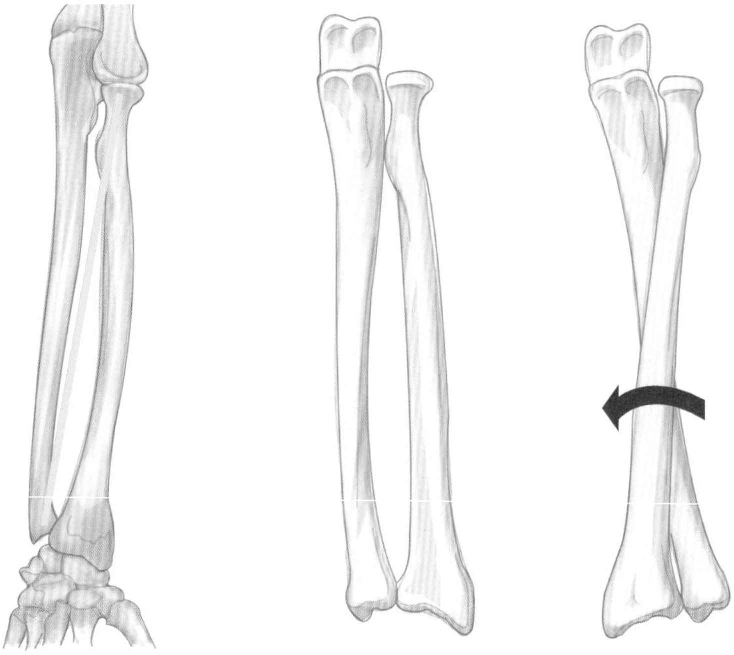

图 3-1-5　前臂旋转示意图
黄色线条为前臂旋转轴；红色箭头为前臂旋转方向。

二、机器人在肘部手术中的临床应用

（一）机器人辅助肘关节旋转中心轴定位

1. 准备工作　推荐采用机器人的三维影像模式。手术床应使用独立全透光操作台，C 臂放置于患侧。患者仰卧位，患肢外展于操作台，肘部自然屈伸状态下垫高固定以便操作。设备摆位时，主控台置于对侧，机械臂置于患侧，患者跟踪器固定于肱骨干并朝向光学相机。患者跟踪器与机械臂的摆位遵循就近原则和可追踪原则。光学相机置于患肢水平，保证患者跟踪器和机械臂全程可视。C 臂主控台与机器人主控台靠近放置，可简化布线（图 3-1-6）。

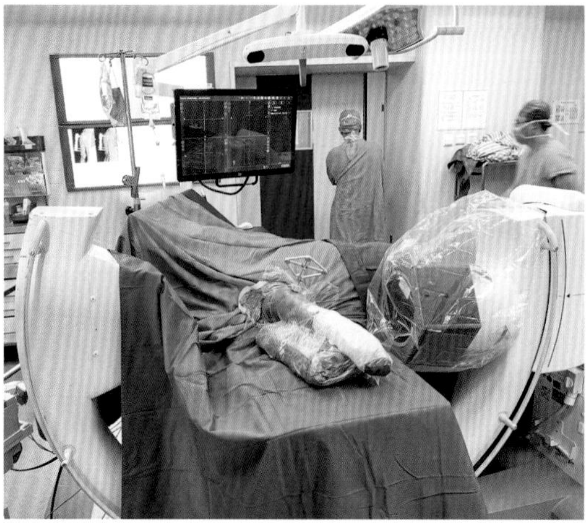

图 3-1-6　肘关节旋转中心轴定位示意图

2. 图像采集要点

(1) 使用影像跟踪器：C 臂应对准肘关节中心，先拍摄肘部正、侧位图像（图 3-1-7），确保肱骨髁位于图像中心。

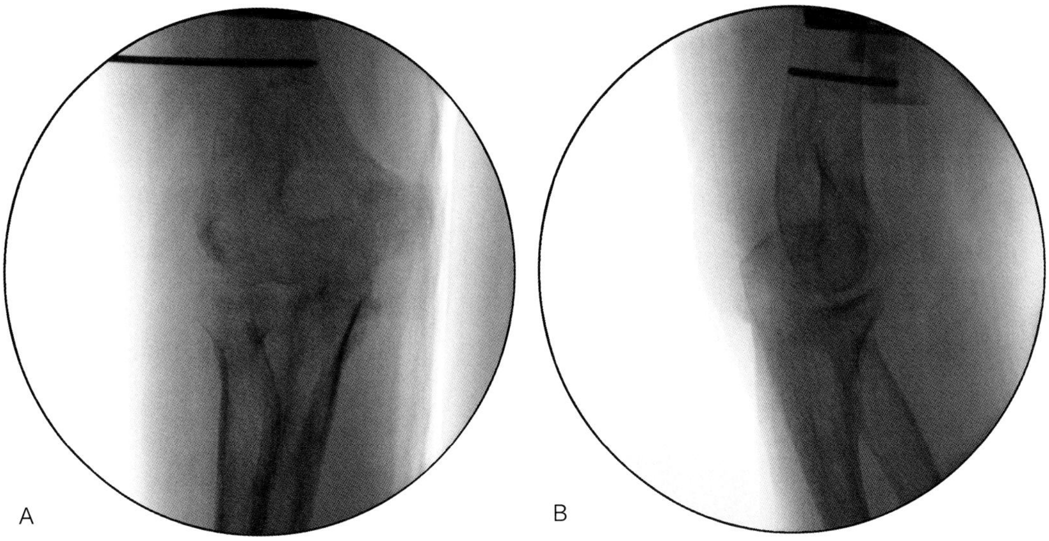

图 3-1-7　术中肘关节正侧位片示意图

A. 肘关节正位 X 线图像；B. 肘关节侧位 X 线图像。

(2) 使用标尺：将标尺贴近皮肤置于肘部上方，后下降机械臂的地脚支撑以稳定标尺。再分别拍摄肘部正、侧位图像，确认肱骨髁和所有标尺点（5 个）作为一个整体均位于图像中心。在进入 C 臂三维扫描程序后，方位选择与实际摆位一致，再进行三维环扫。

3. 规划要点　旋转标记线，使上方图像窗口分别显示术区的横断面和冠状面。然后先添加一枚规划螺钉，将标记线移至肱骨小头中心，点击“将定位线交点设为螺钉入点”按钮；同样操作确定肱骨滑车中心，点击“将定位线交点设为螺钉出点”按钮，即可完成规划。利用冠状面确定旋转轴的高度，横断面明确旋转轴在前后方中心，矢状面验证旋转轴是否位于肱骨小头和滑车中心（图 3-1-8）。然后根据标记线三角图标调整入钉点位置及置钉方向。另外，操作界面显示的螺钉直径、长度等数据为真实数据，可供临床参考（图 3-1-9）。

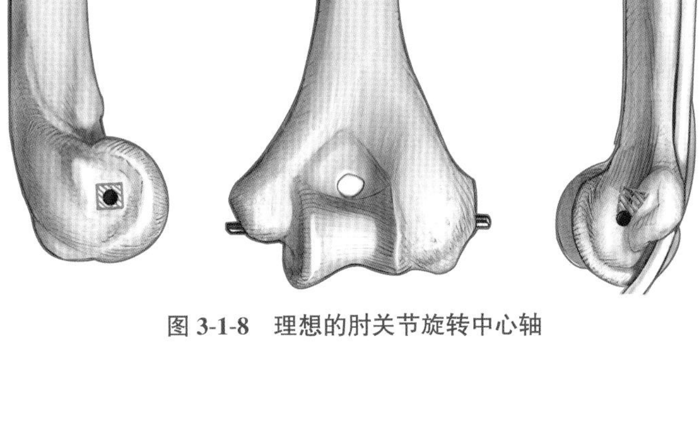

图 3-1-8　理想的肘关节旋转中心轴

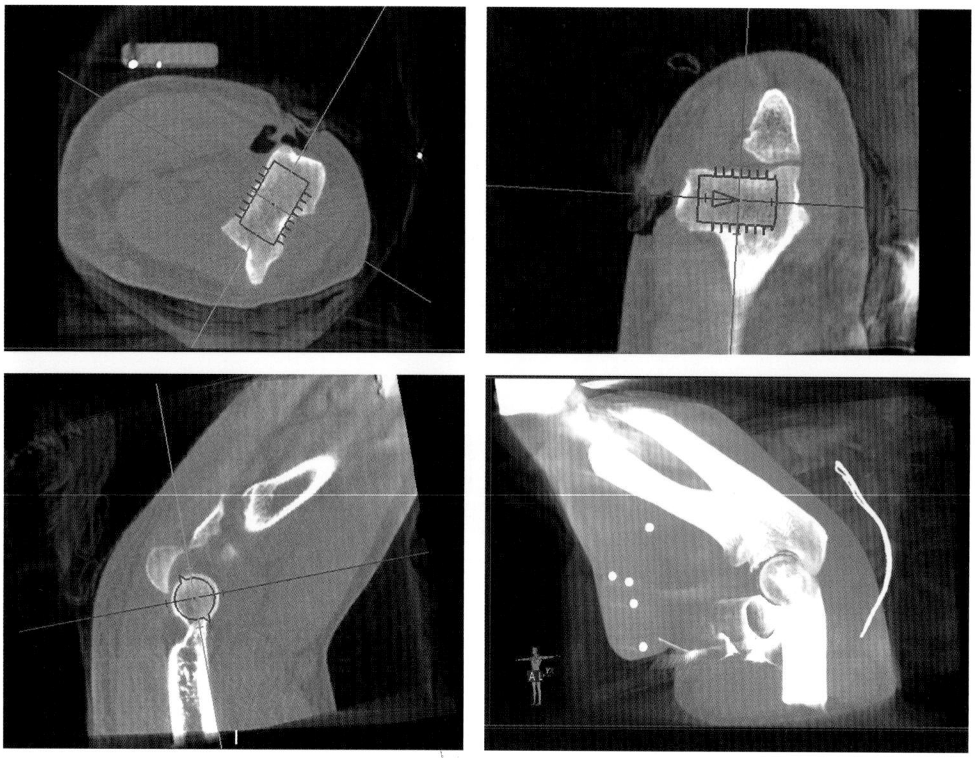

图 3-1-9　肘关节旋转中心轴规划界面

4. 导针置入要点　将机器人机械臂移动到进针点附近。后选择相应螺钉，术者踩住右侧黄色脚踏开关，机械臂自动定位至入钉点位置并确定置钉方向。待机械臂定位后，沿引导器或套筒指向经皮做切口，逐层分离软组织至骨面，放置套筒。套筒抵至骨面后再次校正精度，将机械臂微调至合适的位姿，并注意观察机械臂实时精度。然后，选择与套筒匹配的导针，用电钻沿套筒方向轻柔缓慢置入至合适深度。在导针置入过程中需确保肘关节静止不动，否则会影响置入精度。置入后，术中透视验证导针位置是否符合手术要求。如需调整，可返回至规划界面操作。如果位置理想，即可利用此肘关节旋转中心轴安装肘关节铰链式外固定架（图 3-1-10）。

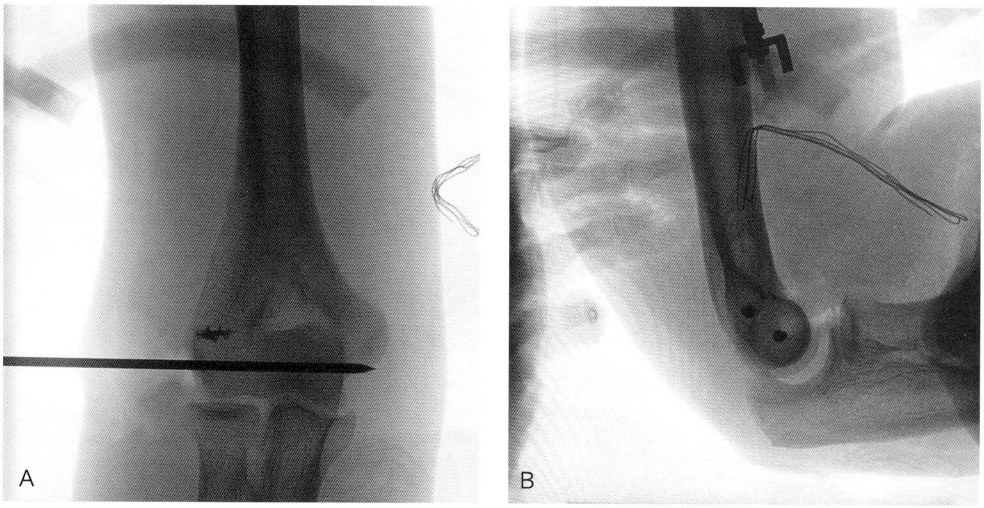

图 3-1-10　肘关节正、侧位 X 线图像（旋转中心轴导针置入后）

A. 肘关节置入导针后正位 X 线图像；B. 肘关节置入导针后侧位 X 线图像。

（二）机器人辅助肱骨髁上截骨克氏针内固定术

患者取仰卧位，患肢外展置于操作台，患者跟踪器固定于肱骨干。在螺钉规划过程中，可利用二维模式采集肱骨远端正、侧位图像，或利用三维模式将肱骨远端的冠状面和矢状面调至上方窗口。根据术前截骨方案，规划截骨定位克氏针位置。在规划时，可充分利用软件中各种辅助线、测量线功能，以确定克氏针准确位置。需要注意的是，在克氏针突破对侧骨皮质时应十分小心，避免医源性尺、桡神经损伤（图 3-1-11）。

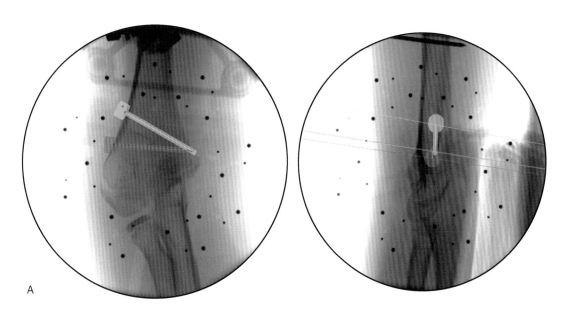

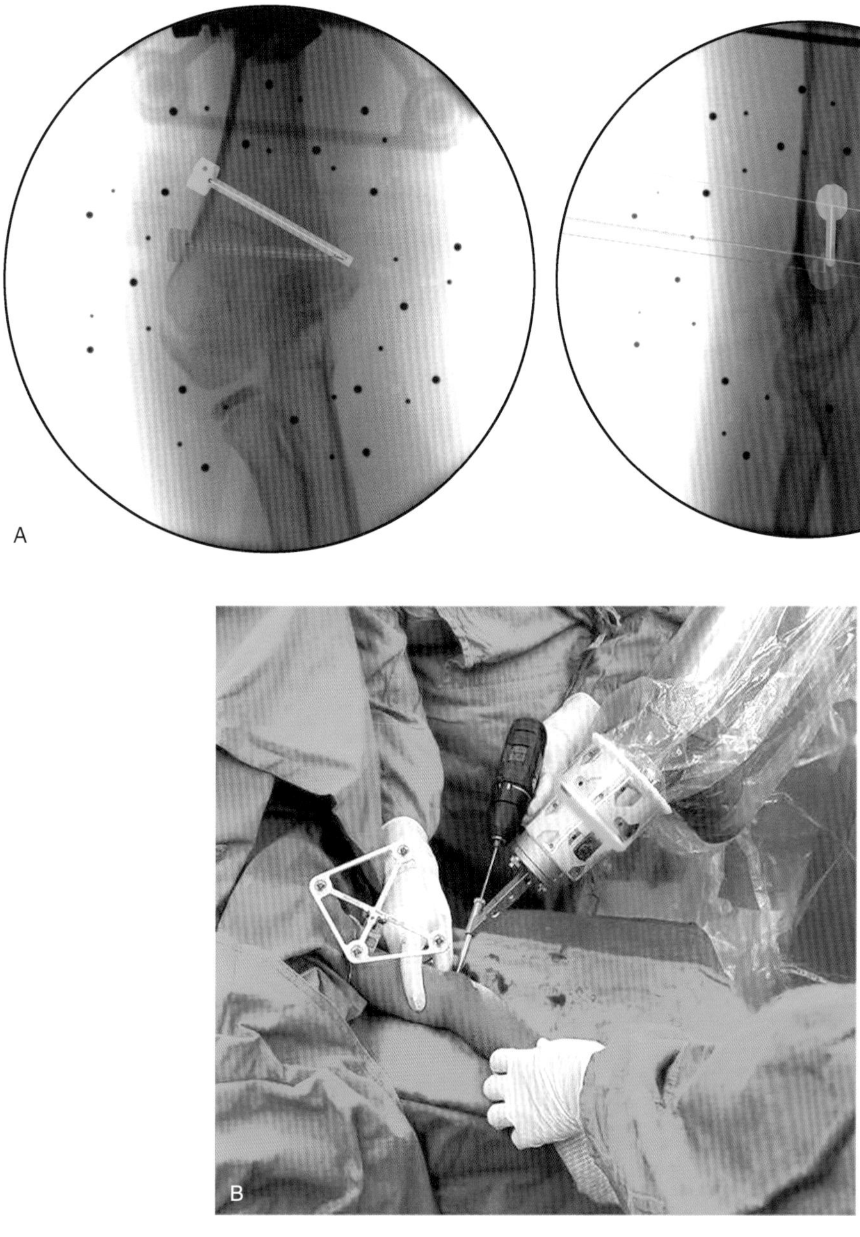

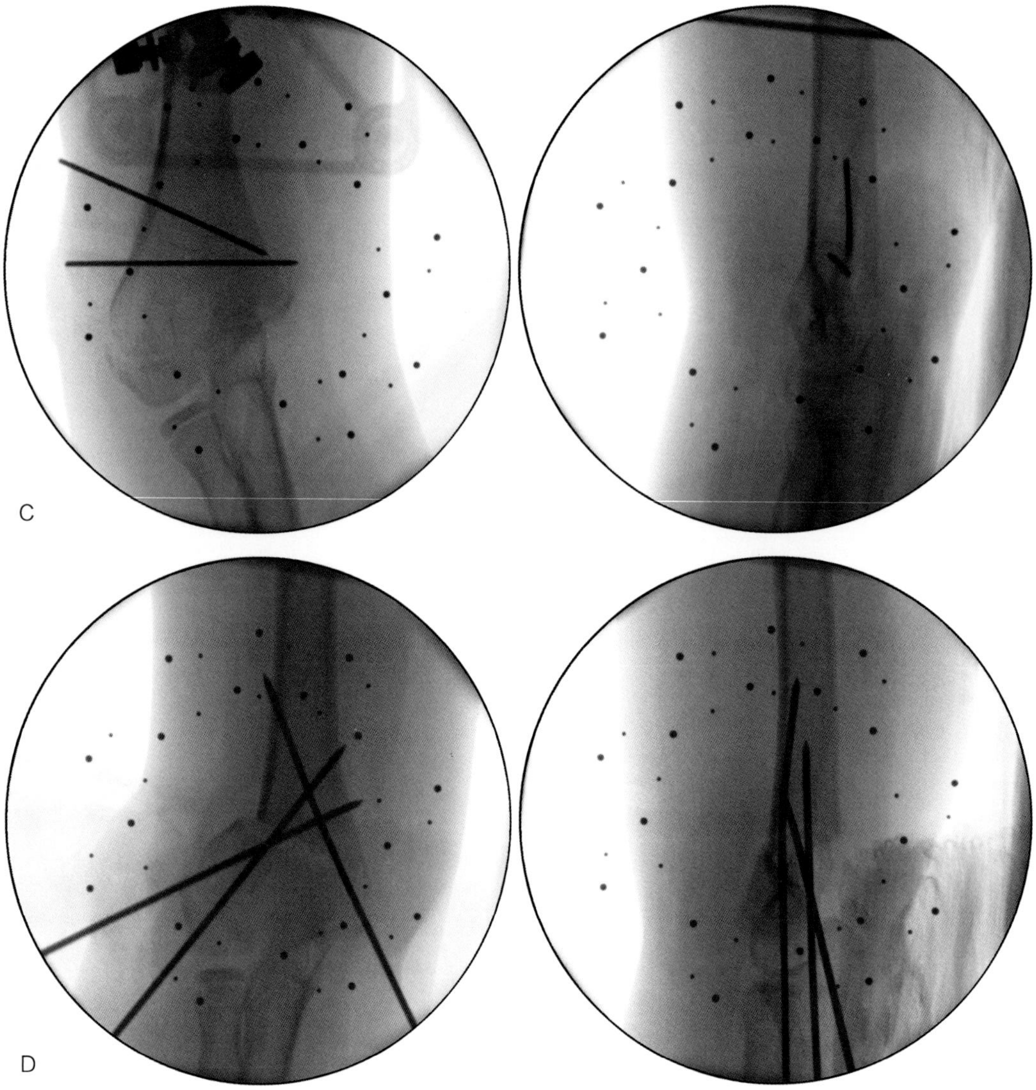

图 3-1-11　机器人辅助肱骨髁上截骨克氏针内固定术

A. 肱骨髁上截骨螺钉规划界面；B. 肱骨髁上截骨体位示意图；C. 术中肱骨髁上截骨定位导针 X 线图像；D. 肱骨髁上截骨克氏针固定后 X 线图像。

三、肘关节旋转中心轴定位典型病例

【基本情况】

患者男性，53 岁。

【主诉】

外伤致右大腿、右腕、右肘肿痛、活动受限 7 天余。

【现病史】

患者于大约 7 天前外伤（不慎摔伤）致右大腿、右腕部肿痛、右肘活动受限，伴右肘部、左侧胸部疼痛、活动受限，合并阴囊皮肤裂伤，受伤当时出现一过性意识丧失（持续时间不详）。伤后立即被送往当地医院，诊断为“右股骨髁间粉碎性骨折、右桡骨远端骨折、右尺骨冠状突骨折、右肘关节脱位”。在当地医院给予伤口清创缝合、右下肢支具固定、对症支持治疗。为进一步治疗，来我院就诊，急诊结合病史、查体及辅助检查，以“右股骨髁间粉碎性骨折、右桡骨远端骨折、右尺骨冠状突骨折、右肘关节脱位、阴囊部皮肤感染”为诊断收入院，入院过程中，患者意识尚可，无发热，无胸腹不适，饮食及大小便正常。

【入院诊断】

股骨髁间骨折(右)、桡骨远端骨折(右)、尺骨冠突骨折(右)、肘关节脱位(右)、前臂桡神经损伤(右)、高血压病 1 级(高危)、2 型糖尿病、癫痫。

【手术方式】

右股骨髁间骨折、右桡骨远端骨折切开复位内固定 + 机器人导航下右肘关节韧带修补、外支架固定术

【手术用时】

4 小时 35 分

【术中出血量】

500ml

【手术经过】

麻醉成功后，患者取仰卧位，常规消毒铺巾，上右大腿止血带。行右股骨中下段前外侧入路暴露股骨远端。沿股骨干走行方向切开，向远端延长至距胫骨结节外缘 1cm 处。沿切口方向于髌外侧支持带移行部切开部分髂胫束，暴露膝关节及滑囊。切口近端切开部分股外侧肌，使用骨膜剥离器推开外侧骨膜。

术中可见右股骨髁关节面骨折粉碎，干骺端移位明显，复位股骨内外髁关节面，克氏针临时固定，透视满意后使用两枚空心钉固定。牵引远近骨折端，纠正股骨髁后倒，恢复股骨干与股骨髁的正常对合关系，可见干骺端内骨质缺损，多个皮质骨碎块无法固定，内侧壁骨折粉碎但软组织合页尚可未予剥离。外侧使用一解剖锁定髁钢板固定，远近骨折端各固定多枚螺钉。固定后屈伸膝关节可见固定稳定，关节面平整，被动屈伸活动范围可达 120°~0°。术中拍片示骨折复位固定满意，对位对线良好，清点纱布器械无误，松止血带，放置引流管一根，逐层缝合，无菌敷料包扎。

右腕部取掌侧入路，逐层切开。保护血管神经，示右桡骨远端骨折，短缩成角移位明显，清理骨折端，复位，透视满意，应用锁定加压钢板(locking compression plate，LCP)固定。被动活动右腕关节，大致正常。术中拍片确认复位固定可靠。冲洗伤口，逐层缝合。清点纱布器械无误，无菌敷料包扎。

取右肘关节 Kocher 入路。切开皮肤皮下组织，自肘肌和尺侧伸腕肌之间进入，术中见右肘关节外侧副韧带完全撕裂，在右肱骨外髁处拧入带线锚钉，重建修复外侧副韧带，确切有效。机器人导航下确定右肘关节同心圆，安装右肘关节铰链式外支架。术中拍片示肘关节复位满意，无脱位。清点纱布器械无误，冲洗切口、逐层缝合。无菌敷料包扎，术毕患者安返病房。术中输入 O 型悬浮红细胞 2 个单位。

【术后诊断】

股骨髁间骨折(右)、桡骨远端骨折(右)、尺骨冠突骨折(右)、肘关节脱位(右)、前臂桡神经损伤(右)、高血压病 1 级(高危)、2 型糖尿病、癫痫(图 3-1-12)。

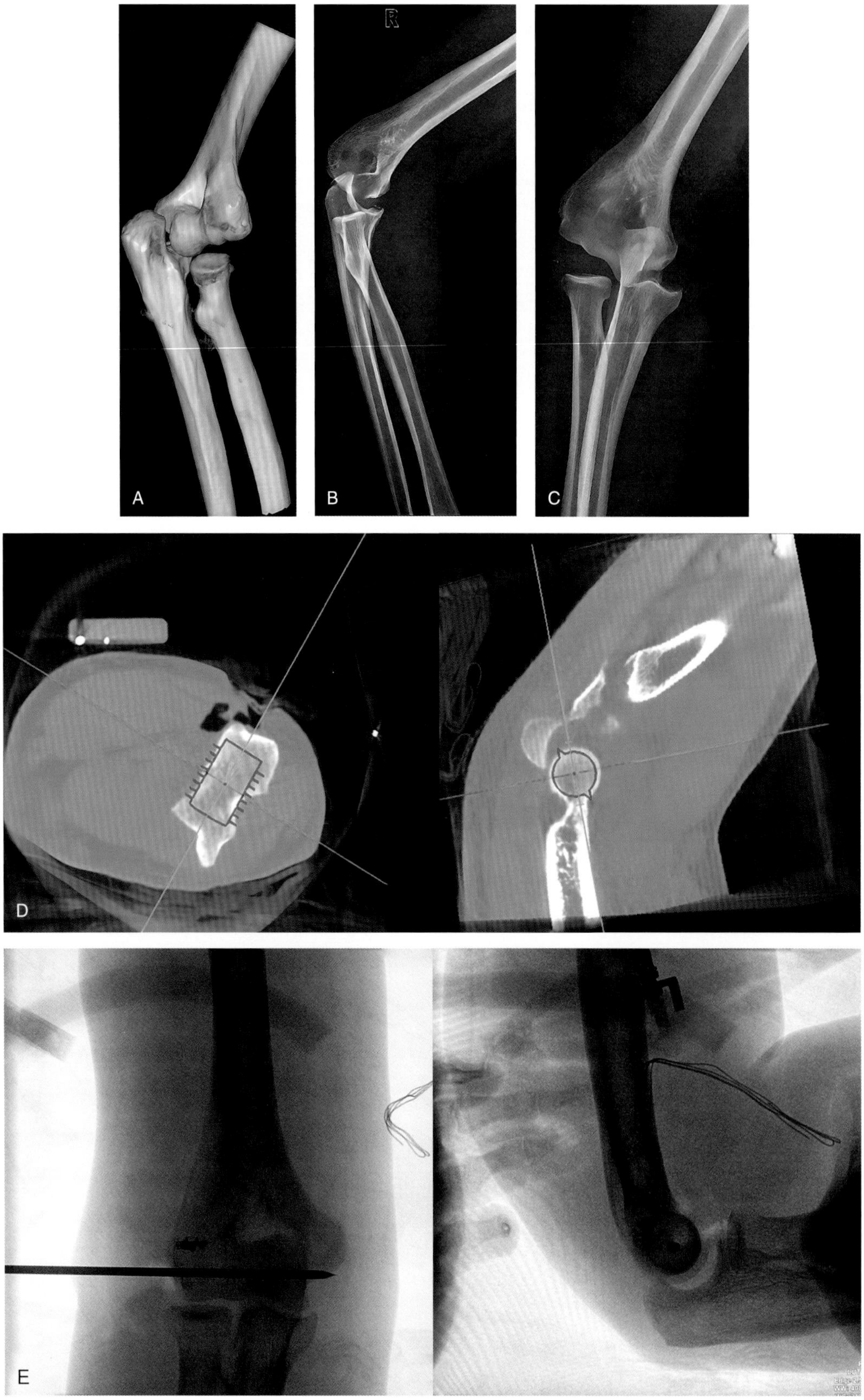
R
A
B
C
D
E

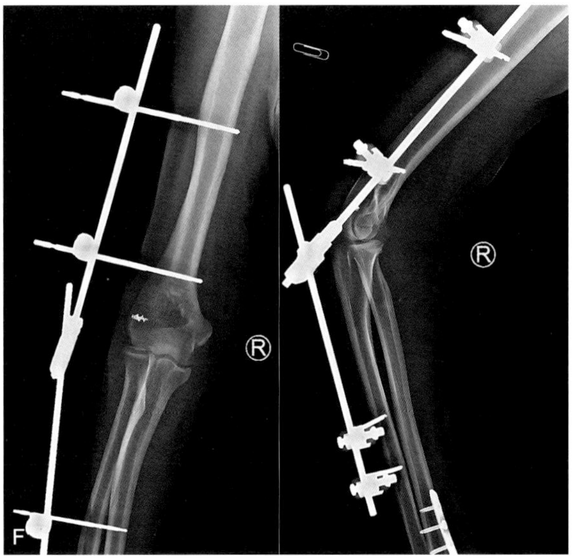

图 3-1-12　肘关节旋转中心轴定位临床典型病例
A. 术前肘关节三维重建图像；B. 术前肘关节侧位 X 线图像；C. 术前肘关节正位 X 线图像；D. 肘关节旋转轴螺钉规划界面；E. 肘关节置入导针后 X 线图像；F. 术后肘关节 X 线图像。

【病例小结】

肘关节外固定架术最难的步骤是确认肘关节旋转中心轴。常规手术方式往往需要反复透视，术中放射暴露多。并且如果肘关节旋转中心轴定位不佳，可能会直接导致肘关节外固定架固定失败。而且由于手术难度大，很多医院无法开展此类手术。为解决以上问题，我们使用骨科手术机器人辅助术中确认肘关节旋转中心轴，根据术中 CT 扫描可以十分便捷、直观地确认肘关节旋转中心轴。此方法在可以提高手术成功率和精度的同时，极大程度上减少了术中放射暴露。

第二节　肩关节骨折脱位

一、肩关节解剖

（一）肩关节骨性结构

肩关节由锁骨、肩胛骨和肱骨构成，骨性结构相互连接组成四个关节：盂肱关节、肩锁关节、肩胸关节和胸锁关节（图 3-2-1、图 3-2-2）。

（二）肩关节重要神经和血管

臂丛神经：臂丛神经由颈 5~8 神经前支和胸 1 神经前支的大部分纤维组成，经斜角肌间隙走出，行于锁骨下动脉后上方，经锁骨后方进入腋窝（图 3-2-3）。

肱动脉：肱深动脉在大圆肌下缘的稍下方起于肱动脉后内壁，与桡神经并行经肱三头肌内侧头和外侧头之间转入臂后区的桡神经沟中。肱骨中段骨折时，易损伤肱深动脉和桡神经（图 3-2-4）。

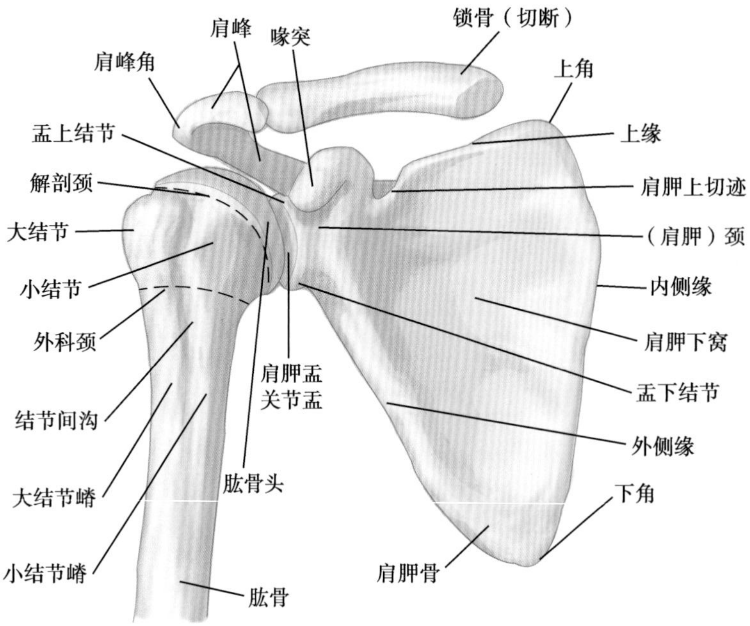

图 3-2-1 肩胛骨正面

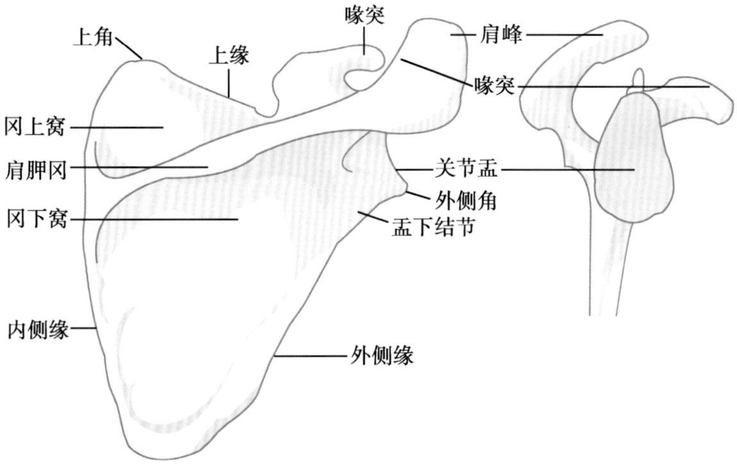

图 3-2-2 肩胛骨背侧面

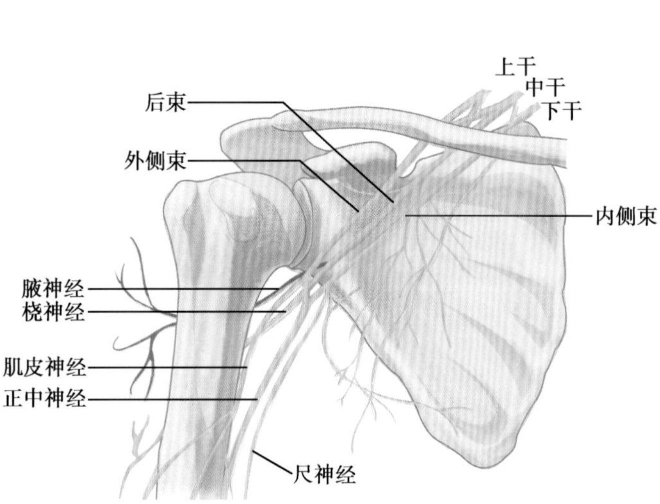

图 3-2-3 臂丛神经示意图

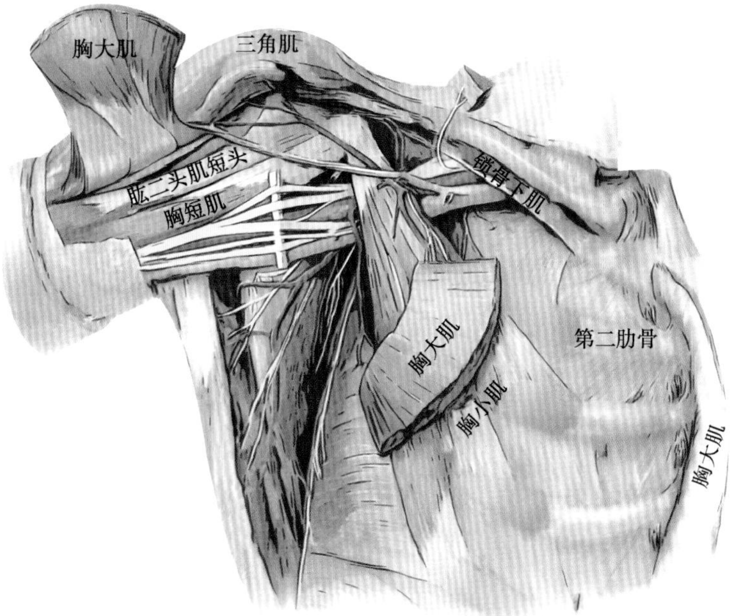

图 3-2-4　肱动脉局部解剖图

（三）肩关节常用影像学检查

常用肩关节 X 线片包括：肩部正位（穿胸位）、肩胛骨正位和肩胛骨侧位。肩关节 X 线片的示意图及拍摄方法详见图 3-2-5~ 图 3-2-7。

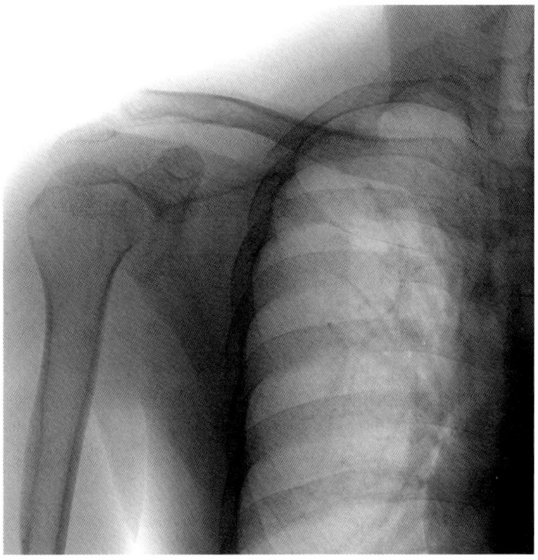

图 3-2-5　肩部正位（穿胸位）

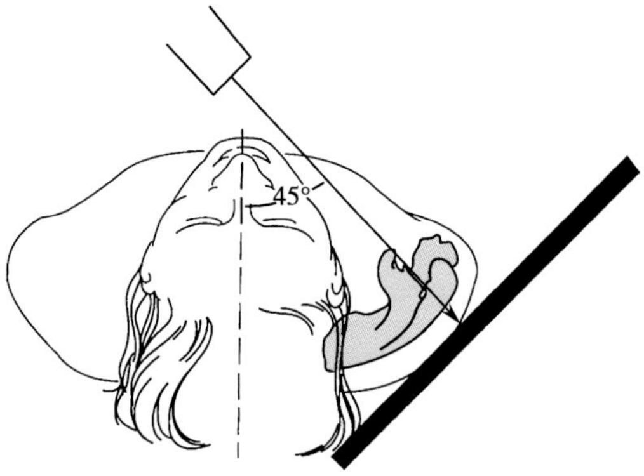

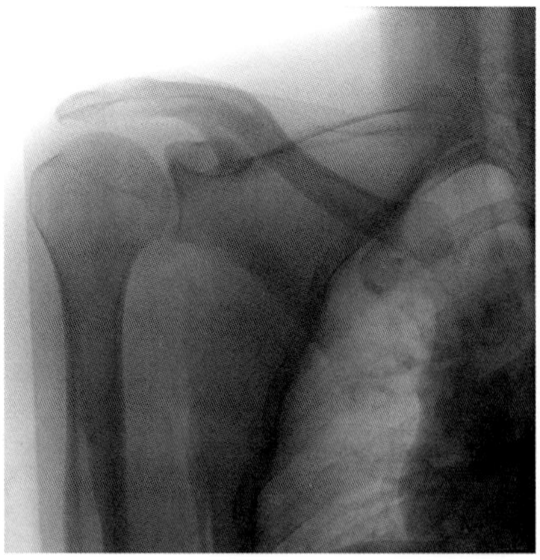

图 3-2-6　肩胛骨正位

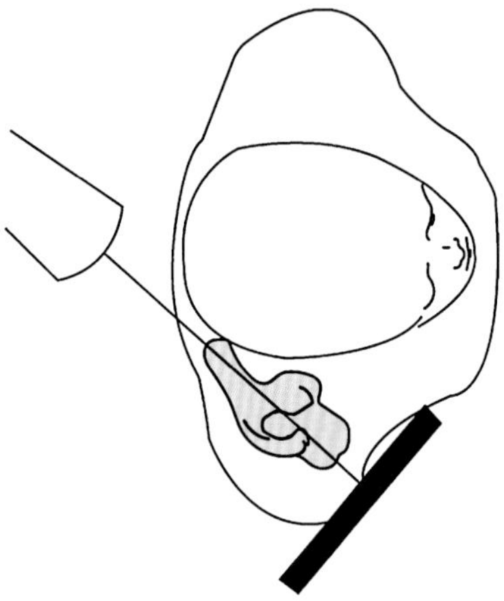

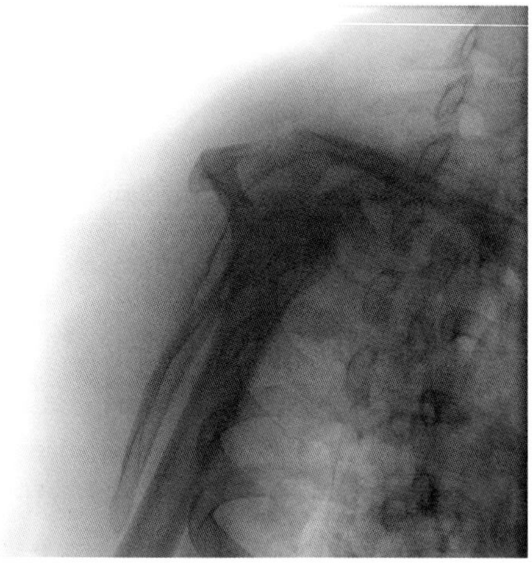

图 3-2-7　肩胛骨侧位

（四）常见骨折部位

1. 锁骨常见骨折部位为锁骨近端、锁骨中段和锁骨远端，以锁骨中段骨折最为常见（图 3-2-8）。
2. 肩胛骨常见骨折部位为喙突、关节盂、肩峰、肩胛冈和肩胛体（图 3-2-9）。
3. 肱骨常见骨折部位为肱骨大结节和外科颈（图 3-2-8）。

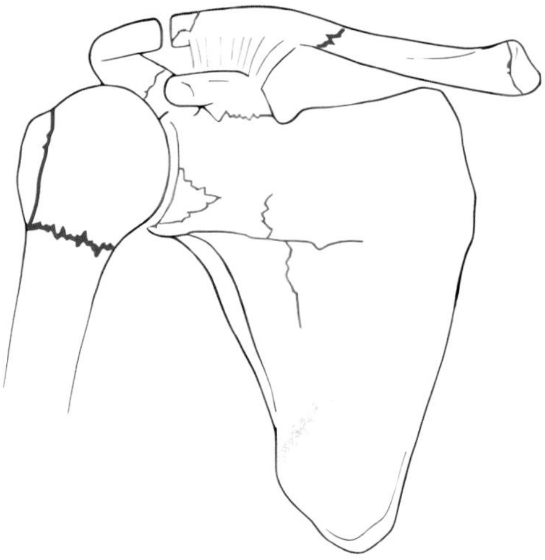

图 3-2-8　锁骨及肱骨常见骨折部位（图中红线所示）

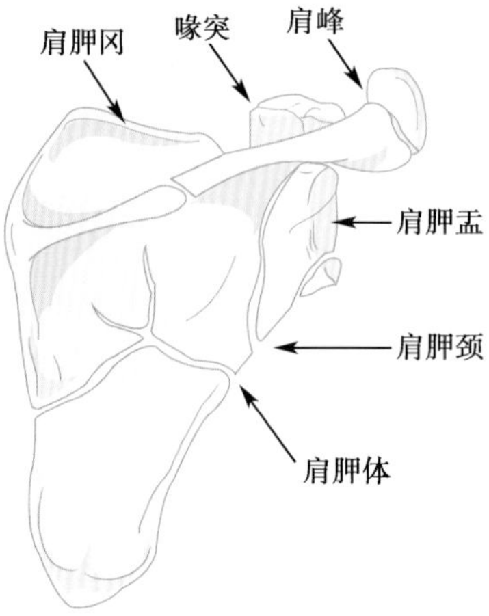

图 3-2-9　肩胛骨常见骨折部位

二、机器人在肩部手术中的临床应用

(一) 锁骨骨折逆行弹性髓内钉内固定术

患者取仰卧位于手术床上，患侧肩部垫高，使患侧上肢屈肘固定于身体一侧(图 3-2-10)。机器人操作流程推荐使用三维模式。患者跟踪器应固定于肩峰。在弹性髓内钉路径规划时，首先应将锁骨的冠状面和横断面调至上方窗口。将弹性髓内钉置入点应位于锁骨远端后外侧，经锁骨远折端髓腔最大径走行(图 3-2-11)。移动机械臂到肩关节周围，沿规划路线自动移动至恰当位置，插入套筒。做一肩后方小切口(1cm 左右)，将套筒慢慢推至锁骨远端后外侧骨面。缓缓打入直径 3.2mm 导针作开口用。透视下验证入钉点和方向跟规划一致后，更换弹性髓内钉，沿着原入点及方向插入弹性髓内钉。闭合复位骨折端，将髓内钉插入至骨折近端。透视下确认复位良好后，将弹性髓内钉插入至距胸锁关节面 1cm 处。入钉点处折弯弹性髓内钉，弯钩长度预留约 5mm。剪掉钉尾，并敲打至锁骨远端后外侧骨面，确保钉尾不会刺激皮肤。再次透视确认骨折复位良好，弹性髓内钉头端插入锁骨近端软骨面下但并未穿出至胸锁关节。

弹性髓内钉直径根据患者髓腔直径而定，一般选取 2.5mm 或 3.0mm。

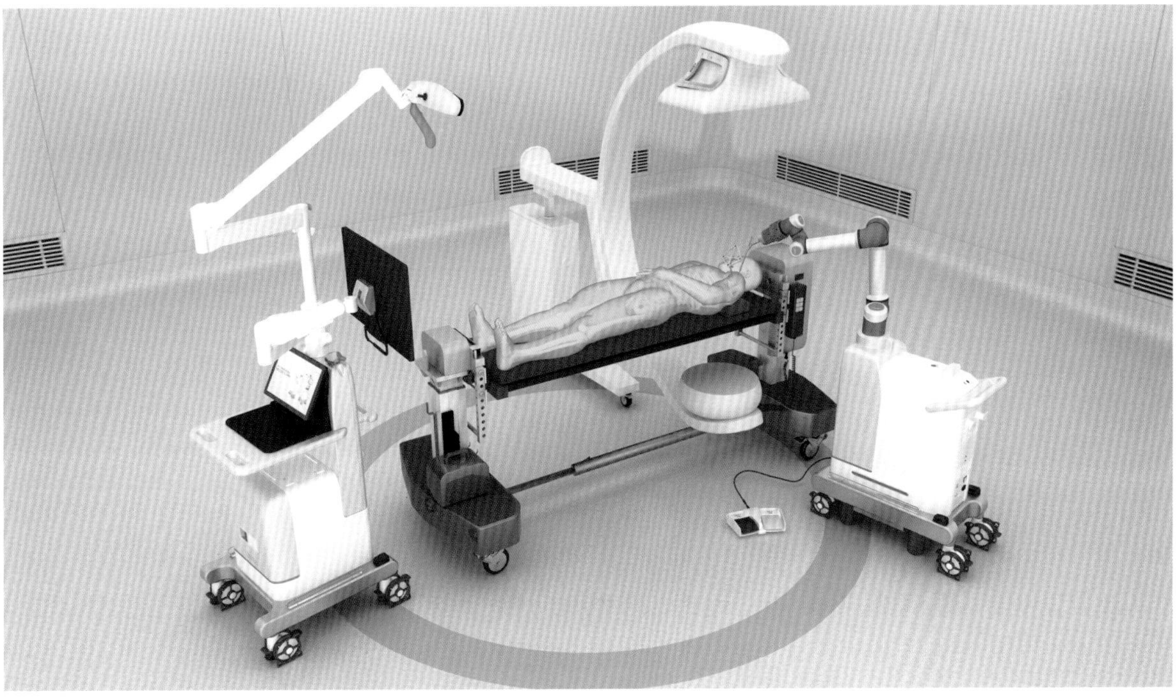

图 3-2-10 机器人辅助肩部微创手术设备摆位示意图

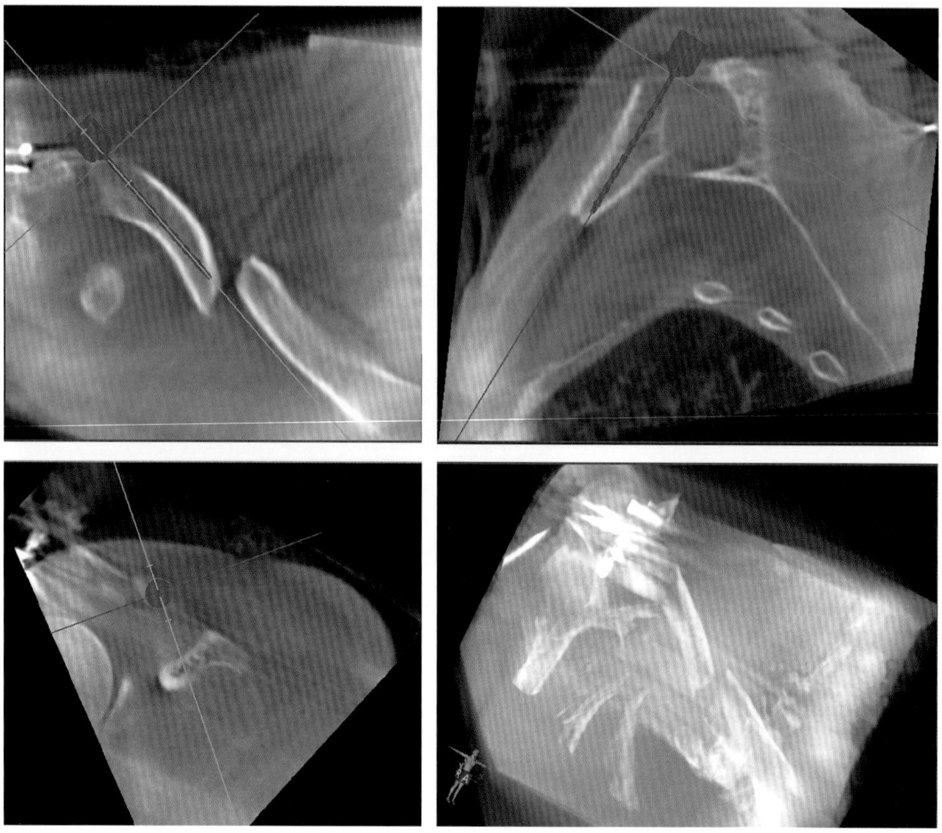

图 3-2-11　锁骨弹性髓内钉路径规划界面

（二）肩锁关节脱位双 Endobutton 悬吊内固定术

患者取仰卧位，患侧肩部垫高，使头部偏向对侧，患侧上肢屈肘固定于身体一侧（见图 3-2-10）。手法复位肩锁关节，以一枚直径 2.0mm 的克氏针经肩峰外侧横行固定肩锁关节。安装红外光电示踪器，将骨科手术机器人放置于患侧手术床旁，套机器人无菌套，并安装机械臂执行末端。使用术中 CBCT 扫描三维图像，范围涵盖肩关节，移走 C 臂，将图像导入机器人工作站，依导航手术软件指令规划锁骨、喙突骨隧道。设定锁骨骨隧道位于锁骨前后皮质中央、喙突骨隧道位于喙突近基底部内外侧皮质中央。在规划路径的锁骨上方取长约 2cm 的横行切口，切开皮肤、皮下组织，直达锁骨上皮质。根据规划路径从锁骨上方向喙突下方垂直置入直径 2.5mm 的导针，确认导针刚好突破喙突下缘皮质。在喙突下方纵行切开 2cm 皮肤切口，钝性潜行分离至喙突下。从锁骨上方骨隧道置入直径 2.0mm 过线器，将穿有四股不可吸收高强度线的一枚带袢钛板（Endobutton）经喙突下切口带到喙突下方。在锁骨上方将四股高强度线穿过一枚 Endobutton，与锁骨上方的 Endobutton 上行 “Nice 结” 收紧固定。去除临时固定肩锁关节的克氏针，再次以 C 臂 X 线机透视评估肩锁关节复位及骨隧道、钛板位置满意后，逐层缝合（图 3-2-12）。

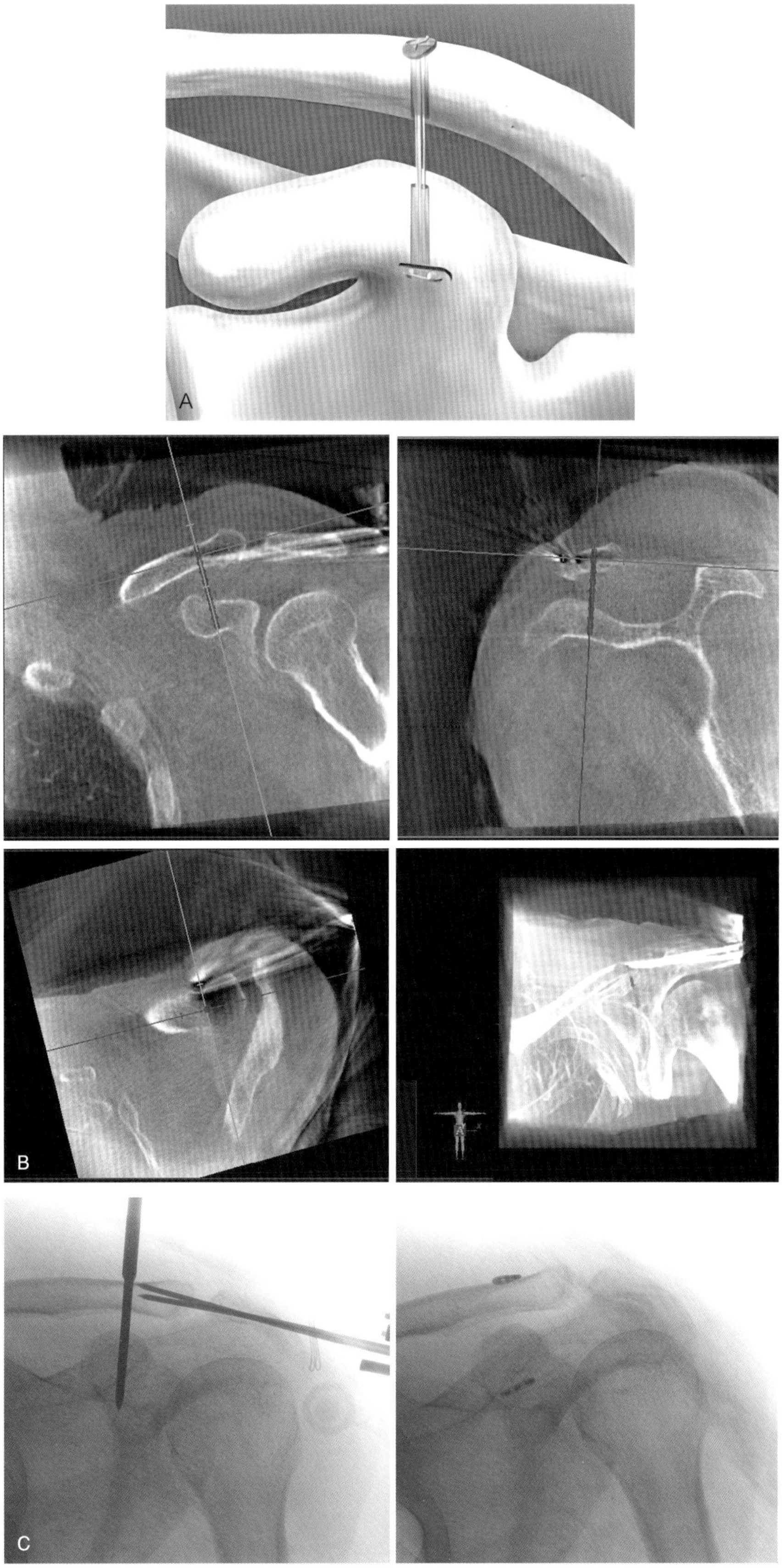

图 3-2-12　机器人辅助下肩锁关节脱位带袢钛板固定置入流程图

A. 肩锁关节脱位袢钢板固定；B. 带袢钛板固定规划界面；C. 术中肩锁关节正位 X 线图像。

（三）喙突骨折闭合复位空心螺钉内固定术

患者体位取仰卧位，患侧肩部垫高，头部偏向对侧，患侧上肢屈肘固定于身体一侧。在设备摆位上，主控台置于尾侧；机械臂置于患侧，并使其与手术床头端呈 45°~90° 放置。患者跟踪器固定位置可选择固定于同侧肩峰、同侧锁骨近端，朝向尾侧，放置时注意避让术区。先将肩胛骨的冠状层面和矢状面调至上方窗口，以便找到喙突图层。再旋转第三窗口标记线至喙突完全显示，后根据骨折线方向、骨块大小及移位情况设计最佳螺钉分布，确认入针点位置及置入方向（图 3-2-13）。置入时，应注意螺钉角度勿太偏内，避免置入时被患者头部遮挡，且避免螺钉进入肩关节（图 3-2-14）。在手术过程中，窗口中显示的直径、长度等数据为真实数据，可直接参考应用。

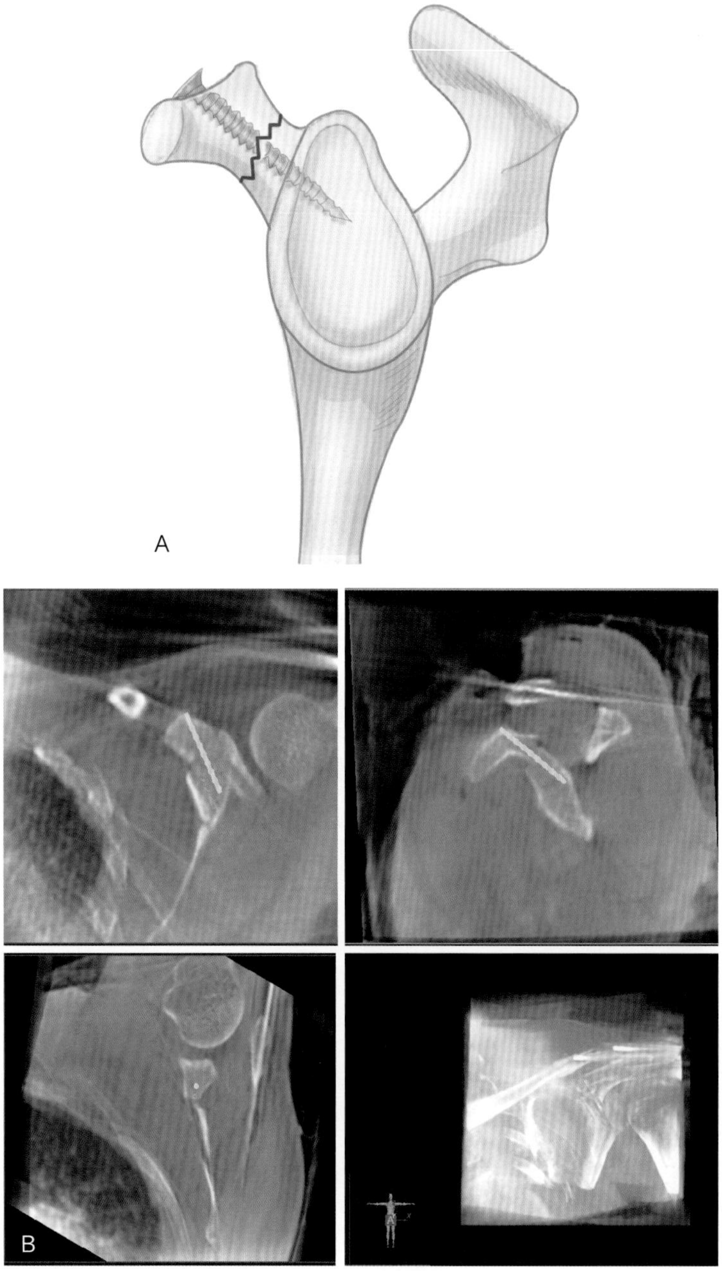

图 3-2-13　肩胛骨喙突螺钉规划要点

A. Ogawa Ⅰ型喙突骨折，可经骨折块行拉力螺钉内固定；B. 喙突螺钉规划界面。

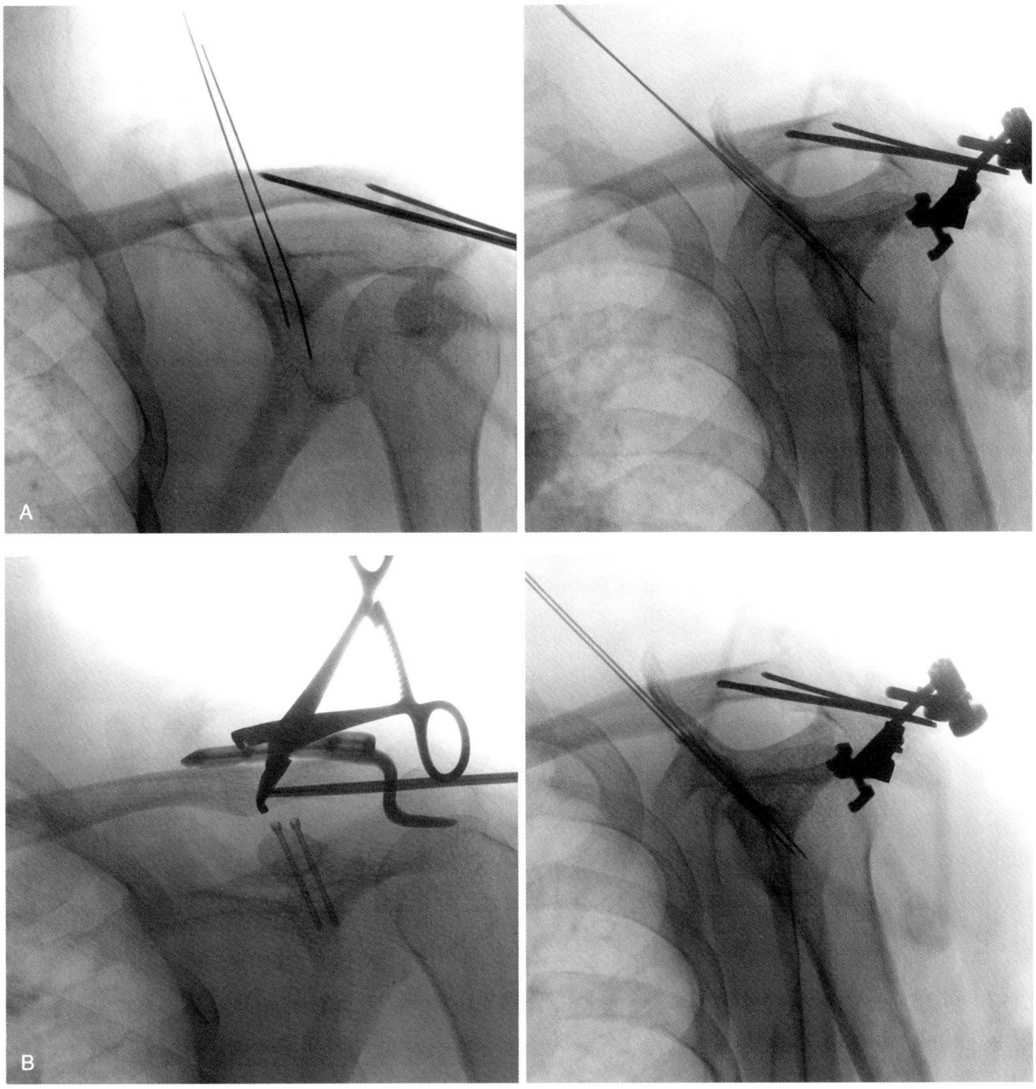

图 3-2-14　肩胛骨喙突置入导针及螺钉 X 线图像
A. 肩胛骨喙突置入导针后 X 线图像；B. 肩胛骨喙突置入螺钉后 X 线图像。

（四）肩胛盂骨折闭合复位空心螺钉内固定术

1. 肩胛盂前下缘骨折　患者取仰卧位，患侧肩部垫高，患侧上肢上举固定于床头侧固定架或外展固定于托架。机器人操作流程推荐使用三维模式。在螺钉规划上，先应将肩胛骨的矢状面和横断面图层调至上方窗口；还应根据骨折线位置，从关节盂的前下缘向后上方垂直于骨折线规划螺钉。值得注意的是，可使用一枚或两枚 3.0mm 空心螺钉加压固定，在操作过程中，应注意避开臂丛神经及腋下血管(图 3-2-15)。在处理肩胛盂前下缘骨折(Goss-Ideberg Ⅰ型和Ⅱ型)时，应先使用克氏针临时固定，后根据骨折块的大小和粉碎程度，在肩胛盂的前下缘用微小支撑钢板或空心螺钉固定骨折块(3.0mm)。对于粉碎性、难以复位的骨折块，可先进行关节腔清理，后根据所缺的骨块大小，取髂骨进行自体移植，同样应用微型钢板或螺钉固定骨块。

2. 肩胛盂上盂骨折　患者取仰卧位，患侧肩部垫高，头部偏向对侧，患侧上肢屈肘固定于身体一侧。机器人操作流程推荐使用三维模式。对于螺钉规划，先应将肩胛骨的矢状面和横断面图层调至上方窗口；然后根据骨折线位置，从关节盂的前下缘向后下方垂直于骨折线规划螺钉置入通道。值得注意的是，操作中，可使用一枚或两枚 3.0mm 空心螺钉加压固定（图 3-2-16）。

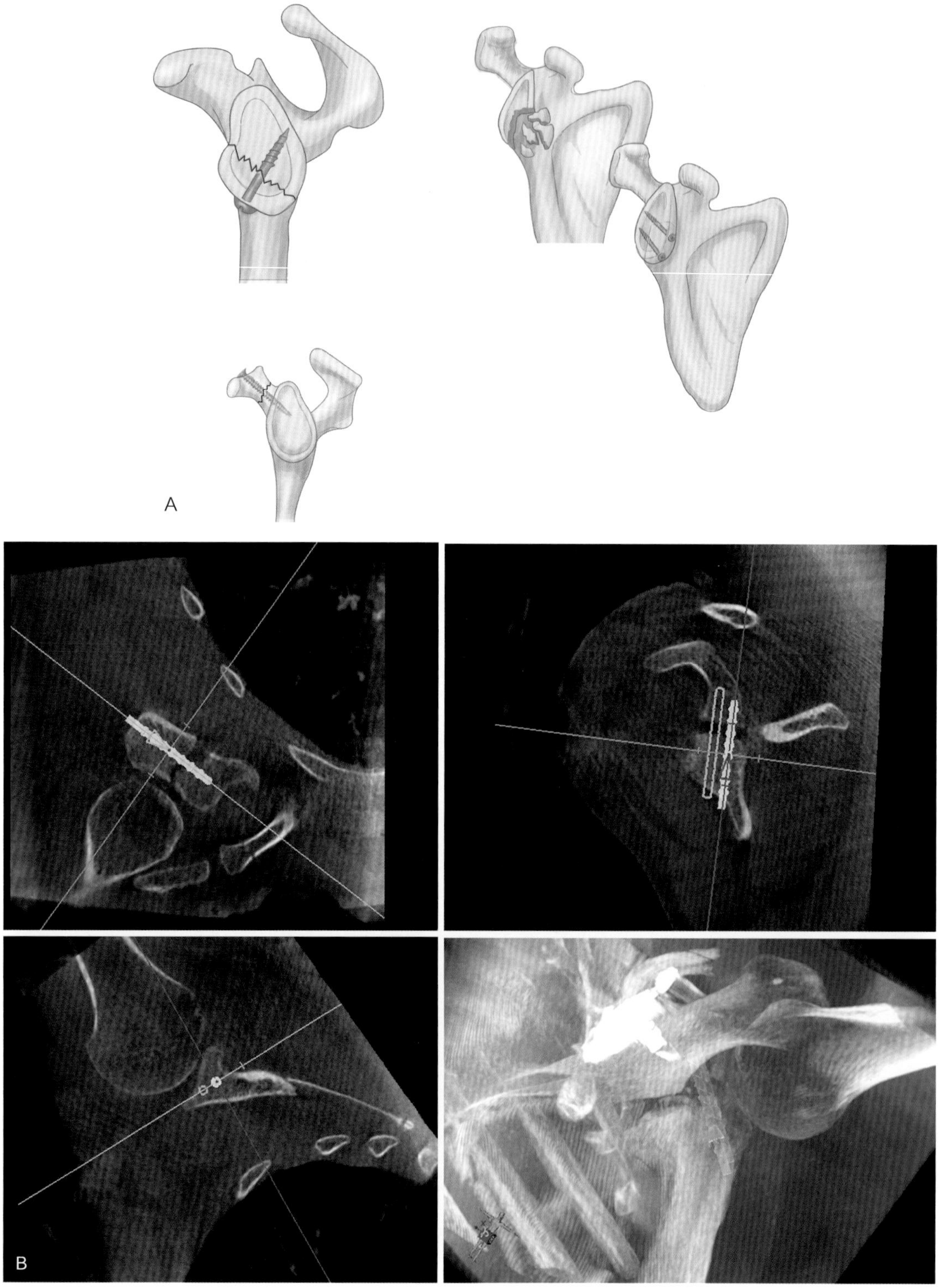

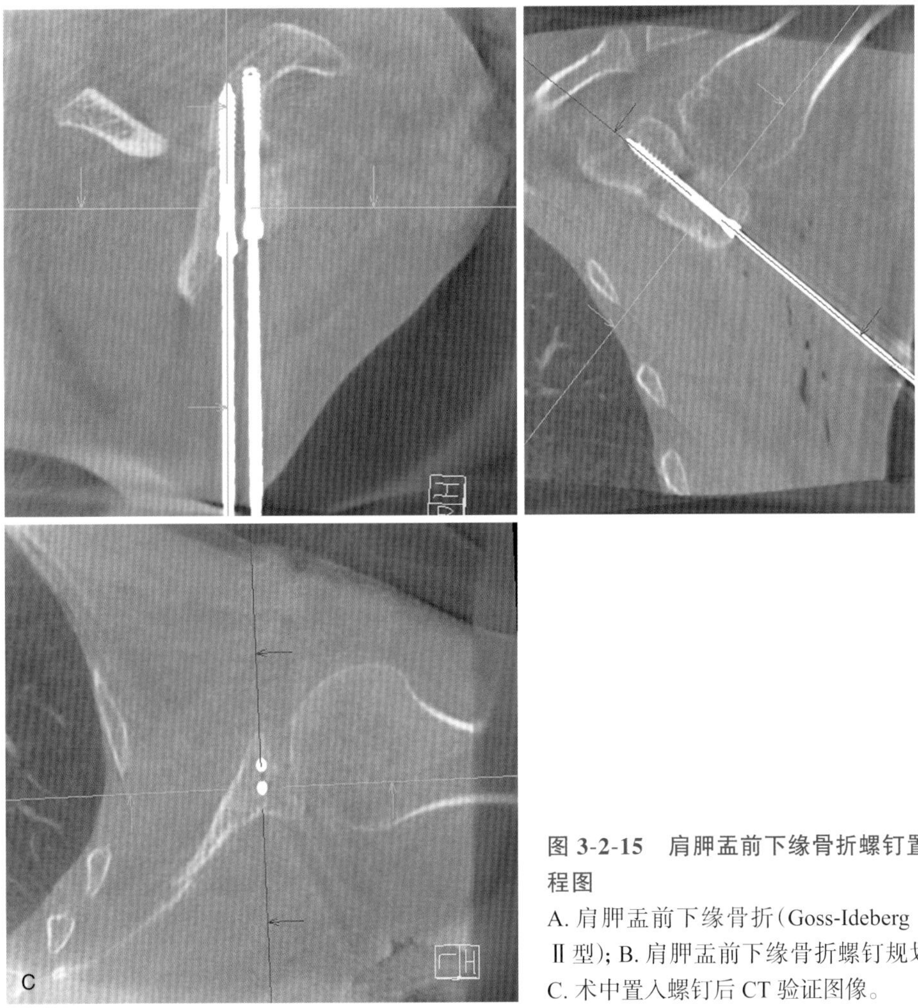

图 3-2-15　肩胛盂前下缘骨折螺钉置入流程图

A. 肩胛盂前下缘骨折(Goss-Ideberg Ⅰ型和Ⅱ型); B. 肩胛盂前下缘骨折螺钉规划界面; C. 术中置入螺钉后 CT 验证图像。

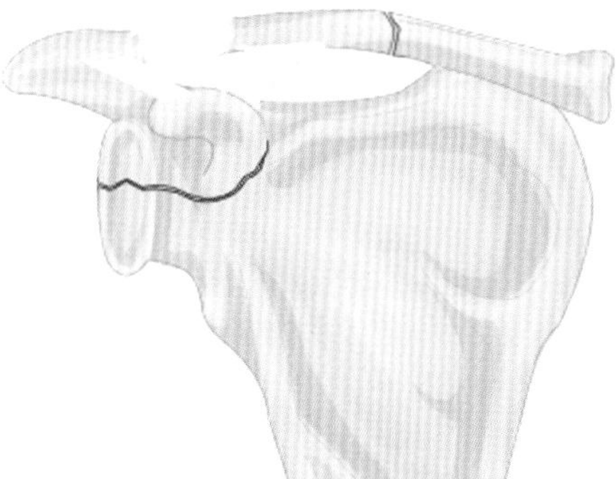

A

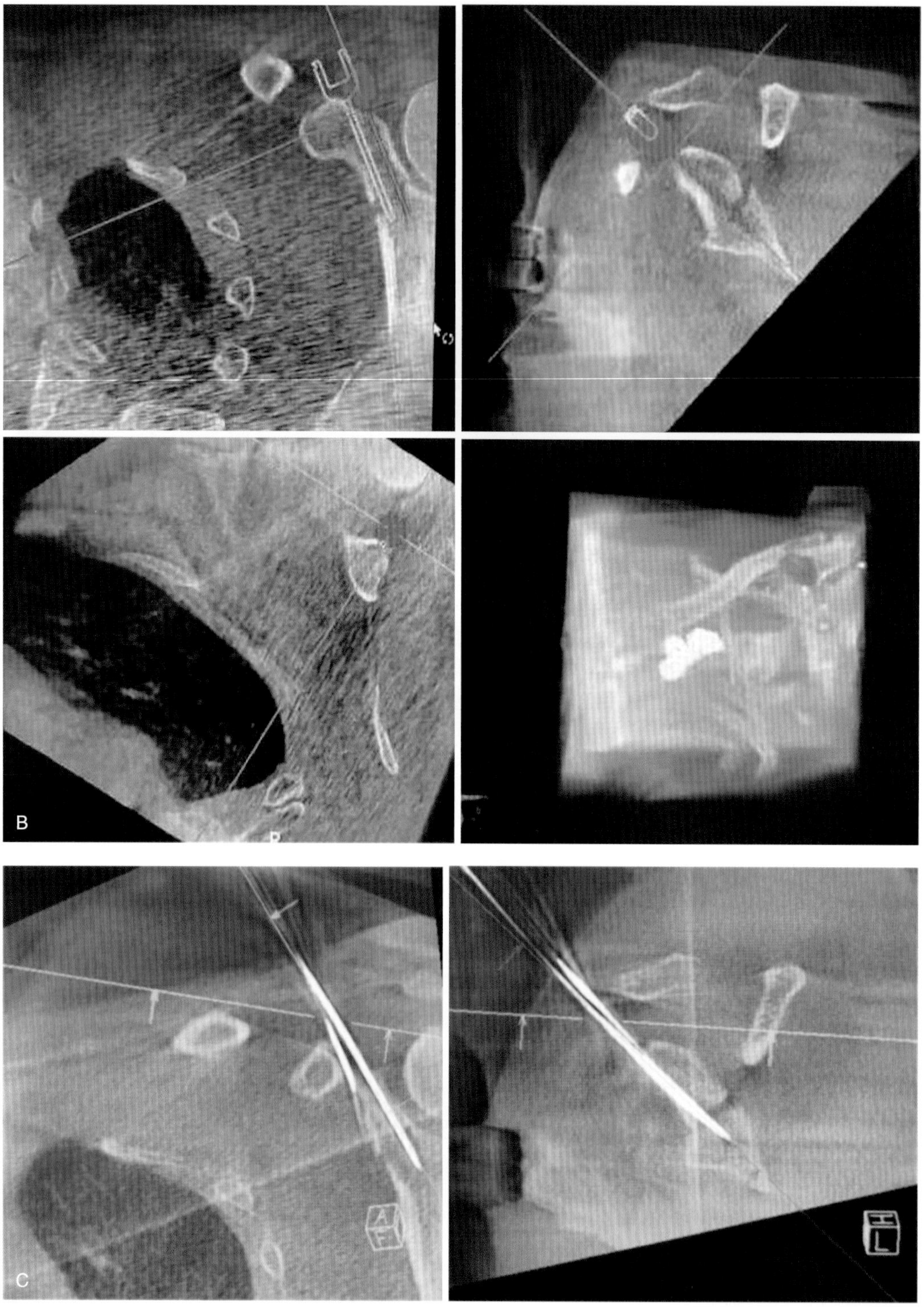
B
C

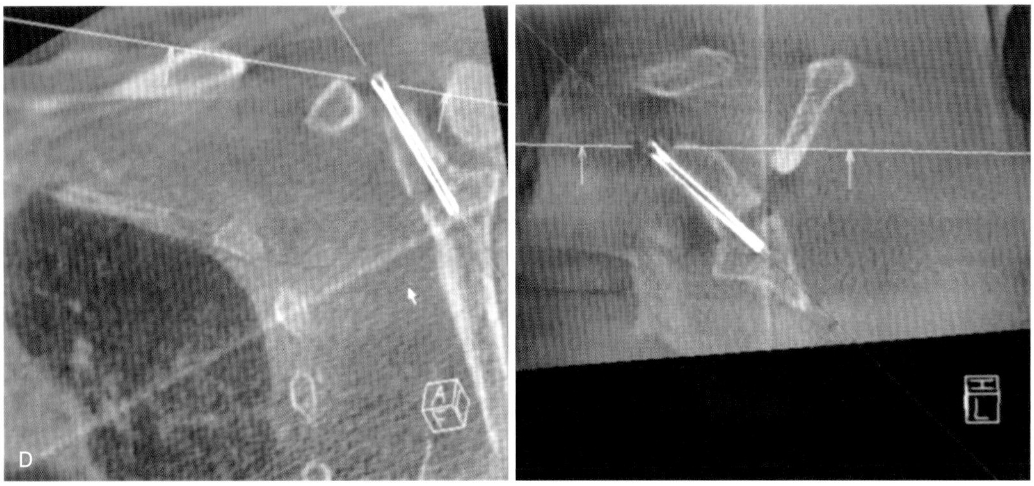

图 3-2-16　肩胛盂上盂骨折螺钉置入流程图

A. 肩胛盂中上部骨折；B. 肩胛盂上盂骨折螺钉规划界面；C. 术中置入导针后 CT 验证图像；D. 术中置入螺钉后 CT 验证图像。

三、临床典型病例

（一）锁骨骨折典型病例

【基本情况】

患者男性，29 岁。

【主诉】

双肩摔伤后疼痛、肿胀、活动受限 1 天。

【现病史】

患者不慎摔倒后觉双侧肩部疼痛、肿胀、活动受限，立即就诊于外院，查体后诊断“双侧锁骨骨折”。随后患者前来我院就诊，为进一步诊治收住院。患者伤后无昏迷、头痛、头晕、气促、腹痛、恶心以及呕吐等伴随症状。

【入院诊断】

锁骨骨折（双侧）

【手术方式】

机器人辅助下锁骨骨折闭合复位弹性髓内针内固定术

【手术用时】

2 小时 30 分钟

【术中出血量】

10ml

【手术经过】

麻醉成功后，病人取沙滩椅位，常规消毒铺单。

于右肩峰固定患者跟踪器，术中 C 臂 CT 扫描三维图像，范围涵盖右侧锁骨，图像传输至机器人主控台，规划弹性髓内针入针点及方向。在机械臂引导下置入弹性髓内针，见：右锁骨中段横行骨折，移位明显。于右锁骨远端后外侧开口，沿锁骨方向插入弹性髓内针至骨折断端，闭合复位骨折，继续插入髓内针至距胸锁关节面 1cm 处。透视见骨折复位固定满意。同理，于左肩峰固定患者跟踪器，术中 C 臂 CT 扫描三维图像，范围涵盖左侧锁骨，图像传输至机器人主控台，规划弹性髓内针入针点及方向。在机械臂引导下置入弹性髓内针，见：左锁骨中远段斜形骨折，移位明显。于左锁骨远端后方开口，沿锁骨方向插入弹性髓内针至骨折断端，闭合复位骨折，继续插入髓内针至锁骨髓腔内侧。透视见骨折复位固定满意。

清点纱布器械无误，缝合双锁骨远端入针点小切口，术毕。

【术后诊断】

锁骨骨折（双侧）（图 3-2-17）

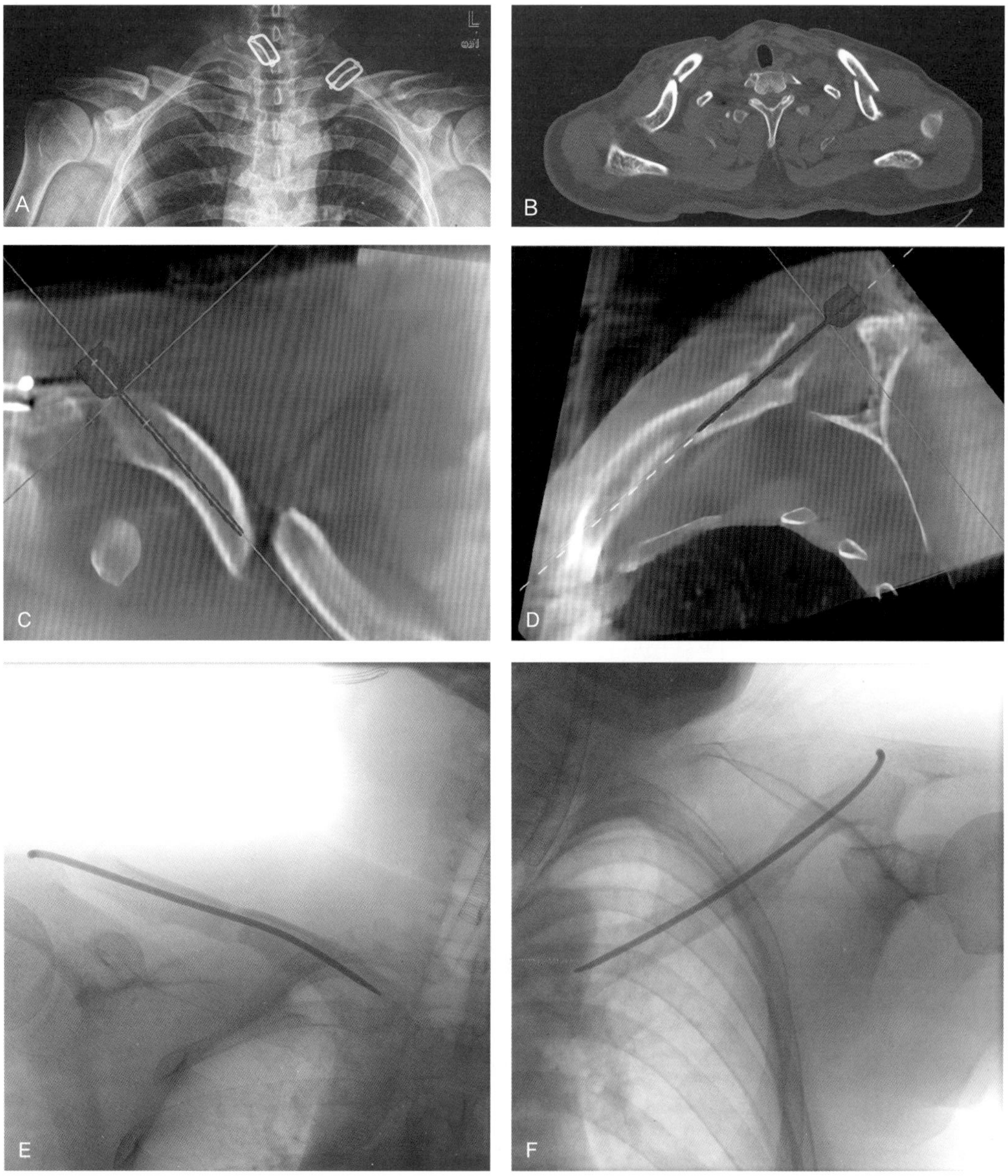

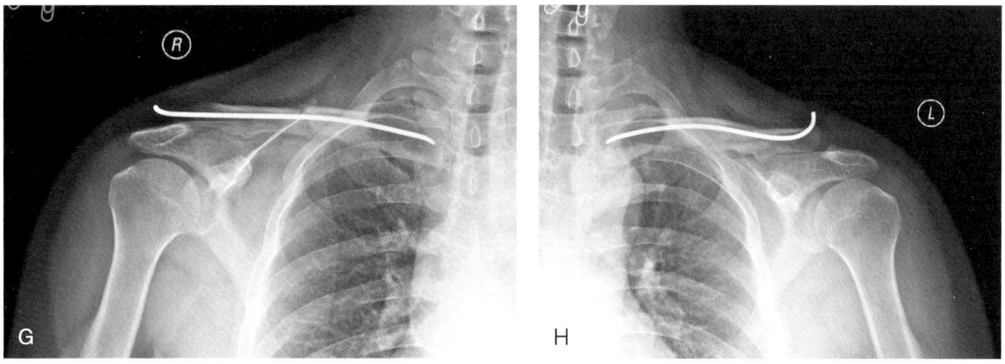

图 3-2-17 双侧锁骨骨折病例

A. 术前锁骨正位 X 线图像；B. 术前锁骨 CT 图像；C. 右侧锁骨螺钉规划界面；D. 左侧锁骨螺钉规划界面；E. 术中右侧锁骨正位 X 线验证图像；F. 术中左侧锁骨正位 X 线验证图像；G. 术后右侧锁骨正位 X 线图像；H. 术后左侧锁骨正位 X 线图像。

【病例小结】

这是一例比较特殊的双侧锁骨骨折病例，伴骨折明显移位和短缩。传统切开复位钢板螺钉内固定术需要在锁骨切开很长的切口，术后手术瘢痕明显。我们选用的手术方式是骨科手术机器人辅助下锁骨骨折闭合复位逆行弹性髓内钉内固定术。该手术方式的优势在于：肩部后外侧皮肤肌肉覆盖丰富，置入髓内钉后出现皮肤刺激症状明显降低；肩部后外侧切口更加隐匿美观，患者接受度更高，尤其是女性患者。然而，由于锁骨为不规则骨，后外侧进髓内钉时较难找到合适的入钉点和选取较为适合的路径。所以，手术过程中往往需要反复透视，进而导致手术时间长、辐射剂量大等问题。机器人辅助可以更加精确地选择入钉点，并规划好手术路径，极大程度提高了手术准确性并减少术中放射暴露。

（二）喙突骨折典型病例

【基本情况】

患者男性，43 岁。

【主诉】

车祸伤致左肩疼痛活动受限 8 天。

【现病史】

8 天前因车祸伤致左肩部疼痛活动受限，当时无昏迷，患者被急送至我院门诊检查提示：左肩锁关节脱位，肩胛骨骨折，行患肢悬吊固定，今收入院进一步治疗，患者患病以来精神食欲睡眠尚可，大小便正常，体重无明显变化。

【入院诊断】

左肩锁关节脱位，左肩胛骨骨折

【手术方式】

机器人辅助下左肩锁关节脱位 + 肩胛骨骨折切开复位内固定术

【手术用时】

1 小时 40 分钟

【术中出血量】

20ml

【手术经过】

麻醉成功后，病人取仰卧位，常规消毒铺单。

取左锁骨远端横行入路切开，切口长约 8cm。分离皮下组织，显露肩锁关节损伤处。见肩锁关节脱位明显，锁骨远端剥脱明显。复位肩锁关节，克氏针临时固定，于肩峰处安置患者跟踪器，术中 CT 扫描三维图像，范围涵盖左肩关节，图像传输至机器人主控台，规划喙突通道螺钉位置及方向，在机械臂引导下置入喙突克氏针临时固定，透视见骨折克氏针位置可，置入两枚空心螺钉。于肩锁关节置入解剖钢板，远近端螺钉固定，再次透视见骨折钢板螺钉位置可。

冲洗，严格止血，清点纱布器械无误，逐层缝合。术毕。

【术后诊断】

左肩锁关节脱位，左肩胛骨骨折（图 3-2-18）

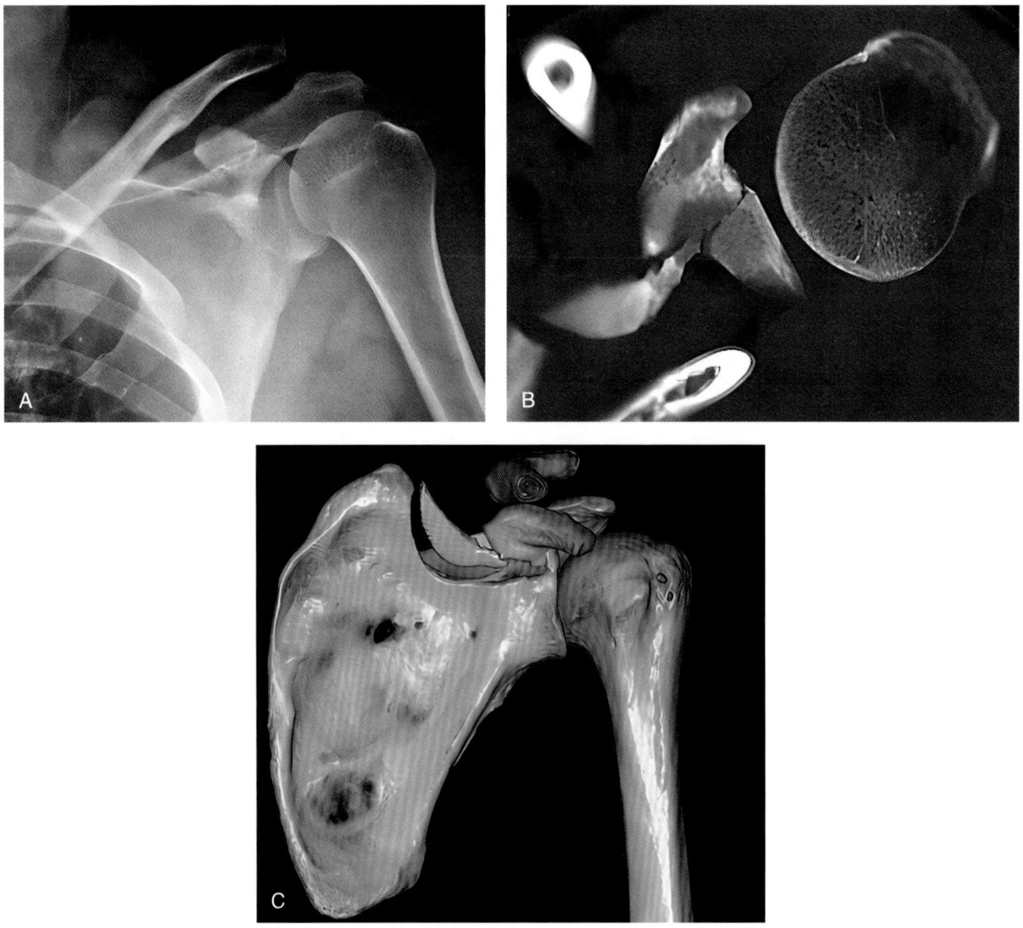

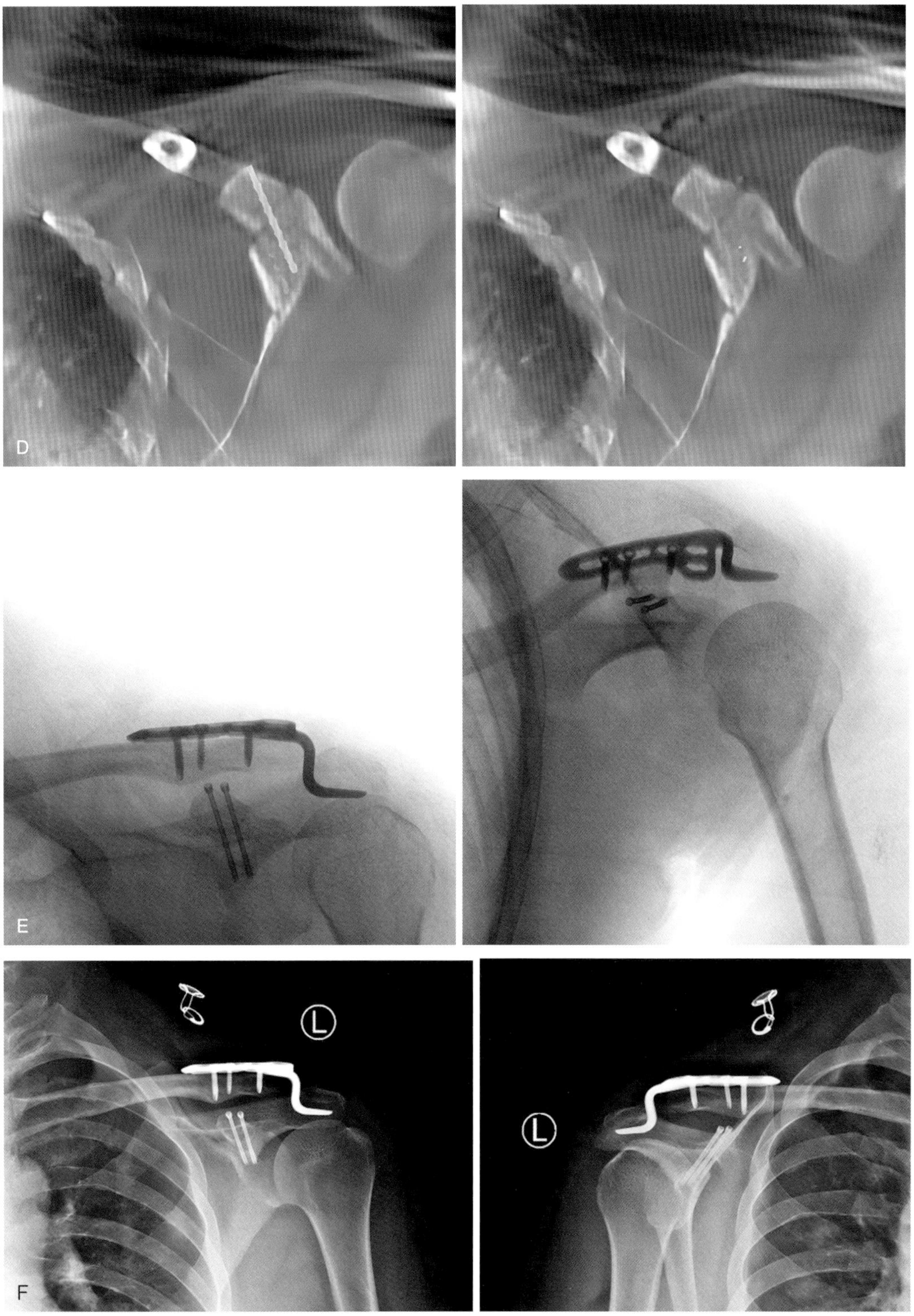

图 3-2-18　喙突骨折典型病例

A. 术前肩胛骨 X 线图像；B. 术前肩胛骨 CT 图像；C. 术前肩胛骨三维重建图像；D. 喙突螺钉规划界面；E. 术中置入螺钉后 X 线图像；F. 术后肩胛骨 X 线图像。

【病例小结】

这是一例比较少见的喙突骨折合并肩锁关节脱位的病例。肩锁关节脱位处置方式是复位肩锁关节，用克氏针临时固定后，使用锁骨钩钢板固定肩锁关节。然而，如果喙突骨折做切开复位内固定术，手术暴露困难并且创伤太大。并且，喙突形状不规则，即使是切开复位，内固定也很难寻找到好的螺钉置入方向。在此病例中，我们使用骨科手术机器人可以精确定位并精准规划手术路径，配合空心螺钉加压作用，可以很好地完成闭合复位空心钉内固定术。

（三）肩胛盂骨折典型病例

【基本情况】

患者男性，32 岁。

【主诉】

外伤致左肩部疼痛、活动受限 1 天。

【现病史】

患者 1 天前骑车时不慎自行摔倒，导致左肩部疼痛剧烈、活动受限。在外院行 X 线片检查后诊断为肩胛骨骨折，为进一步治疗来我院。于我院急诊接受 X 线片检查、CT 检查及常规实验室检查后收入院。患者伤后无昏迷、头痛、头晕、气促、腹痛、恶心、呕吐等症状，小便正常，大便尚无。

【入院诊断】

左肩胛盂骨折

【手术方式】

机器人辅助下肩胛盂骨折闭合复位空心钉内固定术

【手术用时】

1 小时 15 分

【术中出血量】

10ml

【手术经过】

患者麻醉生效后取俯卧位，患肩垫高，术区常规消毒铺无菌巾。

于喙突处安装患者跟踪器，安装机器臂于患侧床旁。使用术中 CBCT 扫描三维图像，范围涵盖左肩关节，将图像导入机器人主控台，依导航手术软件指令规划肩胛盂通道螺钉方向，依据规划路径手术指令运行机械臂，在机械臂引导下、经皮小切口、定位套筒钻入导针，术中 C 臂透视确认导针术中实际位置与机器人导航规划路径完全一致，经测量选用粗细及长短合适的螺钉。

术中拍 X 线片确认复位固定可靠。冲洗伤口，逐层缝合。清点纱布器械无误，无菌敷料包扎，术毕。

【术后诊断】

左肩胛盂骨折（图 3-2-19）

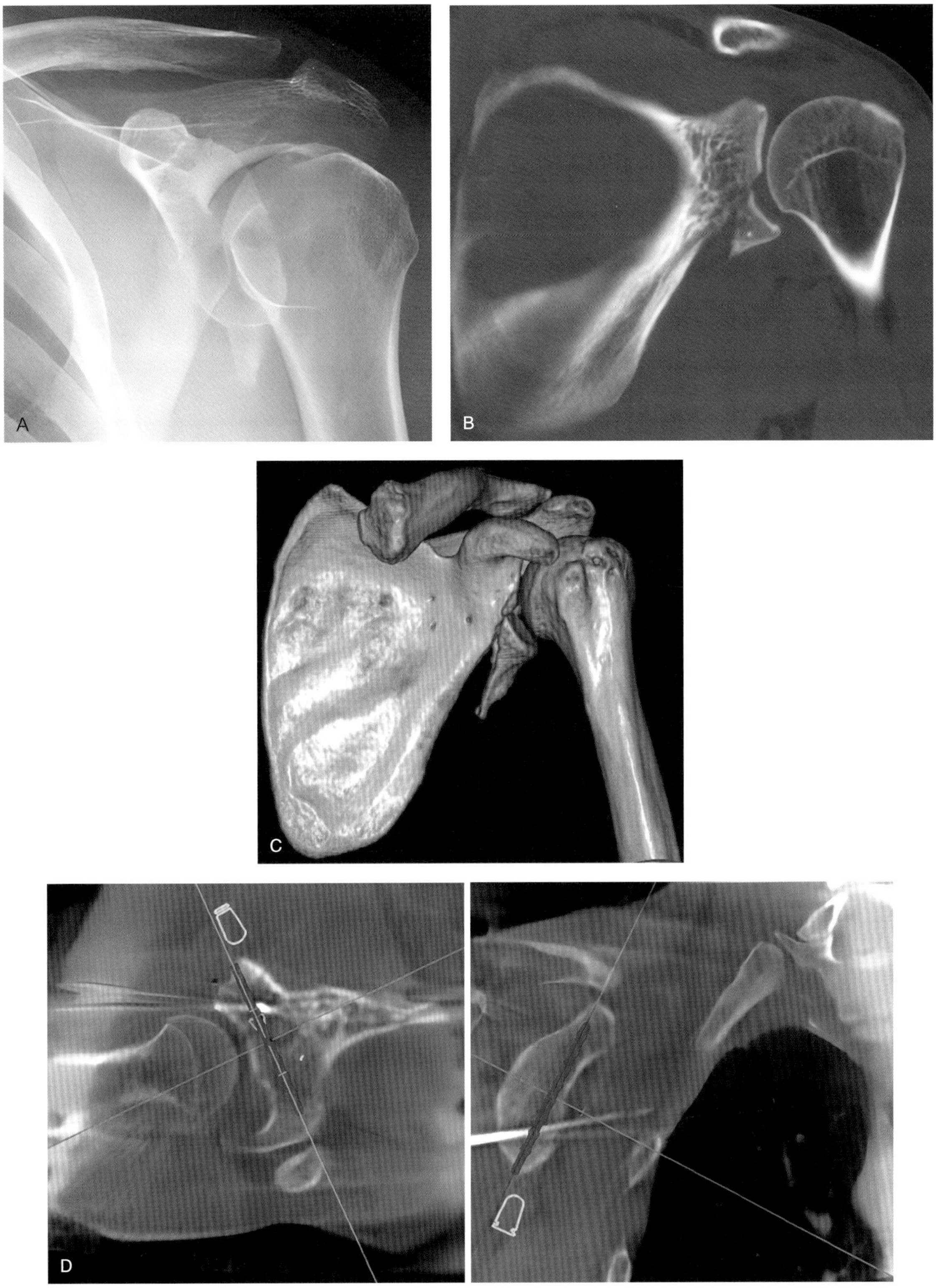
A
B
C
D

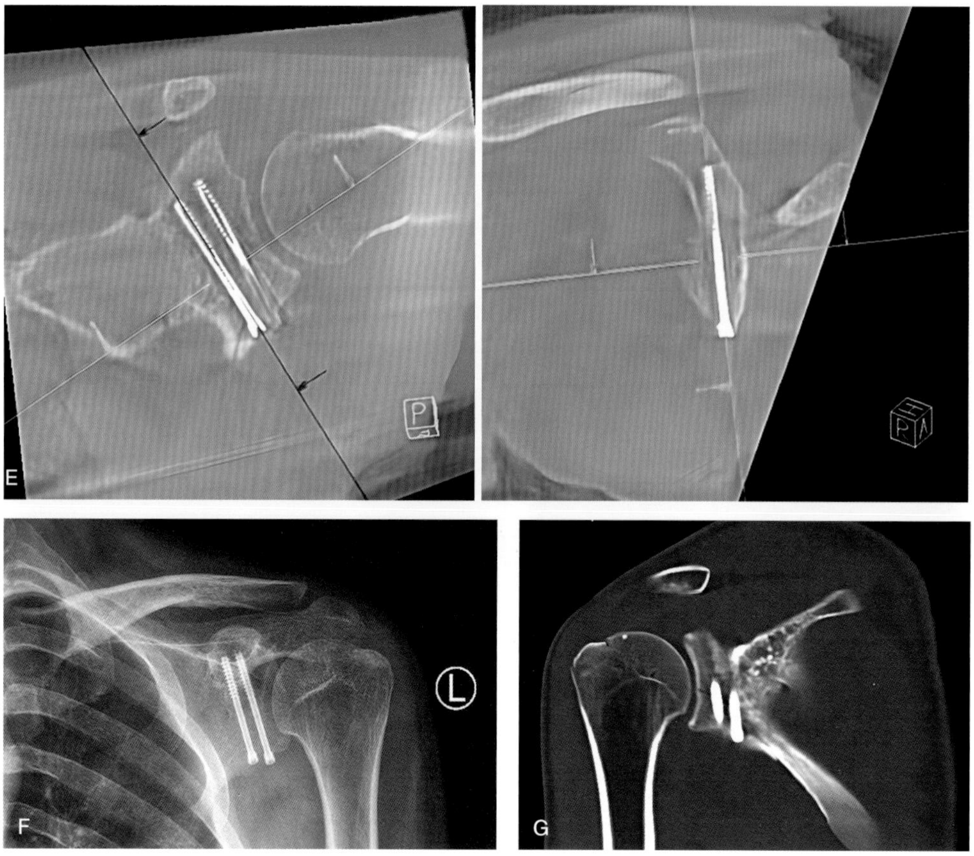

图 3-2-19 肩胛盂骨折典型病例

A. 术前肩胛骨 X 线图像；B. 术前肩胛骨 CT 图像；C. 术前肩胛骨三维重建图像；D. 肩胛盂螺钉规划界面；E. 术中置入螺钉后 CT 图像；F. 术后肩胛骨 X 线图像；G. 术后肩胛骨 CT 图像。

【病例小结】

肩胛盂骨折是比较少见的骨折类型，本例病例是一例 Ideberg Ⅱ型肩胛盂骨折。若采用传统的切开复位内固定术，肩胛盂暴露困难、手术创伤大。我们使用机器人辅助，可以更好地规划手术路径，并以传统切开手术难完成的角度完成固定骨折块。螺钉路径的选择遵循垂直骨折线的原则。肩关节周围神经血管丰富，我们选择使用 B 超辅助在术前先标记出重要的血管神经走行，术中可以避免重要神经血管损伤。

第三节 手舟骨骨折

一、腕部解剖

（一）腕部骨性结构

狭义腕关节指桡腕关节，广义腕关节指旋前方肌远侧缘平面即腕掌关节平面，由 8 块腕骨、桡骨远端、尺骨远端、5 根掌骨基底部构成（图 3-3-1）。

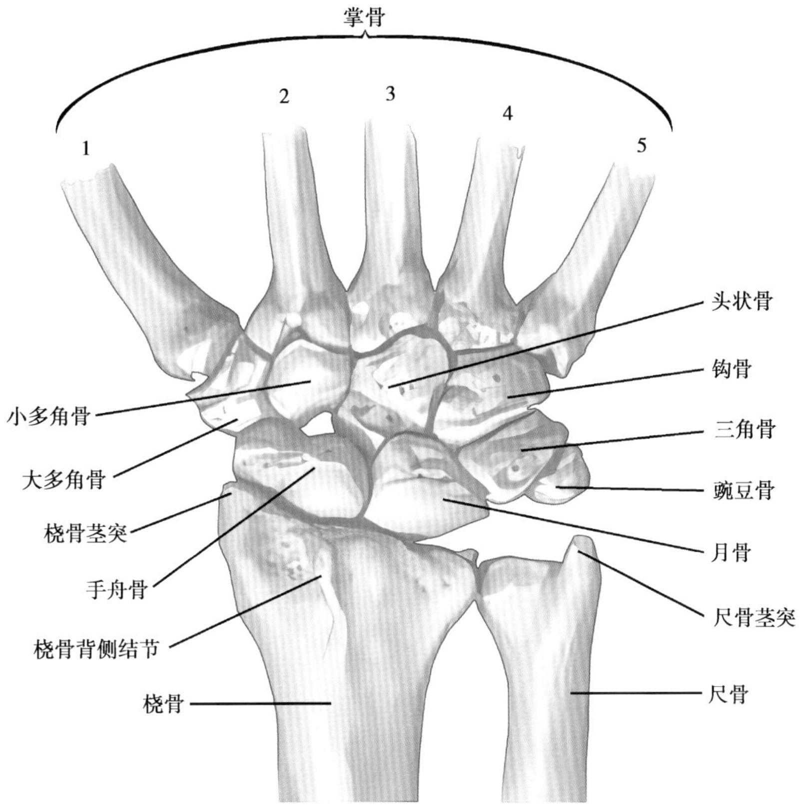

图 3-3-1　腕关节骨性解剖图

腕关节正侧位 X 线可观察以下骨性结构(图 3-3-2)：手舟骨、月骨、三角骨、豌豆骨、大多角骨、小多角骨、头状骨、钩骨、桡骨茎突、尺骨茎突和第 1 掌骨基底。

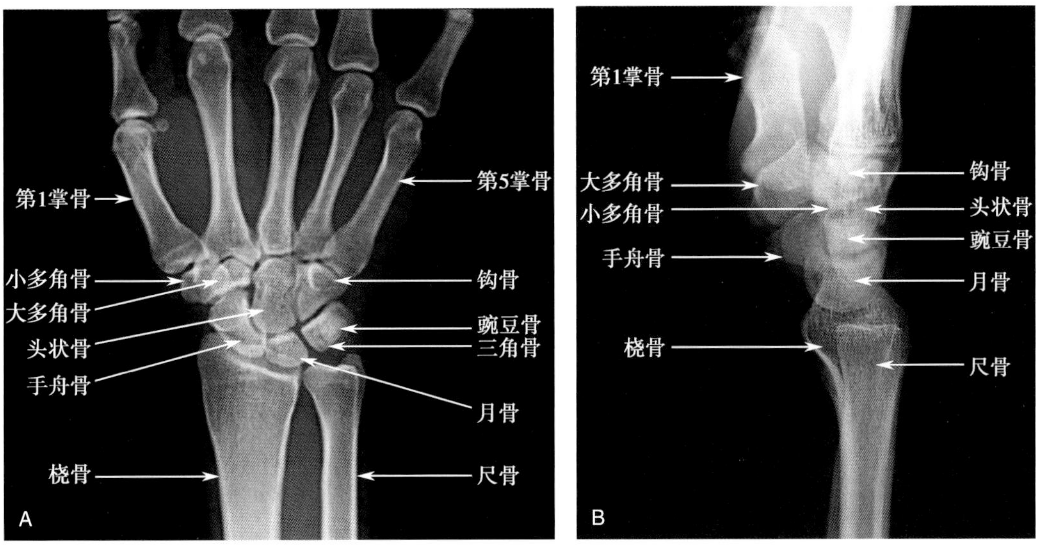

图 3-3-2　腕关节 X 线图像

A. 腕关节正位 X 线图像；B. 腕关节侧位 X 线图像。

（二）腕关节的运动

腕关节是一组复杂的骨关节，主要在两个平面进行大范围活动（掌屈、背伸、桡偏和尺偏），也可以前臂纵轴为轴心做旋转运动（旋前和旋后）。腕骨运动的主轴在头状骨，但并不是一个独立的点，而是组合腕关节屈伸、尺偏、桡偏运动的斜行螺旋轴。为产生腕关节的自然运动，每一个腕骨不仅需要上下前后翻动，而且也需要围绕自身的轴旋转和滚动。

（三）腕关节影像学特征（图 3-2-3）

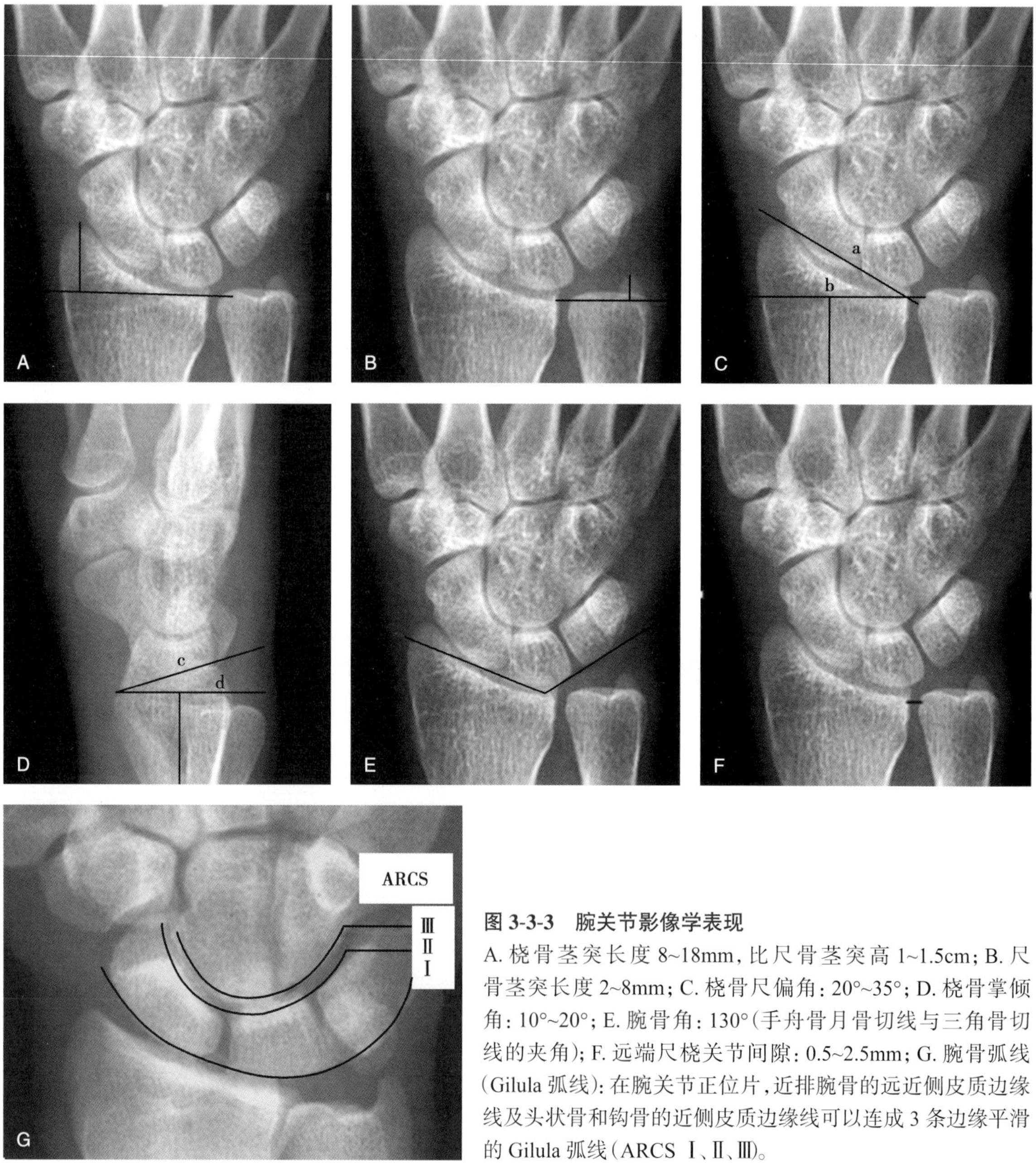

图 3-3-3　腕关节影像学表现

A. 桡骨茎突长度 8~18mm，比尺骨茎突高 1~1.5cm；B. 尺骨茎突长度 2~8mm；C. 桡骨尺偏角：20°~35°；D. 桡骨掌倾角：10°~20°；E. 腕骨角：130°（手舟骨月骨切线与三角骨切线的夹角）；F. 远端尺桡关节间隙：0.5~2.5mm；G. 腕骨弧线（Gilula 弧线）：在腕关节正位片，近排腕骨的远近侧皮质边缘线及头状骨和钩骨的近侧皮质边缘线可以连成 3 条边缘平滑的 Gilula 弧线（ARCS Ⅰ、Ⅱ、Ⅲ）。

二、手舟骨骨折空心螺钉内固定术

患者取仰卧位，患肢向外伸展，平放于手术台上，腕部固定于专用手外架（图 3-3-4）。手舟骨骨折空心螺钉应位于手舟骨冠状面与矢状面的轴线上（图 3-3-5）。术中路径规划时，在第一图像窗口与第二图像窗口中分别展示术区的冠状面和矢状面，然后根据骨折线位置，垂直于骨折线方向规划空心螺钉路径。为避免进入关节腔，规划螺钉长度应距近端皮质 2mm 为宜。另外，操作界面显示的螺钉直径、长度等数据为真实数据，可供临床参考。手舟骨空心螺钉长度范围参考值为 20~26mm。

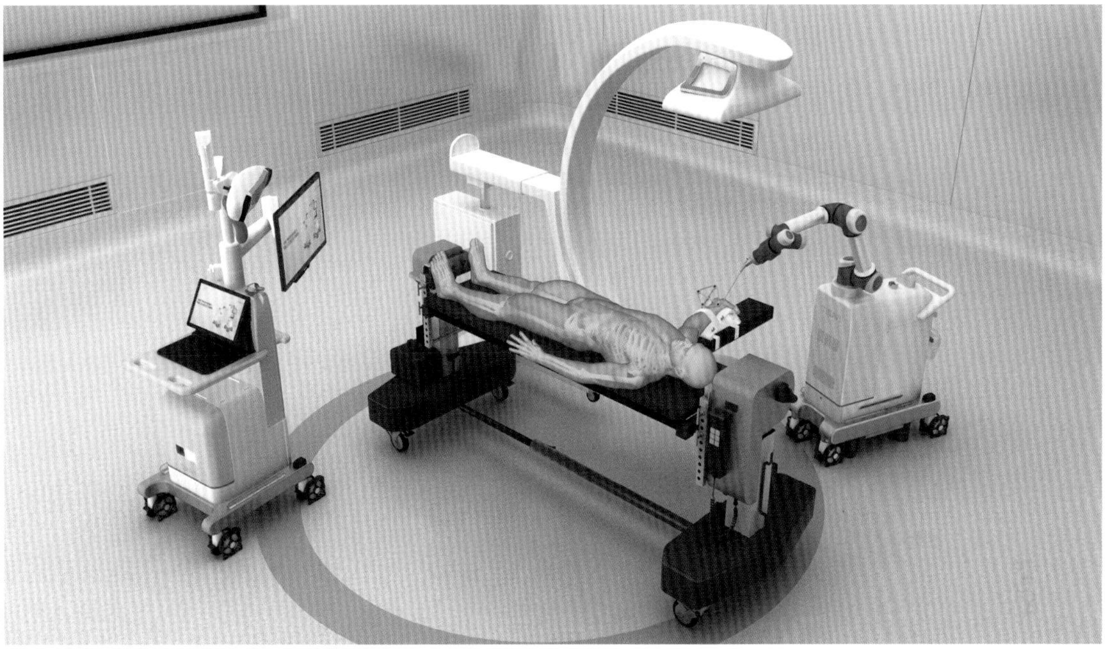

图 3-3-4　机器人辅助手舟骨骨折螺钉内固定设备摆位示意图

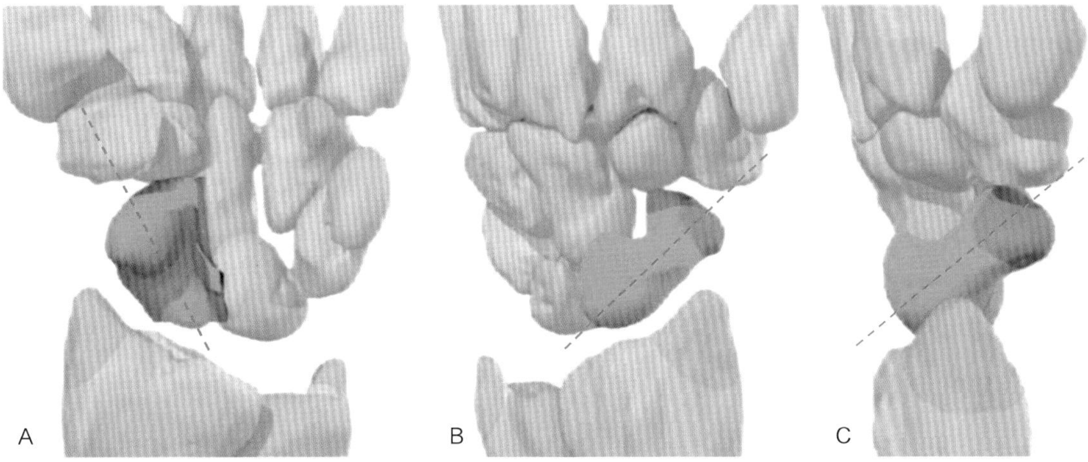

图 3-3-5　手舟骨通道螺钉置入示意图

图中虚线为螺钉方向；A. 正位螺钉置入方向；B. 旋前 45° 螺钉置入方向；C. 侧位螺钉置入方向。

三、手舟骨骨折典型病例

【基本情况】

患者男性，44 岁。

【主诉】

外伤致右腕部肿痛、活动受限 13 天。

【现病史】

13 天前患者因打网球时不小心摔倒，伤及右腕部，致右腕部肿胀疼痛，伴活动受限，无明显皮肤破裂、出血等不适，至外院就诊，查 X 线片提示右侧手舟骨骨折，予以支具外固定治疗。现患者为求手术治疗来我院门诊，为进一步诊治收入院。

【入院诊断】

右侧手舟骨骨折

【手术方式】

机器人辅助下手舟骨骨折经皮螺钉内固定术

【手术用时】

1 小时 35 分

【术中出血量】

5ml

【手术经过】

麻醉成功后，仰卧位，常规术区消毒，铺巾。腕关节固定于特制支架。

术中 C 臂 CT 扫描三维图像，范围涵盖右侧手舟骨，图像传输至机器人主控台，规划手舟骨螺钉方向，在机械臂辅助下，于腕掌侧手舟骨结节桡远侧为入针点，从远侧向近侧沿手舟骨长轴中心线置入空心螺钉导针，透视各方向证实导针位置和长度满意，骨折复位满意。入针点位置做横行约 3mm 长切口，保护导针周围软组织，测深扩髓后，置入加压无头空心螺钉。术中透视显示骨折复位固定满意，螺钉位置和长度满意。

冲洗，切口缝合，包扎，术毕。

【术后诊断】

右侧手舟骨骨折（图 3-3-6）

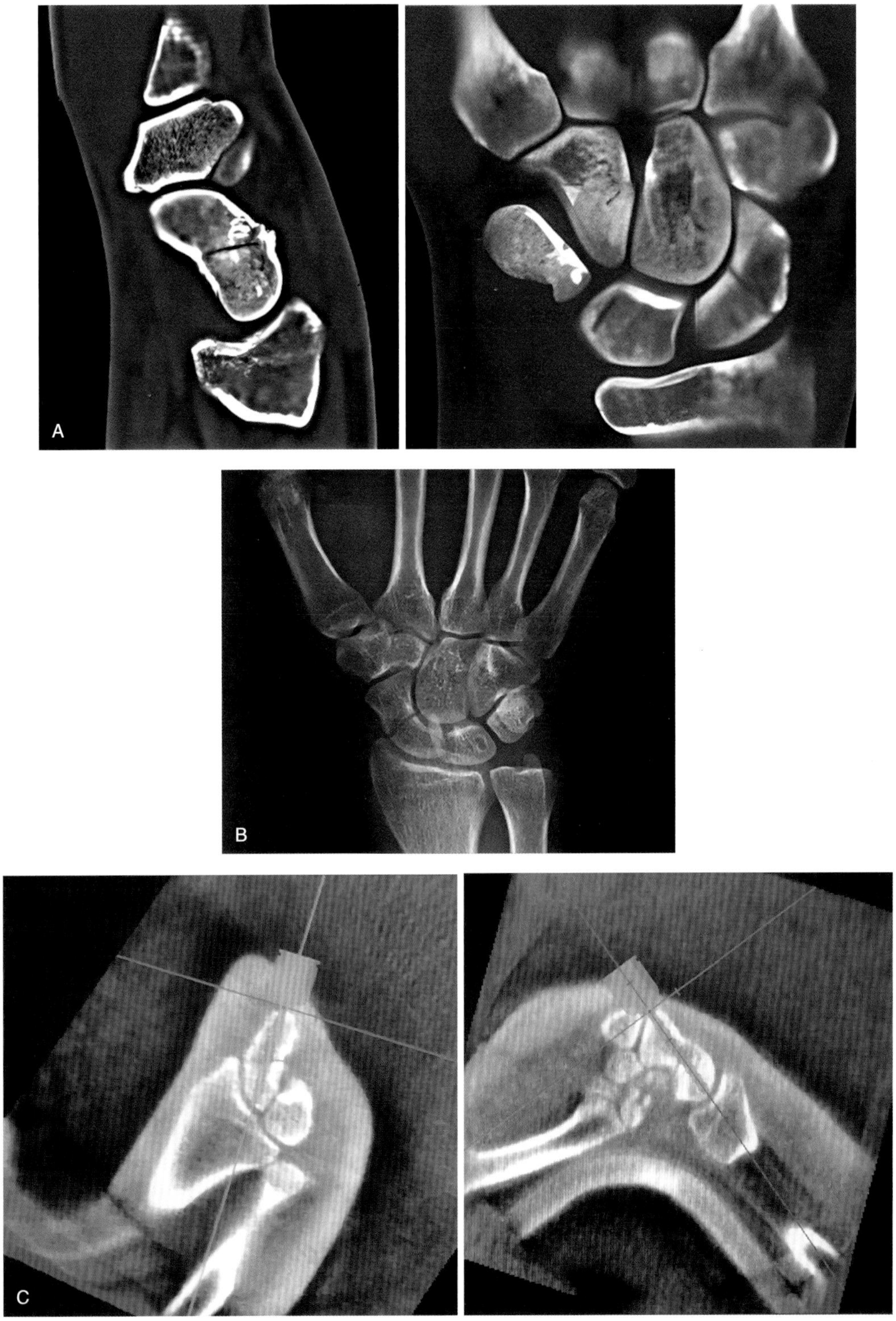
A
B
C

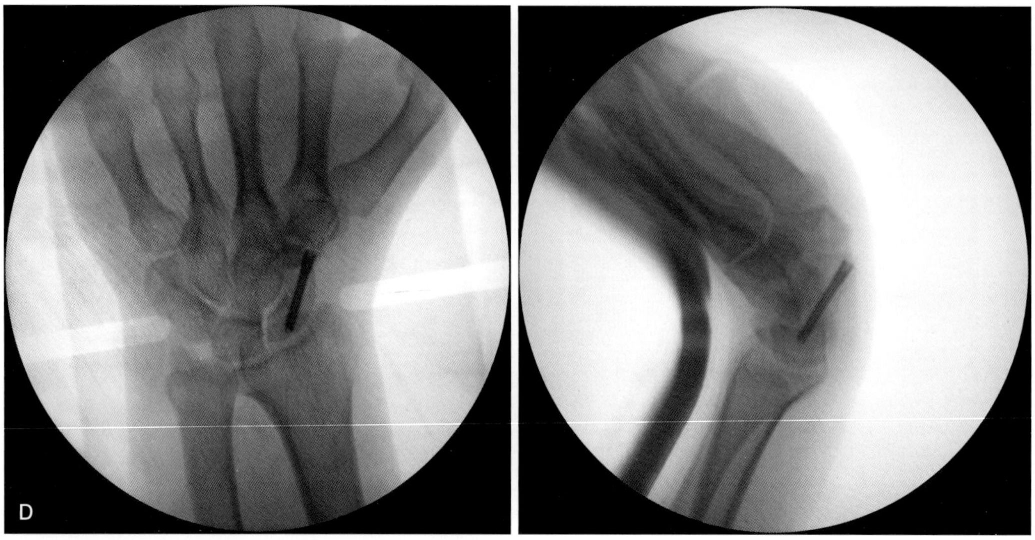

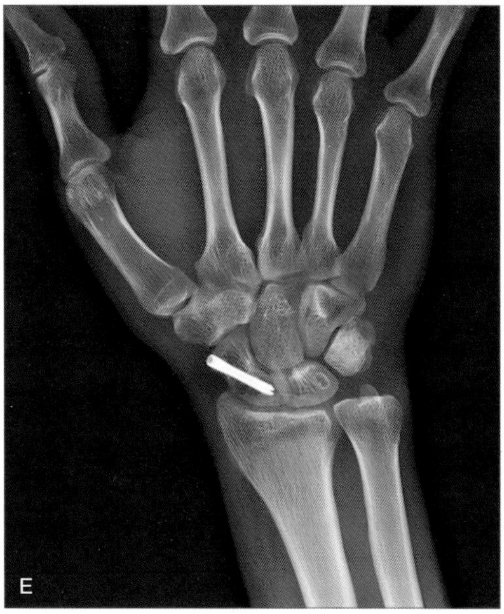

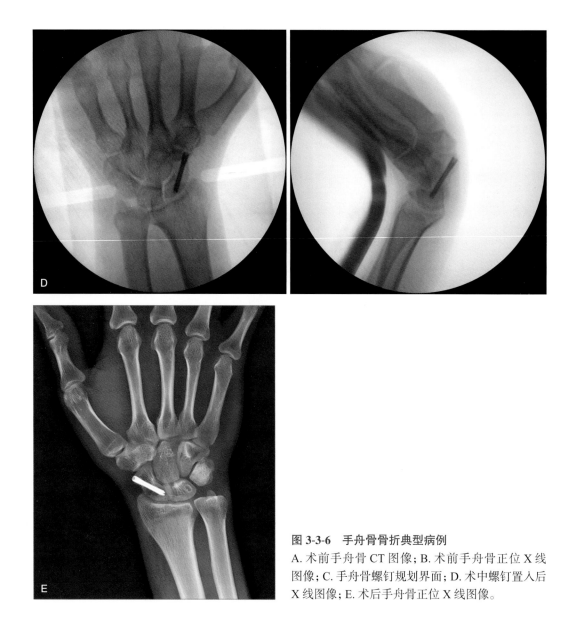

图 3-3-6　手舟骨骨折典型病例
A. 术前手舟骨 CT 图像；B. 术前手舟骨正位 X 线图像；C. 手舟骨螺钉规划界面；D. 术中螺钉置入后 X 线图像；E. 术后手舟骨正位 X 线图像。

【病例小结】

手舟骨骨折是比较常见的腕部骨折。传统的闭合复位空心钉内固定术需要大量的术中透视，术中辐射量大。并且术中反复克氏针钻孔尝试，也可能会破坏脆弱的手舟骨血运，进而导致缺血性坏死。在机器人辅助下，术者可以规划好手术路径，辅以手术机器人定位功能，可以更精确地置入空心钉。此方法手术创伤更小、术中放射暴露少，极大程度上减少了克氏针穿刺次数，可以更好地保护手舟骨的血运。

第四节 术后康复

一、肩部术后康复

（一）术后第一阶段（术后 ~ 术后 2 周）

此阶段患者通常术侧肩部明显肿胀疼痛，致使患者不敢活动，甚至卧床，应鼓励患者尽早下床活动。

【目标】

1. 控制疼痛和肿胀。
2. 保护伤口、促进愈合。
3. 防止内固定移位。
4. 部分辅助下完成日常生活活动。

【注意事项】

1. 定期换药，伤口愈合前避免沾水。
2. 严格佩戴颈肩吊带。
3. 避免主动用力屈曲肘关节。
4. 避免主动使用患侧肩关节。

【具体方案】

1. 物理因子治疗

（1）冰敷：每次 5~10 分钟，每天可冰敷多次。注意不要浸湿伤口，以免伤口感染。

（2）肌内效贴布：贴爪形肌内效贴布可消除皮下淤血、减轻疼痛肿胀。

2. 体位摆放　卧床期间将患侧手臂适当垫高，促进血液循环；坐起或下床后佩戴颈肩吊带保护（4~6 周），具体时间依照骨折愈合及肌力情况而定。佩戴时，患侧上肢放松置于吊带内，保持肘关节屈曲 90°，前臂置于体侧，不可耸肩。

3. 未受累关节活动

（1）手泵练习：交替进行握拳 - 张开手掌的练习，每次 20 个，每天 3 次。

（2）腕关节屈伸运动：患者主动全范围屈伸腕关节，每次 5~10 个，每天 3 次。

（3）前臂旋转运动：患者肘关节屈曲 90°，大臂置于体侧，主动全范围旋转前臂，每次 5~10 个，每天 3 次。

4. 肘关节被动屈伸运动　患者仰卧位，摘除颈肩吊带，大臂平放于床面，被动全范围屈伸肘关节，不可主动用力，每次 5~10 个，每天 3 次。

5. 日常生活活动能力（activities of daily living，ADL）训练

（1）坐起训练：患者可直接坐起，或先向健侧翻身，然后用腿及健侧上肢支撑，完成坐起。坐起后要佩戴好颈肩吊带。

（2）穿脱衣训练：选择宽松的开衫。患者坐位，脱衣时，摘除颈肩吊带，先脱去健侧衣袖，再脱去患侧衣袖。相反，穿衣时，先穿患侧衣袖，再穿健侧衣袖，整理好衣服后，最后佩戴好颈肩吊带。

（二）术后第二阶段（术后 3~6 周）

此阶段，患者伤口已基本愈合，肩部疼痛肿胀明显改善。虽然骨痂逐渐形成，但是肩关节仍然不能主动活动。

【目标】

1. 预防术侧肩关节僵硬。

2. 预防患侧上肢肌肉萎缩。

3. 提高患者日常生活活动能力。

【注意事项】

1. 除训练时间外吊带制动。

2. 禁止主动活动术侧肩关节。

3. 被动活动不引起术侧过度疼痛。

【具体方案】

1. 肘关节主动屈伸运动　患者仰卧位，摘除颈肩吊带，大臂平放于床面，让患者主动全范围屈伸肘关节，不可抗阻训练，每次 5~10 个，每天 3 次。

2. 肩关节钟摆运动　患者站立位，身体前屈 90°，健侧手托住患侧肘部，做钟摆运动，每次 5~10 个，每天 3 次。

3. 肩关节被动运动　患者仰卧位，摘除颈肩吊带。所有动作应该在患者疼痛耐受范围内进行，每次反复活动 5 组，每天 3 次。

（1）肩关节被动屈曲训练：治疗师辅助将患者大臂向头顶方向移动。

（2）肩关节被动体侧位外旋训练：保持肘关节屈肘 90°，治疗师辅助将患者前臂向身体外侧移动。

（3）肩关节被动外展训练：治疗师辅助将患者大臂沿着肩胛骨平面进行被动肩关节外展运动。

（4）肩关节被动外展位外旋训练：肩关节外展 90°，肘关节屈曲 90°，治疗师辅助进行肩关节被动外展外旋运动。

（5）肩关节外展位内旋训练：肩关节外展 90°，肘关节屈曲 90°，治疗师辅助进行肩关节被动外展内旋运动。

（6）肩关节内收训练：治疗师辅助进行肩关节被动水平内收运动。

4. 肩胛骨的运动　患者坐位或站立位，佩戴颈肩吊带，主动耸肩、扩胸，每次全范围活动 5~10 个，每天 3 次。

5. 三角肌等长肌力训练　肌肉持续收缩 10 秒，放松 2 秒，重复 10 个为 1 组，每次 1~2 组，每天 3 次。

(1)三角肌前束：患者仰卧位，在肘关节上方从上至下施加阻力，患者对抗阻力向上用力，努力做肩关节前屈动作，但是不引起关节运动。

(2)三角肌中束：患者仰卧位，在肘关节外侧向内施加阻力，患者对抗阻力向外用力，努力做肩关节外展动作，但是不引起关节运动。

(3)三角肌后束：患者仰卧位，大臂置于床上，屈肘 90°，让患者肘部向下用力，努力做肩关节后伸的动作，但是不引起关节运动。

6. 日常生活活动能力(ADL)训练　运用健侧手完成日常生活活动。如果健侧手为非优势手，则进行非优势手的精细活动训练，如进食、洗漱、写字等。

(三)术后第三阶段(术后 7~12 周)

此阶段，患者骨折部位已达到临床愈合，患者可摘除颈肩吊带，逐步开始日常生活活动。具体时间根据患者复查后骨折愈合情况而定。

【目标】

1. 恢复患者肩关节的活动范围。
2. 增强患侧上肢的肌肉力量。
3. 增加肩胛骨的稳定性。
4. 达到基本生活自理。

【注意事项】

1. 在上举过程中避免耸肩。
2. 避免猛烈运动和提重物。
3. 锻炼过程中避免过度疼痛。

【具体方案】

1. 肩关节的被动牵拉　在上一阶段肩关节被动运动的基础上，逐渐增加被动活动的幅度和强度，可在每次运动终末持续牵拉 10 秒，重复 10 个，每天 3 次。

2. 肩关节辅助主动运动　患者患侧肩关节未达到 3 级时，可用辅助器具辅助。

(1)滑轮辅助肩关节前屈、外展上举：每个动作重复 10 次，每天 3 次。

(2)体操棒辅助肩关节前屈、外展、外旋：每个动作重复 10 次，每天 3 次。

3. 肩关节主动运动　患侧肩关节肌力达到 3 级及以上后，可去除辅助设备，做抗重力位的前屈、外展、后伸、内旋、外旋。每个动作终末保持 10 秒，重复 10~20 个，每天 3 次。

4. 肩胛骨稳定性训练

(1)前锯肌训练：卧位徒手上推，终末保持 10 秒，重复 10~20 个，每天 3 次。

(2)中下部斜方肌的训练：患者俯卧位，徒手做“T、Y、W”练习，每个动作终末保持 10 秒，重复 10~20 个，每天 3 次。

5. 日常生活活动能力(ADL)训练　在患侧不负重的情况下，尽量使用患侧上肢完成所有日常生活活动，特别是肩部以上的日常生活活动。

（四）术后第四阶段（术后12周以后）

此阶段，患者骨折部位逐步达到骨性愈合。患者可逐步增加患肢负重量，逐步恢复以往的运动。

【目标】

1. 恢复患者全范围的肩关节活动度。
2. 恢复正常的盂肱节律。
3. 恢复肌肉力量。
4. 恢复以往体育运动。

【注意事项】

1. 肩肱节律正常后再进行举肩过头运动。
2. 避免过度牵拉。
3. 确定骨折愈合后再进行抗阻运动，避免阻力负荷过大。
4. 骨折塑形完成前避免肩扛重物。

【具体方案】

1. 肩关节自我牵拉训练　利用自身重力进行肩关节各方向的终末牵拉运动，在可接受的最大角度保持30秒，重复1~2次，每天3次。

2. 上肢肌肉肌力和肌肉耐力训练　可利用哑铃或弹力带进行抗阻训练，阻力选择中等符合（可连续完成20次动作即感到疲劳的负荷量），每组动作练习20次，每次1~2组，每天3次。

（1）三角肌抗阻训练：站立位做抗阻肩关节前屈、外展、后伸。

（2）肱二头肌抗阻训练：站立位做肘关节屈曲。

（3）肱三头肌抗阻训练：站立位，抗重力位做肘关节伸展。

（4）肩袖抗阻训练：肩关节抗阻内旋、外旋。

3. 肩胛骨稳定肌群的抗阻练习：利用哑铃，做肩胛骨稳定性训练，中等阻力，每组动作练习20次，每次1~2组，每天3次。

（1）前锯肌训练：卧位上推哑铃。

（2）中下部斜方肌的训练：患者俯卧位，手持哑铃做“T、Y、W”练习。

4. 肩关节专项运动　患侧肌力达到对侧85%以上时，可恢复以往投掷、挥拍类运动。

二、肘部术后康复

（一）术后第一阶段（术后~术后2周）

【目标】

主要是减轻患肢肿胀、缓解疼痛，促进伤口愈合，改善肘关节活动度，在2周结束时达到规定要求（30°~90°），避免相邻关节僵硬。

【具体方案】

1. 康复宣教 告知患者及家属，肘关节骨折术后，康复师会根据骨科医生反馈的术中情况，在安全的前提下，指导患者尽快开始科学的早期功能锻炼，有利于肘关节的尽快恢复。

2. 肘关节颈腕吊带 / 支具的佩戴 术后 4 周内佩戴颈腕吊带 / 支具进行保护性制动，在家中环境休息时及夜间，可取下支具，肘关节可自由舒展放置。

3. 物理因子治疗

(1) 冰敷：冰袋冰敷患肢，每次冰敷 15 分钟，每天可冰敷多次。注意不要浸湿伤口，以免伤口感染。

(2) 肌内效贴布：如果患者肘部肿胀、疼痛明显，可以贴爪形肌内效贴布，消除皮下淤血和减轻疼痛肿胀。

4. 相邻关节主动运动

(1) 握拳：患者握拳停留 10 秒，再五指张开停留 10 秒，来回反复 10 个，每天多次进行。

(2) 腕关节屈伸运动：患者主动屈伸腕关节，全范围活动 5~10 个，每天 2~3 次即可。

(3) 肩关节各个方向运动：患者健侧托住患侧手腕，带动患侧肩膀做前屈上举、外展、后伸以及内外旋的活动，每个方向可活动 5~10 个，每天活动 2~3 次即可。

5. 肘关节被动活动 / 辅助下主动活动

(1) 肘关节屈、伸肘训练：患者平卧位，在他人辅助下进行被动、辅助下主动肘关节屈曲、伸展活动度训练，在末端停留 3~5 秒，10 个一组，每天 3 次。应注意，运动过程中避免疼痛、肿胀加重。

(2) 前臂旋前 / 旋后训练：患者平卧位，在他人辅助下进行被动、辅助主动前臂旋前、旋后，在末端停留 3~5 秒，10 个一组，每天 3 次。应注意，运动过程中避免疼痛、肿胀加重。

(二) 术后第二阶段（术后 3~6 周）

【目标】

此阶段的康复目标是在保护新生组织的前提下，进一步改善肘关节屈伸和前臂旋转灵活度，减少瘢痕粘连，增强运动协调能力，逐步恢复患肢完成轻度日常功能活动的能力。

【具体方案】

1. 物理因子治疗 可继续在每次训练后进行肘关节冰敷，切勿使用热敷，每次 5~10 分钟，待皮肤温度恢复正常即可。

2. 相邻关节主动运动 继续进行肩关节屈曲、外展、内外旋、内收、后伸全范围活动度训练，每个动作 5~10 下，再开始肘关节训练。

3. 肘关节活动度训练

(1) 肘关节手法松动训练：予患肢肱尺关节分离牵引手法松动训练，每次分离停留 15 秒，休息 5 秒，重复 5 次。

(2) 肘关节屈伸辅助主动训练：患者卧位在辅助下主动屈肘至终末端时停留 10 秒，10 个一组，然后放松几秒钟后进行辅助主动伸肘至终末端，停留 10 秒，10 个一组，每天 2~3 组。

(3) 肘关节自我辅助下体操棒练习：患者坐姿，将上臂放置于与肩同高的桌子上，双手握住体操棒，在健侧手的带动下，一起进行屈伸的辅助主动练习。在屈曲与伸展的终末端停留 10 秒钟，做 10 组。

(4)前臂旋前/旋后运动:患者屈肘90°夹在体侧,患侧手中可握住一个装有半瓶水的水瓶,健侧手握住患侧前臂中段位置,利用水瓶的惯性,进行被动的旋前及旋后练习,每次在旋转的终末端应停留10秒,每个方向练习10次,每天3次。

4. 日常生活活动能力(ADL)训练 除了训练以外,随着患者肘关节活动度的提升,可以逐渐使用患侧肢体进行穿衣、吃饭、梳头、刷牙等日常活动,锻炼上肢肩、肘、腕关节的协调能力。

(三)术后第三阶段(术后6~12周)

【目标】

此阶段的康复目标是恢复患者肘关节的功能性活动范围(10°~120°),增强患侧上肢的肌力和耐力,达到日常生活基本自理。

【具体方案】

1. 肘关节活动度训练

(1)肘关节手法松动训练:根据患者肘关节受限角度采取肱尺关节、肱桡关节、尺桡关节松动训练等,改善肘关节屈伸肘及前臂旋转的被动活动度。

(2)肘关节屈伸训练:可继续上一个阶段的训练方案,配合体操棒训练,适当增加屈曲与伸展的终末端停留时间至20~30秒,每次10组,每天3次。

(3)肘关节旋转训练:继续上一阶段练习,恢复至全角度活动范围,可逐步增加每次在旋转的终末端停留时间至30秒,每次10组,每天3次。

(4)肘关节牵伸支具使用:可开始佩戴静态持续性肘关节牵伸支具,分别对肘关节屈曲、伸展以及前臂旋转角度进行10~15分钟左右的牵伸训练,每天2~3次。

2. 肘关节肌力训练 对于仅行内外侧韧带修补的患者,可进行肘关节弹力带抗阻练习(弹力带约15磅阻力,1磅力≈4.45牛),每组5次,每天3次。

3. 瘢痕处理 在瘢痕完全愈合后可对瘢痕进行交叉按摩,减少瘢痕粘连;可使用瘢痕贴、弹力袖等减少增生性瘢痕。

4. 日常生活活动能力(ADL)训练 鼓励患者增加患侧肢体日常生活的参与度,恢复肘关节灵活协调性以及肌肉力量。

(四)术后第四阶段(12~24周)

【目标】

此阶段的康复目标是继续改善肘关节活动度,力争恢复屈伸全范围(0°~130°),恢复患者的肌肉力量,进而让患者重返工作岗位,重拾以前的运动,达到真正回归社会。

【具体方案】

1. 肘关节终末端被动牵拉 在继续上一阶段的练习外,可增加伸直及屈曲的牵拉时间。让患者平卧于床上,患侧腕部放置一个1kg的沙袋,进行伸直的拉伸,每次15分钟,每天3次。对于屈曲的牵拉,可以让患者坐位,先自行屈曲肘关节,然后将1kg的沙袋绑在手腕处,利用沙袋重力进行牵拉,每次10分钟,每天3次。

2. 肘关节抗阻肌力和耐力训练　在进行抗阻肌力训练前，要确保患者骨折已达到骨性愈合。

(1)增强肌力：用10RM(最大重复次数，repetition maximum)的50%运动强度训练，重复10次，间歇30秒；再以10RM的75%运动强度训练10次，间歇30秒；再进行10RM的100%运动强度训练，重复尽可能多次，2~3周后根据患者的情况适当调整10RM的量。训练频度为每天1次，每周训练3~4天，持续数周。

(2)增强肌肉耐力：用10RM的50%量作为训练强度，每组练习10~20次，重复3组，每组间隔1分钟。训练频度为每天1次，每周训练3~5天。

3. 有氧运动训练　可开始进行游泳、快走、慢跑、骑车等全身有氧运动。运动时要监测心率，控制心率在(200-年龄)×(70%~80%)，运动时长控制在20~30分钟，一周2~3次。

4. 肘关节专项运动　对于喜欢运动的患者，如投掷类或挥拍类或攀岩类运动需求的患者，需要等骨折完全愈合以及肘关节角度基本恢复后(通常术后半年)，再逐步恢复以前的运动强度。

三、腕部术后康复

(一)术后第一阶段(术后0~4周)

【目标】

1. 减轻水肿和疼痛。

2. 保持未受累关节(肩关节、肘关节、手指)的正常活动范围。

【注意事项】

1. 佩戴腕关节支具，维持正确的制动。

2. 功能锻炼时任何动作都不应引起明显疼痛。

3. 避免负重、避免拧瓶盖、拧毛巾的动作。

【具体方案】

1. 消炎、消肿。

2. 抬高患肢(高于心脏)　利用气垫或枕头将上肢适当抬高。

3. 主动握拳　尽力握5秒，尽力伸5秒，每天做200~300个。

4. 冰敷　将冰袋放置于手腕肿胀发热区域，每次15~20分钟，每天3~4次。

5. 相邻关节的活动度练习　每个动作做10次，每天2次。

(1)肩关节：肩关节前屈、肩关节外展、肩关节后伸、肩关节外旋、肩关节内旋、肩关节内收。

(2)肘关节：肘关节屈曲、肘关节伸展。

6. 活动手指　肌腱滑动练习、手内在肌练习。

(二)术后第2阶段(术后4~8周)

【目标】

1. 腕关节和前臂在无痛范围内达到最大关节活动度，增强肌肉力量。

2. 患肢恢复轻微的功能活动。

【注意事项】

1. 功能锻炼时任何动作都不应引起明显疼痛。

2. 避免负重、避免拧瓶盖、拧毛巾的动作。

【具体方案】

1. 继续第一阶段的康复训练

2. 腕关节活动度和力量练习 每个动作在最大活动位置保持10秒,每组5~10个,每天2组。

(1)腕关节背伸:患肢置于桌面上,健侧手固定前臂,家属被动施加轻柔外力使手腕伸展到最大范围,并主动练习。

(2)腕关节掌屈:患肢置于桌面上,手悬于桌面外,健侧手固定前臂,家属被动施加轻柔外力使手腕屈曲到最大范围,并主动练习。

(3)腕关节桡偏:患肢放置于桌面,健侧手固定前臂,家属被动施加轻柔外力使手腕向大拇指方向运动到最大范围,并主动练习。

(4)腕关节尺偏:患肢放置于桌面,健侧手固定前臂,家属被动施加轻柔外力使手腕向小拇指方向运动到最大范围,并主动练习。

3. 前臂旋转的活动度和力量练习 每个动作在最大活动位置保持10秒,每组5~10个,每天2组。

(1)前臂旋前:在屈肘90°进行,避免肩关节代偿运动,家属被动施加轻柔外力使手掌朝下,并主动练习。

(2)前臂旋后:在屈肘90°进行,避免肩关节代偿运动,家属被动施加轻柔外力使手掌朝上,并主动练习。

4. 轻度功能性活动练习 写字、小物品的操控等精细活动练习,洗脸、梳头、吃饭、穿衣等日常生活动作训练。

(三)术后第3阶段(术后8~12周)

【目标】

1. 增强腕关节及前臂的肌肉力量。

2. 恢复日常生活和工作。

【注意事项】

开始逐渐负重,负重不应引起明显疼痛。

【具体方案】

1. 继续第二阶段的康复训练。

2. 进行腕关节及前臂渐进性抗阻练习 使用弹力带、哑铃进行腕关节背伸、腕关节掌屈、腕关节桡偏、腕关节尺偏、前臂旋前、前臂旋后的运动,每组10~20个,每天2~3组。

3. 增强握力 尽力握弹力球5秒,每组20个,每天3~4组。

4. 工作适应性训练。

参考文献

[1] 查晔军，蒋协远，花克涵. 三维导航机器人进行肘关节旋转中心轴定位的操作技术要点 [J]. 骨科临床与研究杂志，2019, 4 (4): 253-256.

[2] 查晔军，肖丹，花克涵，等. TiRobot 骨科机器人导航外固定支架固定在肘关节松解术中的应用效果分析 [J]. 中华创伤骨科杂志，2022, 24 (2): 100-106.

[3] MANISCALCO P, PIZZOLI A L, RENZI BRIVIO L, et al. Hinged external fixation for complex fracture-dislocation of the elbow in elderly people [J]. Injury, 2014, 45 (6): 53-57.

[4] ERICSON A, OLIVECRONA H, STARK A, et al. Computed tomography analysis of radiostereometric data to determine flexion axes after total joint replacement: application to the elbow joint.[J]. Journal of Biomechanics, 2010, 43 (10): 1947-1952.

[5] GRUBHOFER F, MUNIZ MARTINEZ A R, HABERLI J, et al. Does computerized CT-based 3D planning of the humeral head cut help to restore the anatomy of the proximal humerus after stemless total shoulder arthroplasty？ [J]. J Shoulder Elbow Surg, 2021, 30 (6): 309-316.

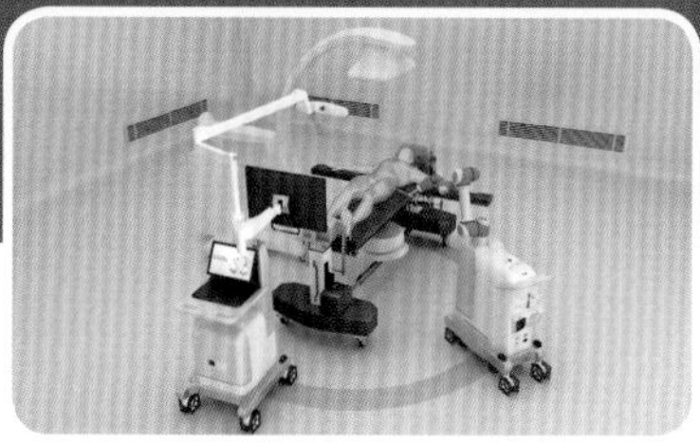

第四章　骨盆及髋臼骨折手术技术

第一节　骨盆及髋臼骨折概述

一、骨盆及髋臼应用解剖

（一）骨盆骨性结构

骨盆环是一个闭合骨环，坚强有力的韧带将骨盆各部分连结成一个整体。在体表可触及的结构有髂前上棘、髂嵴、髂后上棘、耻骨联合、坐骨结节、骶骨和尾骨等（图 4-1-1）。

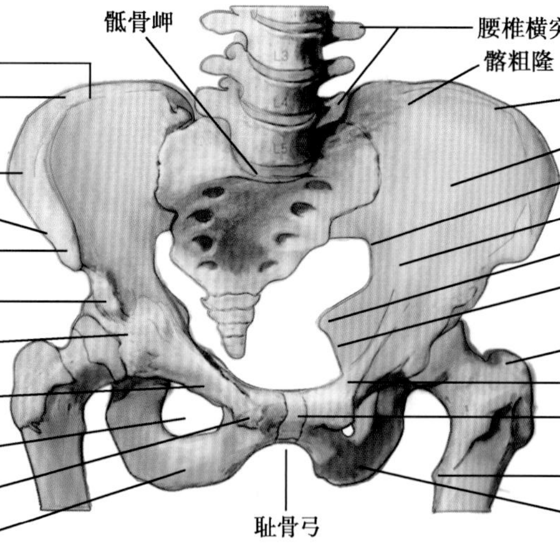

图 4-1-1　骨盆解剖结构

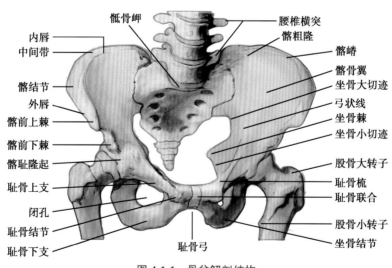

骨盆稳定结构由前方耻骨联合、后方骶髂关节和周围韧带构成。骨盆前环包括左右耻骨支、左右坐骨支与中间耻骨联合，耻骨联合作为骨盆的支撑结构，其上、下方分别连接两侧耻骨的耻骨上韧带和耻骨弓状韧带。骨盆后环由骶骨及两块髂骨组成，并由骶髂关节相连接，连接结构为后方的韧带复合体，包括骶髂骨间韧带、前后骶髂韧带、骶结节韧带、骶棘韧带、相关的髂腰韧带等（图 4-1-2）。骨盆后环的完整性对骨盆的稳定性至关重要。

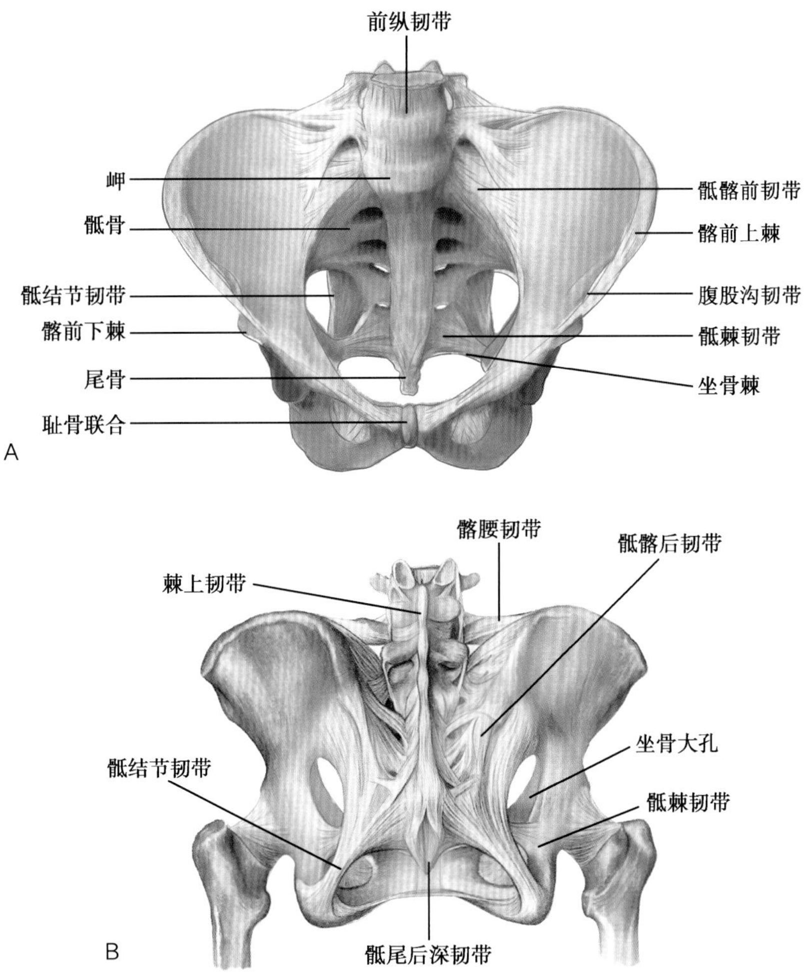

图 4-1-2　骨盆稳定结构

A. 骨盆前面观；B. 骨盆后面观。

两个承重主弓：①骶坐弓，坐位时，重力线经过骶髂关节传至两侧坐骨结节；②骶股弓：直立时，重力线经过两侧骶髂关节传至两侧髋关节。

两个副弓：①上部由两侧耻骨体及耻骨上支连接至骶股弓；②下部由两侧耻骨下支及坐骨连接至骶坐弓。（图 4-1-3）

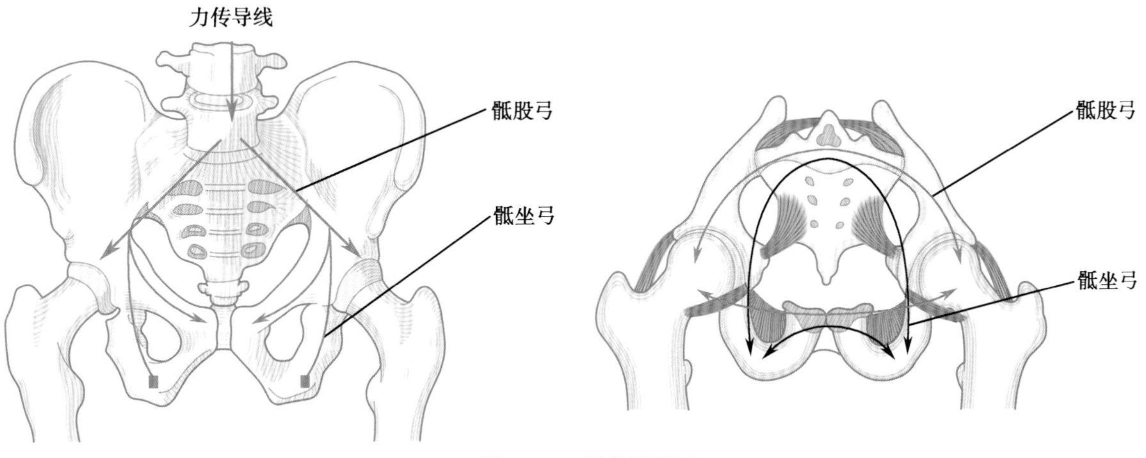

图 4-1-3　骨盆承重弓

（二）髋臼骨性结构

髋臼为一个不完全的半球形窝，由两个骨性支柱组成支撑，形成一个倒置的“Y”形结构。前柱由髂骨翼的前部、髂嵴、髋臼前壁和耻骨上支组成，后柱由坐骨、坐骨棘、髋臼后壁和形成坐骨切迹的密质骨组成（图 4-1-4）。

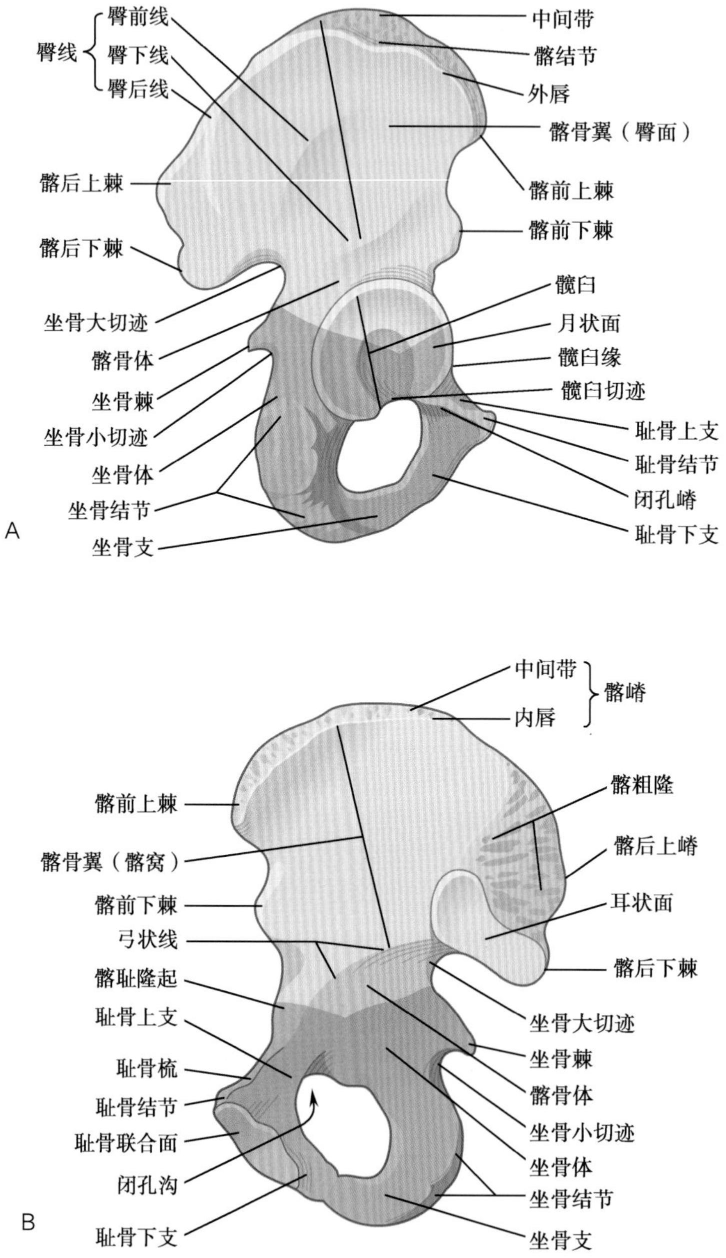

图 4-1-4 髋臼结构

A. 髋臼外侧面；B. 髋臼内侧面。

（三）骨盆髋臼影像学检查（图 4-1-5）

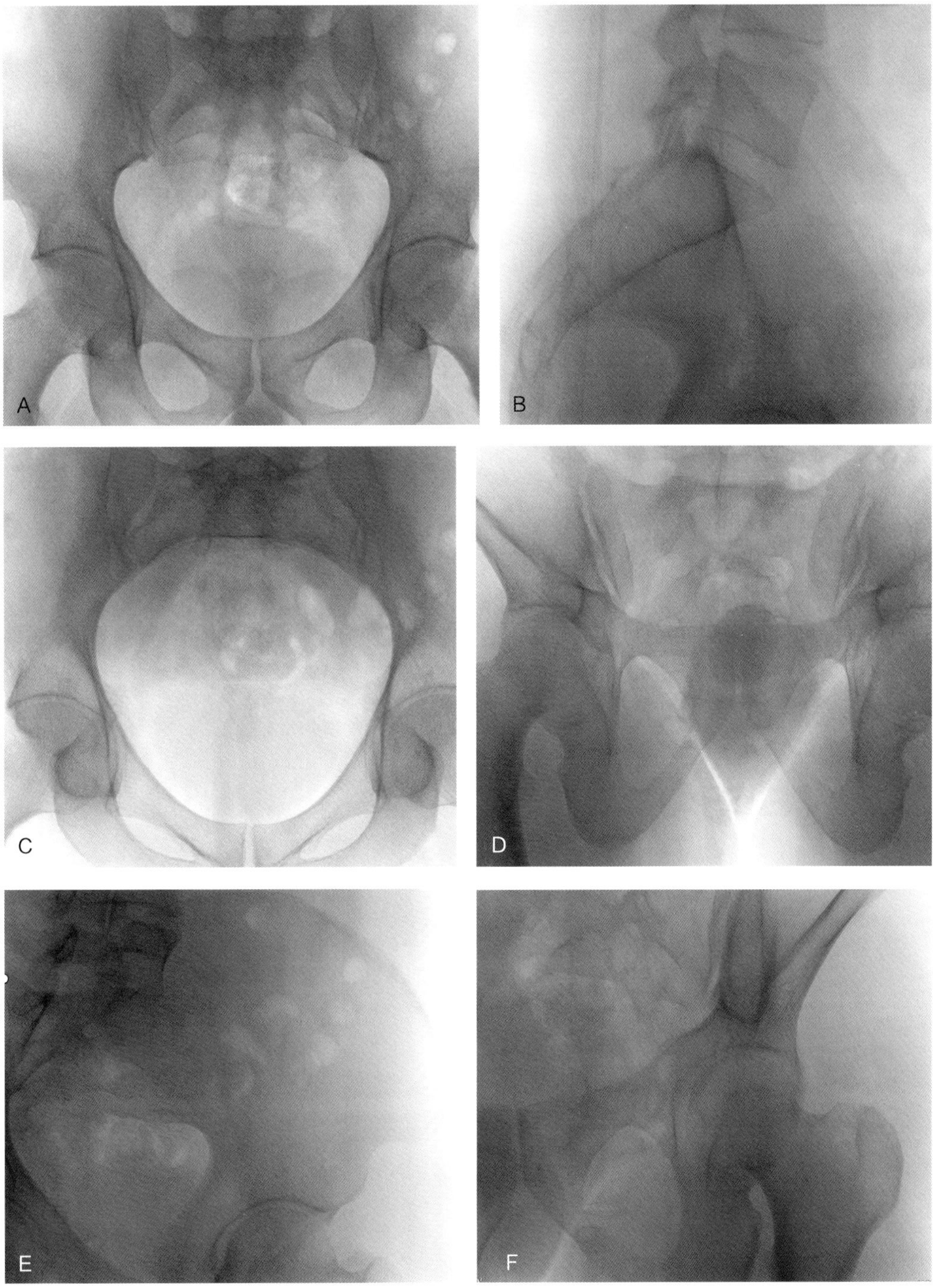

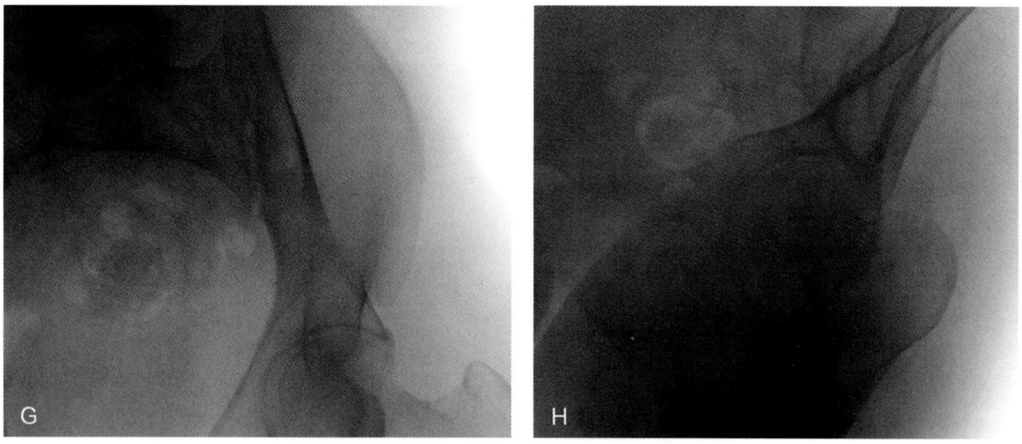

图 4-1-5　骨盆手术常用 X 线示意图

A. 骨盆正位片；B. 骨盆侧位片；C. 骨盆入口位片；D. 骨盆出口位片；E. 髂骨斜位片；F. 闭孔出口位片；G. 闭孔入口位片；H. 泪滴位片。

二、骨盆髋臼骨折分型

1. 骨盆骨折 AO 分型　基于骨盆损伤机制及所导致的骨盆环的稳定与否的分型系统（图 4-1-6）。

A 型：骨盆后环完整，稳定；

A1：后环完整，未累及骨盆环的骨折（撕脱）；

A2：累及骨盆环但轻微影响骨盆稳定性的骨折（直接暴力）；

A3：后环完整，骶尾部到 S2 的横行骨折。

B 型：骨盆后环不完全损伤，部分稳定；

B1：外侧旋转不稳，“翻书样” 损伤，单侧；

B2：后环不完全破裂，单侧，内旋转（外侧压力）；

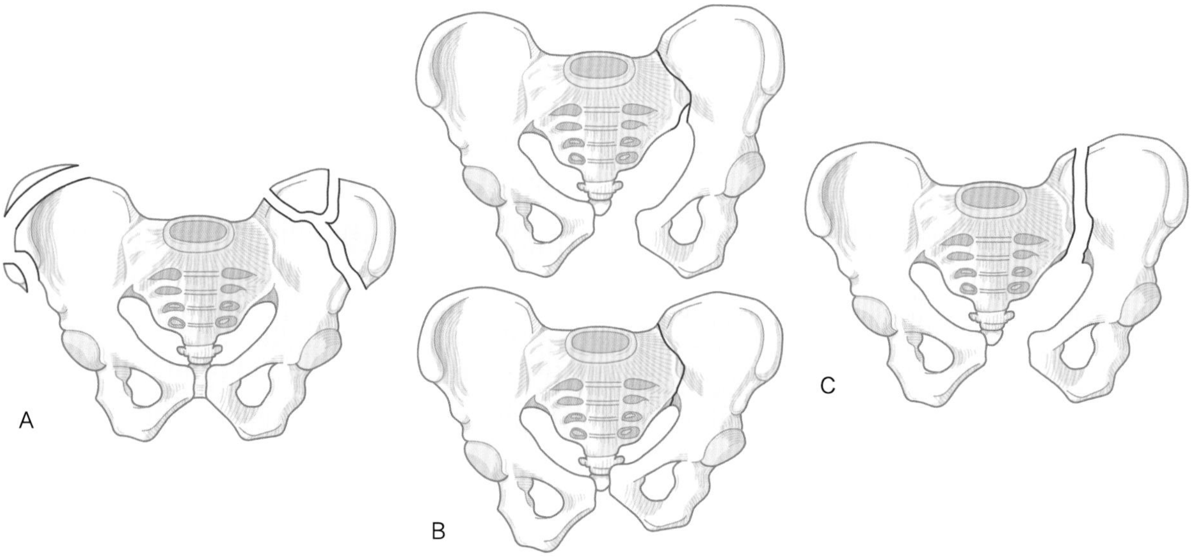

图 4-1-6　骨盆骨折 AO 分型

A：A 型，骨盆后环完整，稳定；B：B 型，骨盆后环不完全损伤，部分稳定；C：C 型，骨盆后环完全损伤，不稳定。

B3：后环不完全破裂，双侧。

C 型：骨盆后环完全损伤，不稳定；

C1：后环完全破裂，单侧；

C2：双侧损伤，一侧旋转不稳，一侧垂直不稳；

C3：双侧损伤，双侧完全不稳。

2. 骨盆骨折 Tile 分型　将骨折分为稳定，旋转不稳定、垂直稳定和旋转与垂直均不稳定 3 型，是目前被广为认可的骨盆骨折分类法（图 4-1-7）。

A 型：稳定

A1：骨盆边缘撕脱骨折；

A2：髂骨翼骨折或单纯稳定的耻骨支骨折；

A3：骶骨或尾骨横断骨折。

B 型：垂直稳定、旋转不稳定

B1：开书样损伤；

B2：内旋不稳定；仅累及同侧；

B3：双侧旋转不稳定。

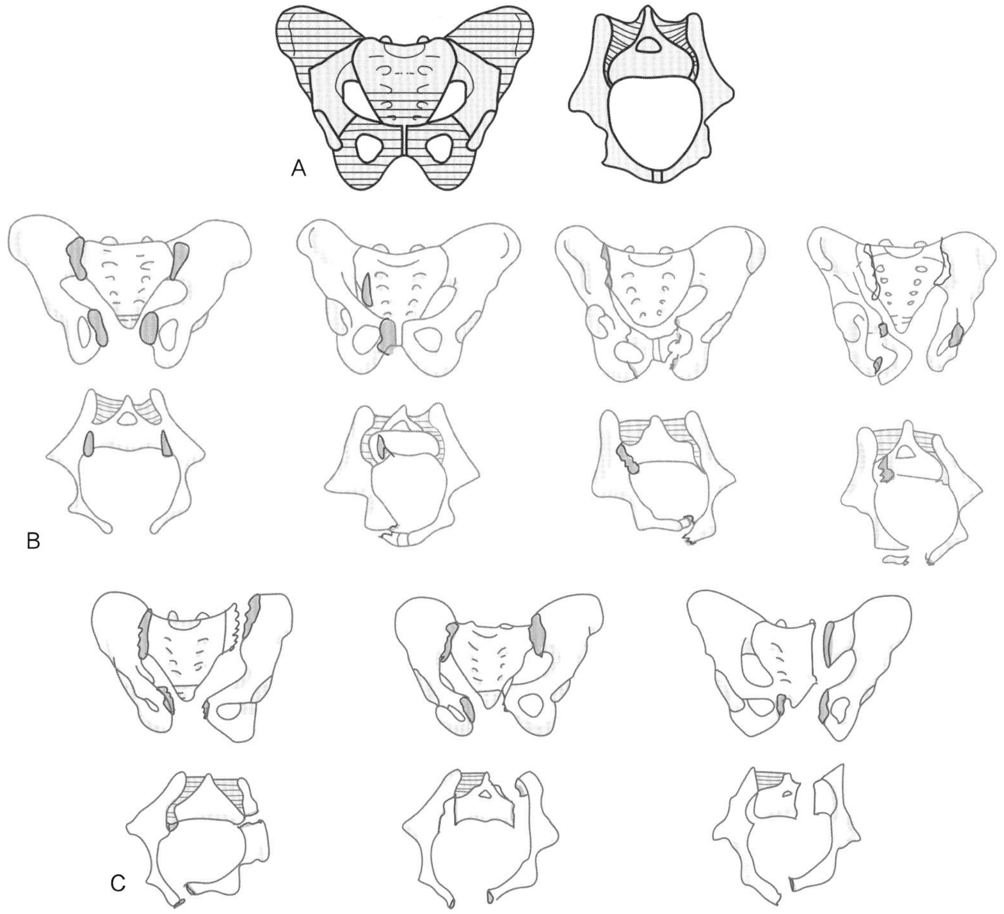

图 4-1-7　骨盆骨折 Tile 分型

A. A 型，稳定型骨折；B. B 型，旋转不稳定、垂直稳定型骨折；C. C 型，旋转与垂直均不稳定型骨折。

C 型：垂直、旋转均不稳定型

C1：单侧不稳定；

C2：双侧损伤：一侧旋转不稳定，对侧垂直不稳定；

C3：双侧损伤：双侧旋转及垂直不稳定。

3. 骨盆骨折 Young-Burgess 分型　根据骨盆损伤机制将其分为 4 种类型。

（1）前后挤压型（APC）（图 4-1-8）

APC Ⅰ型：一侧或双侧耻骨支或耻骨联合分离，移位不超过 2.5cm，骶髂前后韧带结构完整；

APC Ⅱ型：一侧或双侧耻骨支骨折或耻骨联合分离移位超过 2.5cm，骶髂前韧带断裂、后韧带完整；

APC Ⅲ型：一侧或双侧耻骨支骨折或耻骨联合分离移位超过 2.5cm，前后韧带同时断裂骶髂关节完全性分离，并有纵向不稳。

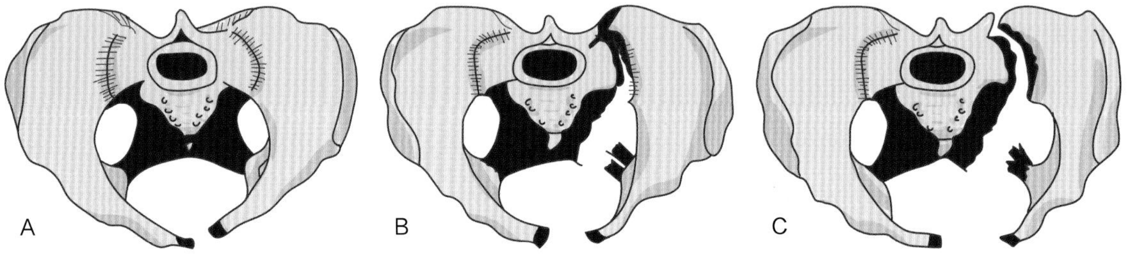

图 4-1-8　前后挤压型

A. APC Ⅰ型；B. APC Ⅱ型；C. APC Ⅲ型。

（2）侧方挤压型（LC）（图 4-1-9）

LC Ⅰ型：作用力偏后，表现为骶骨骨折、一侧坐骨及耻骨支水平骨折和伤侧骨压缩性骨折；

LC Ⅱ型：作用力偏前，表现为一侧耻骨支水平骨折、骶骨前缘压缩性骨折、髂骨翼骨折及一侧骶髂关节脱位和髂骨翼新月样骨折；

LC Ⅲ型：一侧Ⅰ或Ⅱ型损伤加对侧外旋损伤（对侧开书样损伤）。

（3）垂直剪切型（VS）：经骶髂关节或骶骨骨折前后方的垂直移位（图 4-1-10）。

（4）混合型（CM）：损伤类型混合在一起：侧方挤压合并垂直剪切或侧方挤压合并前后挤压。

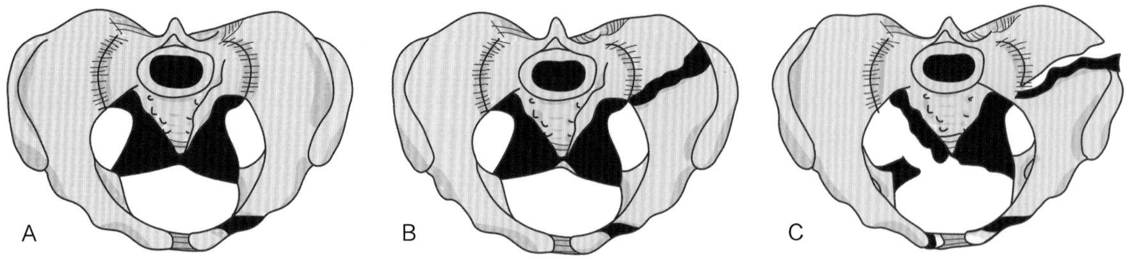

图 4-1-9　侧方挤压型

A. LC Ⅰ型；B. LC Ⅱ型；C. LC Ⅲ型。

4. 骶骨骨折 Denis 分型　根据骨折线同神经孔的位置关系，将其分为 3 型（图 4-1-11）。

Ⅰ型：骶骨翼区骨折，骨折通过骶骨翼，没有骶孔区及骶管的损伤；

Ⅱ型：骶孔区骨折，骨折通过一个或数个骶孔，可累及骶骨翼，但不累及骶管；

Ⅲ型：骶管区骨折，骨折通过骶管，可累及骶骨翼及骶孔区，骶骨横行骨折亦属于该型，骨折线同时通过上述三区。

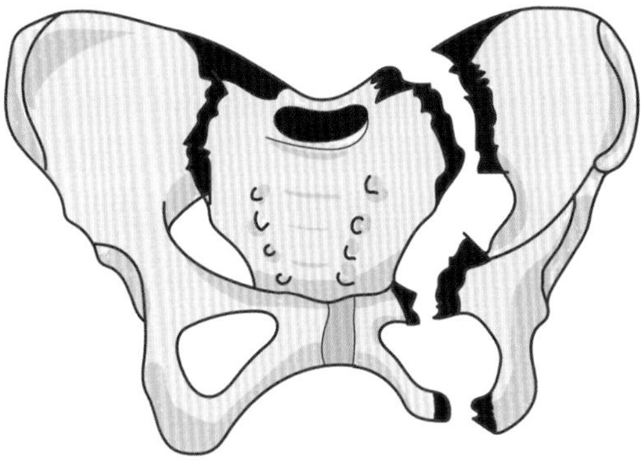

图 4-1-10　垂直剪切型

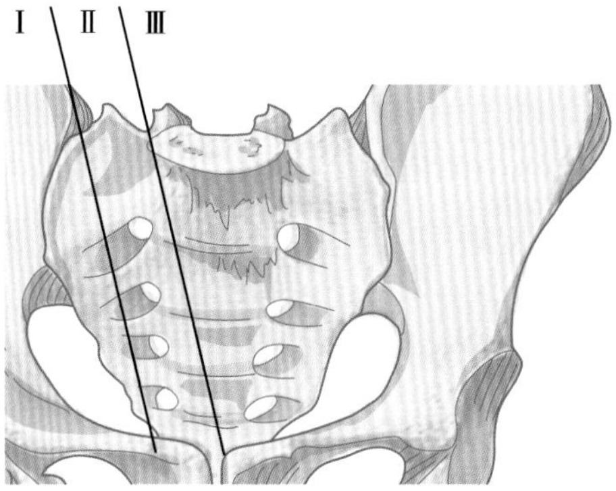

图 4-1-11　骶骨骨折 Denis 分型

5. 髋臼骨折 AO 分型（图 4-1-12）

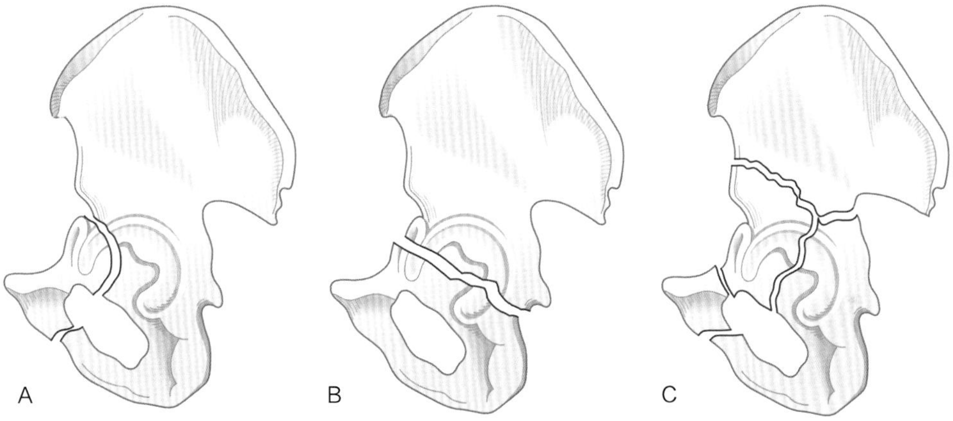

图 4-1-12　髋臼骨折 AO 分型

A. A 型：涉及一柱的骨折；B. B 型：横行的部分关节内骨折；C. C 型：涉及双柱的关节内骨折。

A 型：涉及一柱的骨折

A1：后壁骨折；

A2：后柱骨折；

A3：前柱或前壁骨折。

B 型：骨折波及两个柱，髋臼顶部保持与完整的髂骨成一体

B1：横断骨折及横断伴后壁骨折；

B2：T 形骨折；

B3：前壁或前柱骨折伴后柱半横形骨折。

C 型：骨折波及两个柱，髋臼顶部与完整的髂骨不相连

C1：前柱骨折线延伸到髂骨棘；

C2：前柱骨折线延伸到髂骨前缘；

C3：骨折线波及骶髂关节。

三、骨盆及髋臼骨折的治疗原则

在患者全身情况允许的情况下，以 Tile 骨折分型为例，A 型骨折多以保守治疗为主，卧床休息 4~6 周，早期下地行走锻炼；B 型骨折应视病情严重情况，可行合并后环骶髂螺钉固定手术治疗；C 型骨折需行骨盆环前后联合固定。

四、常见骨盆及髋臼通道螺钉类型

常见的骨盆及髋臼通道螺钉，如骶髂关节螺钉、耻骨上支及下支螺钉、经耻骨联合螺钉、髋臼前柱及后柱螺钉、LC-Ⅱ螺钉、Magic 螺钉等(图 4-1-13)。

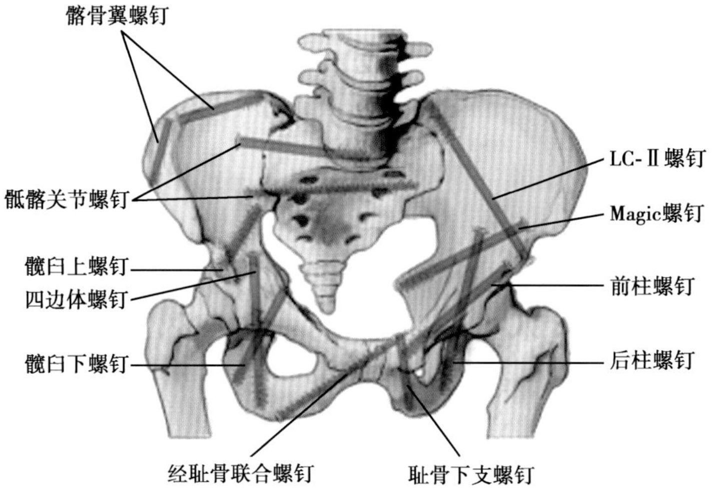

图 4-1-13　骨盆及髋臼通道螺钉示意图

置入骨盆及髋臼通道螺钉的总体原则包括：骨折有良好的复位是经皮螺钉内固定的前提；获取和识别术中规划透视影像是关键步骤；避免损伤螺钉经皮入点周围的解剖结构十分重要；术前充分灌肠便于清晰辨识术中透视图像。

第二节　骨盆及髋臼通道螺钉内固定术概述

一、基于术中三维透视影像导航的优势

基于术中三维透视影像的导航具有如下优势：①一次扫描高效完成微创骨盆及髋臼多通道螺钉定

位；②精准实现极窄通道螺钉定位，如女性髋臼前柱螺钉；③实现非常用通道螺钉定位，如髋臼周围、髂骨翼螺钉。

二、术前准备及设备布局

术前准备及手术室设备布局要点包括：①根据骨折具体情况及术式，体位选用仰卧位、俯卧位或侧卧位，臀部酌情垫高；②使用全透光手术床，保证扫描区域无金属物；③使用带有三维扫描功能的 C 臂、O 臂或 DSA 设备；④推荐使用与机器人匹配的影像跟踪器，提高图像采集效率；⑤主控台根据情况置于头端或尾端，机械臂置于患侧或置钉侧；⑥若使用标尺采集图像，影像设备置于术区对侧，与机械臂分两侧放置（图 4-2-1）。

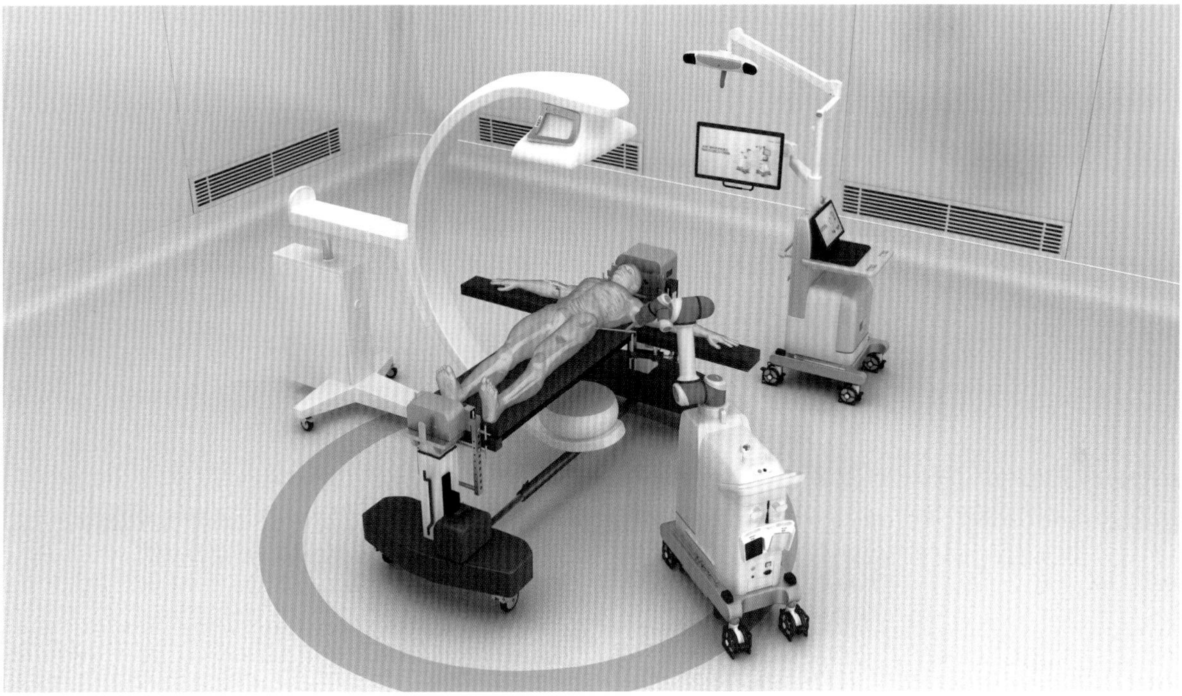

图 4-2-1　手术室设备布局示意图

三、骨科手术机器人设备摆放原则

1. 主控台摆放位置原则

（1）主控台推荐置于手术床头端或尾端斜 45° 方向、距离手术床 30~50cm 的位置，方便术者术中实时观察与监测。

（2）光学相机展开后正对术区。

（3）触控屏幕展开后朝向术区。

（4）主控台的放置应不影响麻醉设备及无菌台车。

（5）主控台靠近 C 臂可简化手术室布线（见图 4-2-1）。

2. 机械臂摆放位置原则

(1)采集图像时,若使用标尺,置于尾端,机身勿进入扫描区域,标尺平放于耻骨联合上方;若使用影像跟踪器,则无需机械臂。

(2)执行定位时,将机械臂置于患侧或置钉侧,机身与手术床长轴呈 45°~90° 之间,而机身边缘距床边距离为 10cm 以上。

(3)导针验证时,机械臂置于安全无菌区(图 4-2-2)。

3. 患者跟踪器安装原则

(1)尽可能安装在目标通道刚性结构附近的骨质,如同侧或对侧髂前上棘(anterior superior iliac spine,ASIS)、髂后上棘(posterior superior iliac spine,PSIS)或髂嵴。

(2)位置应不阻挡机械臂标尺摆放和执行定位。

(3)根据主控台位置确定方向,朝向头端或尾端,多通道螺钉时可水平放置。

(4)推荐使用专用工具—— "双针固定器" 连接,或通过 4.0mm 克氏针连接(图 4-2-3)。

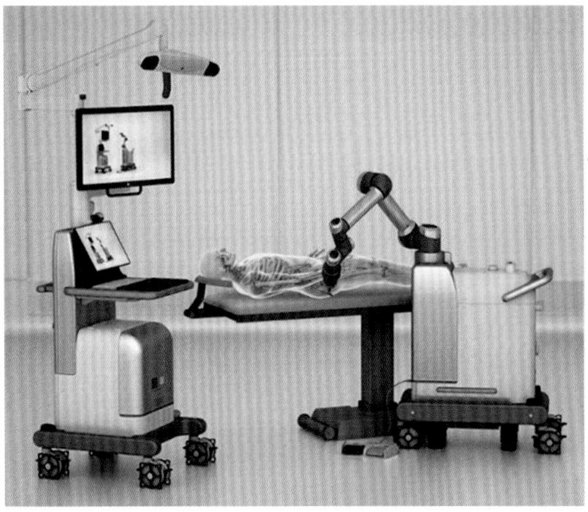

图 4-2-2　主控台及机械臂摆放位置示意图

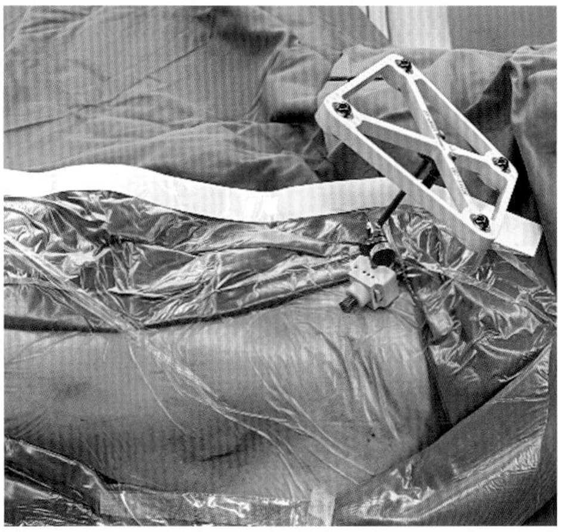

图 4-2-3　患者跟踪器安装位置

四、操作流程

1. 三维图像规划

(1)规划窗口默认显示扫描区域的横断面、矢状面、冠状面及三切面图像。

(2)旋转第二窗口(左上)定位线至第一窗口(右上)显示骨盆环图层。

(3)旋转第一窗口(左上)定位线至置钉方向,即可在第二窗口(左上)显示骶骨正位图层。

(4)通过反复调整第一、第二窗口规划线位置,确认最佳 S1 通道位置,即可添加螺钉。

(5)根据骨折情况及手术要求,重复上述步骤显示所需骨性通道图层,添加其他通道螺钉(图 4-2-4)。

2. 机械臂执行

(1)三维模式引导器默认为负向位置,机械臂执行前需先将腕 3 关节旋转 180°。

(2)机械臂置于患侧床边约 10cm,与手术床偏尾侧呈 30°~45° 夹角的位置。

(3)机械臂执行预位采用肘上腕下位姿,引导器置于术区附近位置。

(4)踩下自动定位开关,操作机械臂自动运行定位(图 4-2-5)。

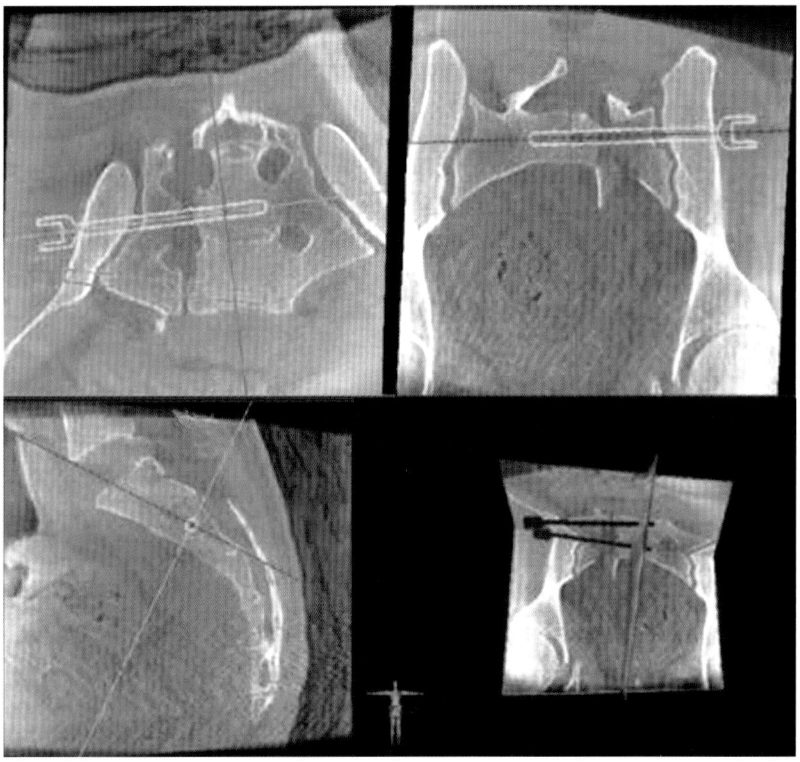

图 4-2-4　螺钉规划界面

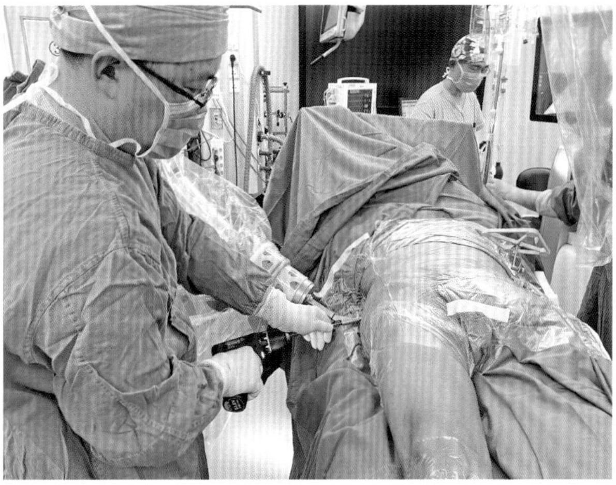

图 4-2-5　机械臂自动运行定位

五、手术技巧及注意事项

1. 在机器人辅助置钉过程中，常见的影响导针置入精度的因素如下。

(1) 入针角度相对于锚定骨面过于陡峭，而导致导针在骨面打滑，尤其在髋臼前柱。

(2) 入针通路受软组织牵拉而偏离，如逆行髋臼前柱、顺行髋臼后柱。

(3) 骨结构发生相对位移。

(4) 其他，如患者跟踪器位置发生变化、导针与套筒不匹配等因素。

2. 手术中须评估多通道螺钉的最佳置入顺序，降低对导针精度的影响，可使用以下操作技巧。

(1)调整规划：增加骨面锚定角度，或可减少软组织张力；入针点选择在可阻挡打滑的骨质/面位置；预先判断误差，规划补偿。

(2)入针点骨面处理：快转磨出入针锚定孔；快转慢进置入导针。

(3)发生打滑时，若为平行偏差，可先不拔出打滑导针，根据情况再置入一枚平行导针；若角度偏差较小时，可在继续钻入导针时，施加相反作用力，微调导针；或修改规划，调整入点，重新置入。

第三节　机器人辅助经皮骶髂螺钉内固定术

一、术前准备

1. 体位　患者取仰卧位，臀部垫高，患侧尽量靠近床沿。

2. 手术床　术区可透视，推荐使用全透光平板床。

3. C臂　C臂置于健侧，与机械臂分两侧放置。

4. 机器人摆位　机器人的主控台置于患者尾侧，机械臂置于患侧偏尾端，患者跟踪器固定于对侧髂前上棘并朝向尾端。

患者跟踪器与机械臂摆位遵循就近原则和可追踪原则，机器人主控台与C臂主控台应尽量靠近放置。患者骨盆尽量置于手术床偏尾端的透光区域，以避免拍摄出口位图像时，C臂与手术床支柱发生碰撞（图4-3-1）。

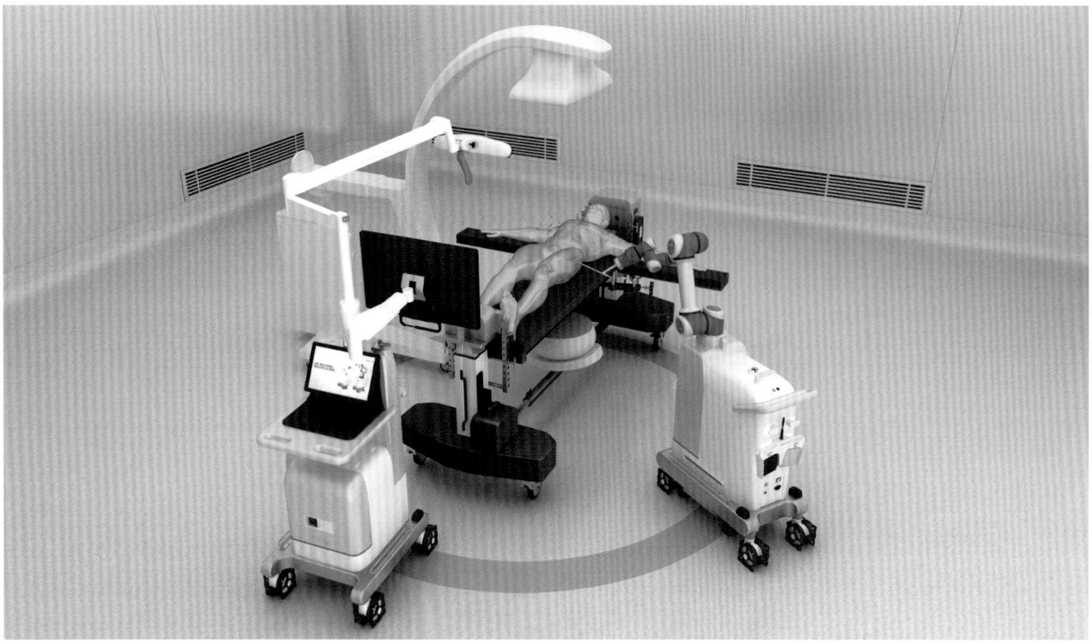

图4-3-1　机器人辅助经皮骶髂关节螺钉内固定设备摆位示意图

二、摆位原则

1. 就近原则　机械臂置于靠近患侧或手术侧的位置；患者跟踪器牢牢固定于手术区附近骨性结构，且应不影响机械臂定位运动。

2. 可视原则　患者跟踪器与机械臂（或影像设备跟踪器）应处于光学相机的可视范围内。

3. 无菌原则　机械臂与主控台触控屏进入术区前须用一次性无菌膜完全包裹。

4. 便利原则　机械臂机身和各关节臂避免处于引导器定位方向上，以保证便于术者进行置钉操作；主控台应不影响麻醉设备操作，且尽量靠近C臂主控台，以简化手术室布线。

三、图像获取与配准

采集骨盆入口位、出口位及侧位图像，图像要求包含术区清晰完整的骨性通道和所有标记点（图4-3-2）。光学相机同时识别并捕捉患者跟踪器及C臂跟踪器（或机械臂跟踪器）的空间位置信息。

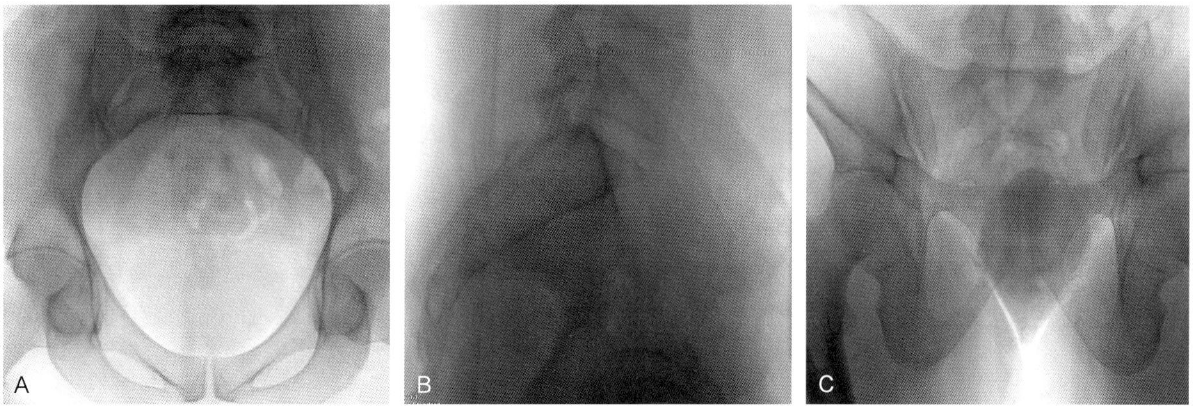

图 4-3-2　获取的图像
A. 骨盆入口位；B. 骨盆侧位；C. 骨盆出口位。

1. 骨盆入口位　C臂接收端向头侧倾斜约40°（图4-3-3A），透视图像可见S1、S2骶骨前缘重合，骶管显露。

2. 骨盆侧位　C臂呈90°放置，沿冠状位投照（图4-3-3B），透视图像可见髂骨皮质密度线（ICD线）重合，坐骨大切迹重叠，S1和S2椎体轮廓明显。如骨盆复位时需垫高一侧，拍摄图像时需考虑调整C臂以抵消相应垫高的角度。骨盆侧位像用于验证螺钉是否置于安全区。

3. 骨盆出口位　C臂接收端向尾侧倾斜约45°（图4-3-3C），透视图像可见S1、S2孔正圆，耻骨联合上缘达到S2孔下缘。

4. 图像传输　获取的图像采用每拍摄一张即上传的方式，保证患者跟踪器和C臂跟踪器同时在光学相机的可视范围内，且光学相机保持稳定。

5. 图像配准　采集并传输图像完成后，点击下一步，系统将对图像进行自动配准。

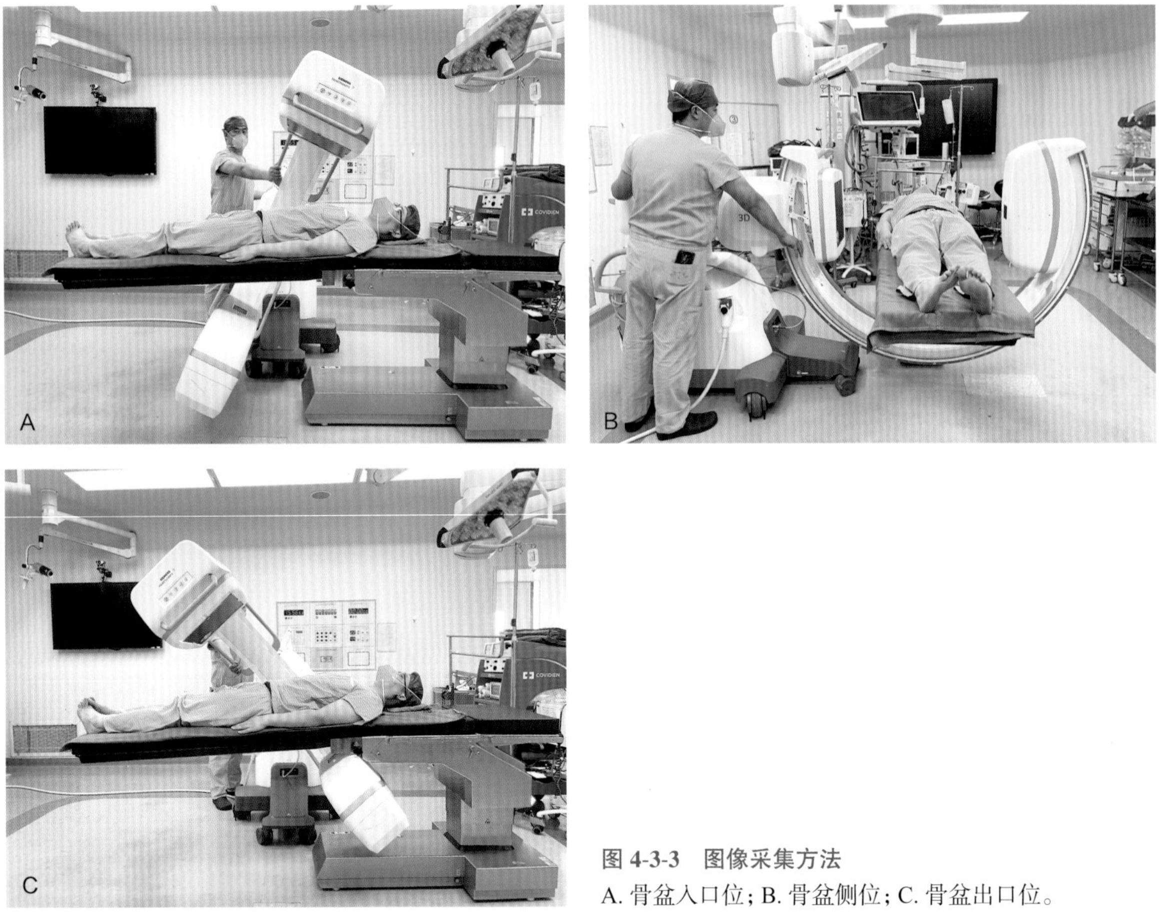

图 4-3-3　图像采集方法

A. 骨盆入口位；B. 骨盆侧位；C. 骨盆出口位。

四、术中通道规划

（一）骶髂关节螺钉的规划要点

图像配准后即进入规划界面（图 4-3-4）。根据骨盆后环损伤类型，螺钉应垂直于损伤平面进行规划。

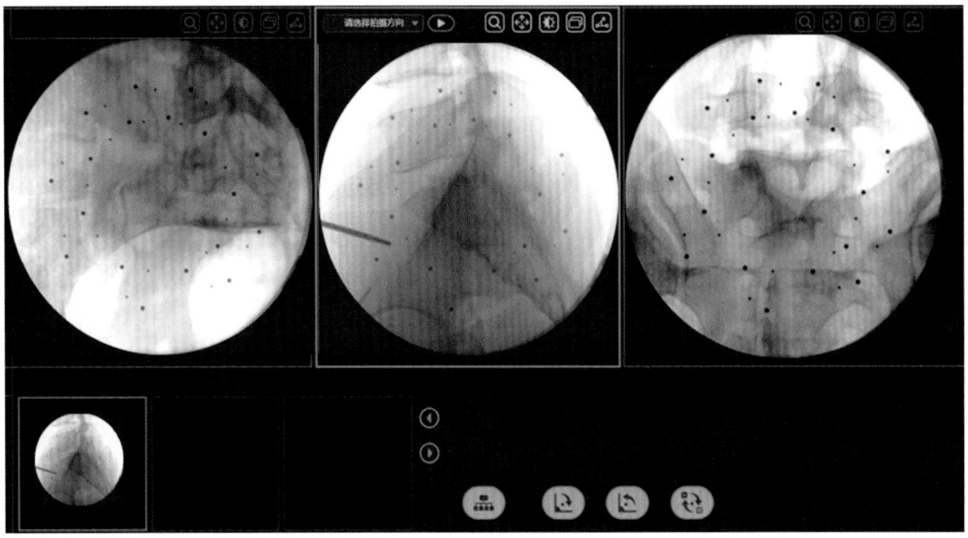

图 4-3-4　图像规划界面

1. 骶髂关节脱位时，螺钉规划应遵循以下要求。

(1) 骨盆入口位：规划螺钉垂直于骶髂关节面。S1 螺钉从后向前由髂骨向骶骨方向到达骶骨中线；S2 螺钉平行骶 2 椎体前缘规划。

(2) 骨盆出口位：规划螺钉垂直于骶髂关节面。S1 螺钉由外下向内上位于骶 1 孔上方；S2 螺钉平行骶 2 孔上缘由外向内位于骶 2 孔上方。螺钉达到骶骨中线。

(3) 骨盆侧位：规划螺钉在骶骨椎体内，S1 螺钉不超过髂骨皮质密度线（ICD 线）。如涉及双侧骶髂关节损伤，则规划平行骶椎前缘及骶孔上缘的贯穿双侧骶髂关节的螺钉（推荐选择 S2 贯穿螺钉）。

2. 骶骨骨折时，螺钉规划应遵循以下要求。

(1) 骨盆入口位：规划螺钉垂直于骶骨骨折线，从髂骨向骶骨方向，超过骶骨中线。

(2) 骨盆出口位：规划螺钉平行于骶孔上缘连线，由外向内超过骶骨中线。S1 螺钉位于骶 1 孔上方；S2 螺钉位于骶 2 孔上方。

(3) 骨盆侧位：规划螺钉在骶骨椎体内，S1 螺钉不超过 ICD 线。

（二）骶髂关节螺钉的规划注意事项

1. 骨盆入口位规划螺钉不可过于靠近骶骨前、后缘（图 4-3-5）。

2. 骨盆出口位规划螺钉不可触及骶孔，S1 螺钉靠近 S1 孔上缘，防止其从髂骨斜面上方穿出（图 4-3-5）。

3. 骨盆侧位规划螺钉在骶骨“安全区”内，S1 螺钉不超过 ICD 线（图 4-3-5）。

4. 骶骨变异时，（图 4-3-6A、B）如果无法规划合适的 S1 螺钉通道，可以放弃此通道，利用 S2 螺钉通道规划或者推荐三维透视下导航（图 4-3-6C）。

5. 若规划 S1 螺钉，入口位规划避免过于偏前造成“in-out-in”现象，可将入针点后移，从后向前规划螺钉。

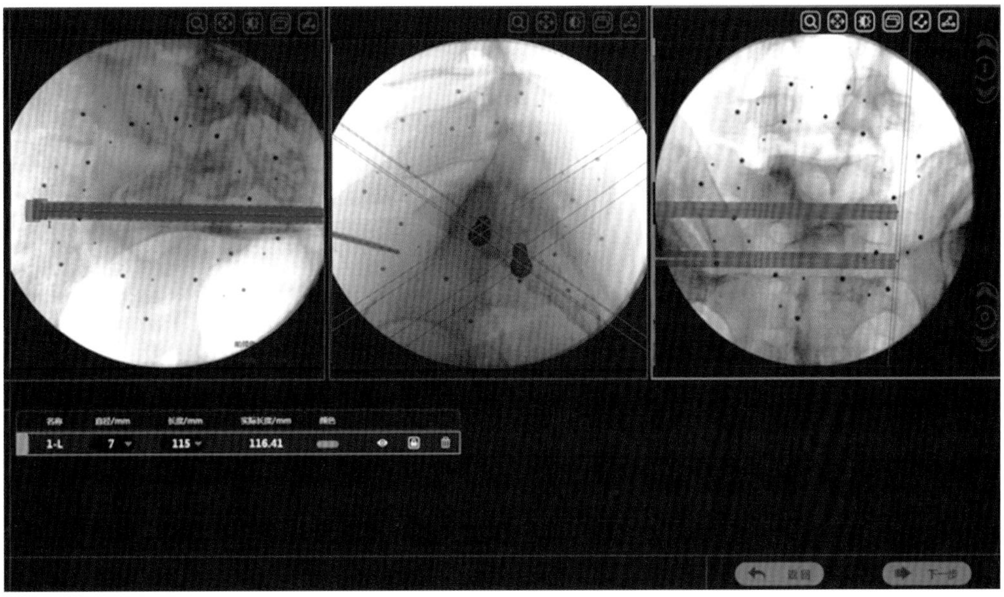

图 4-3-5　螺钉规划界面

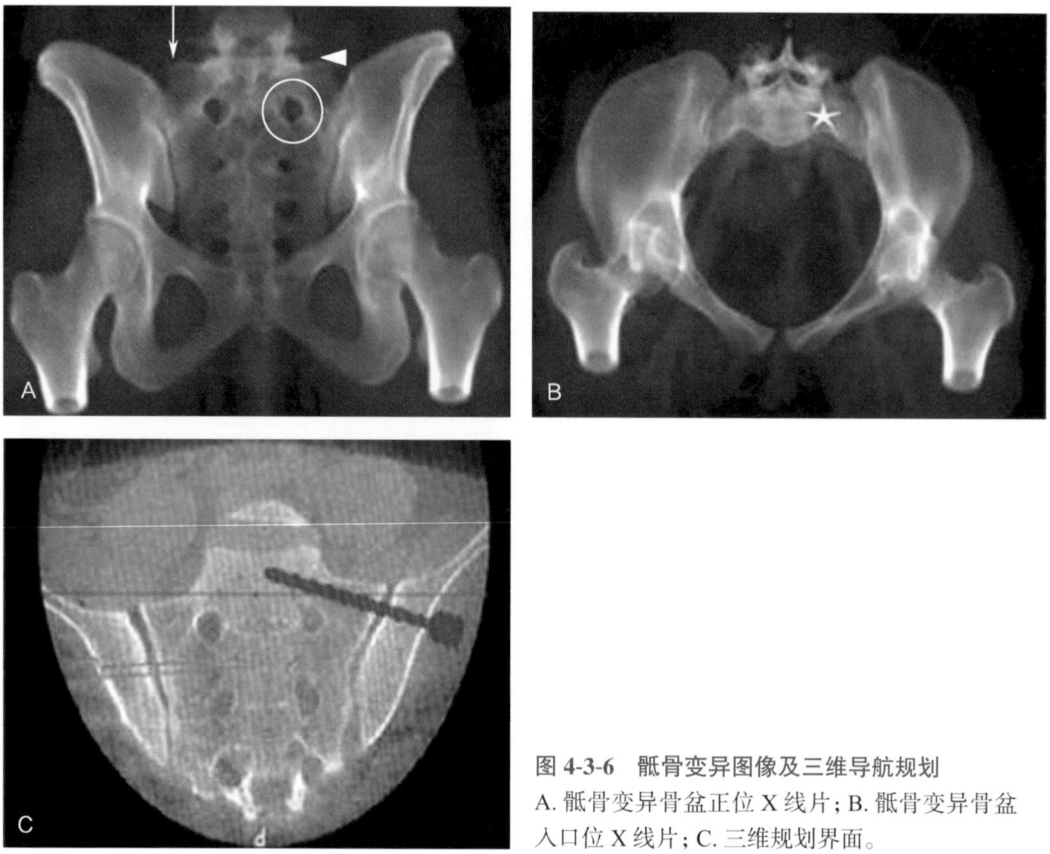

图 4-3-6　骶骨变异图像及三维导航规划
A. 骶骨变异骨盆正位 X 线片；B. 骶骨变异骨盆入口位 X 线片；C. 三维规划界面。

五、机械臂运动定位

将机械臂放置于适当位置，放下地脚支撑以保持机械臂稳定运行。术者使用机械臂末端控制按钮选择已规划好的螺钉，软件界面显示所选螺钉并有语音提示。术者踩住脚踏开关，机械臂自动定位，当机械臂运行到位时有语音提示（图 4-3-7）。

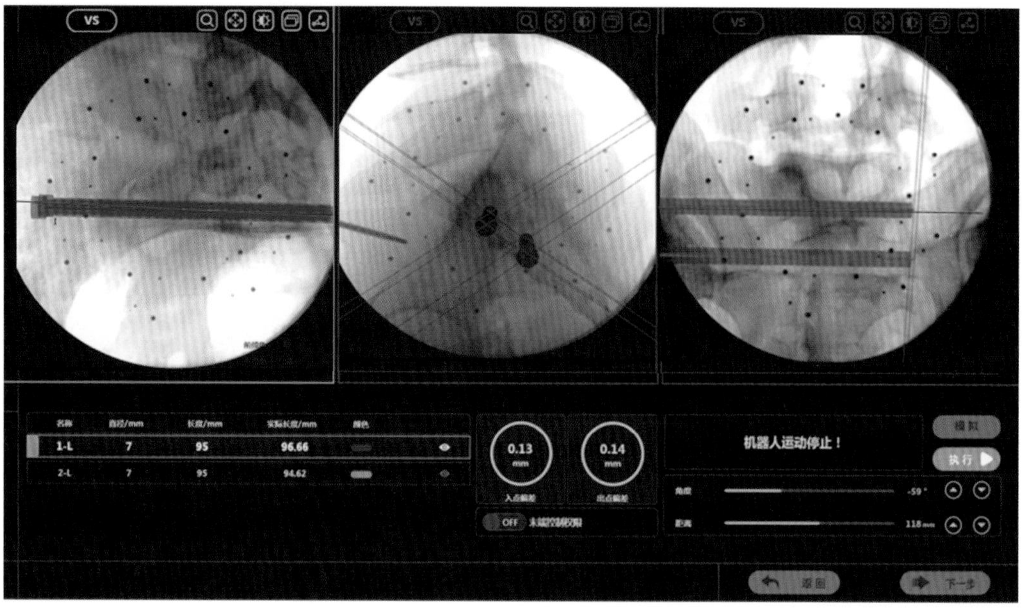

图 4-3-7　软件界面显示机械臂运行到位

六、导针及螺钉置入

1. 放置套筒　机械臂运动到位后，沿导向器指向做皮肤切口，充分分离软组织至骨面，放置套筒。

2. 置入导针　将套筒深入至骨面后，选择匹配的导针安装在空心钻中，沿套筒插入，用电钻将导针置入到合适深度。重复上述步骤，依次选择其他螺钉并执行，顺序置入所有规划位置的导针（图 4-3-8）。如发现导航线与规划线位置误差较大，可重新运行机械臂至目标位置，直至误差在可接受范围内。

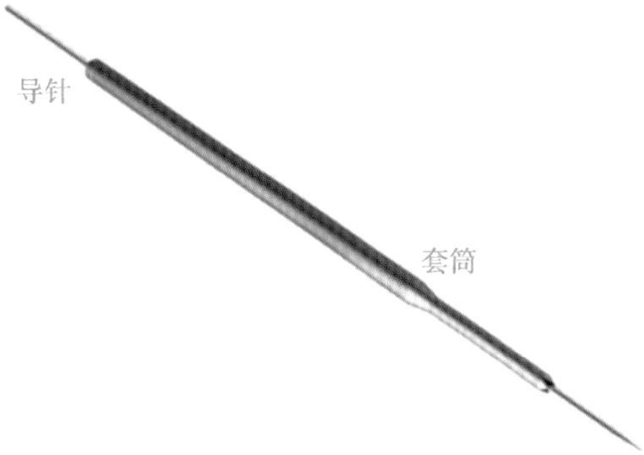

图 4-3-8　导针与套筒

在倾斜的骨面置入导针时，有可能发生滑移现象。为防止此情况出现，可使用以下操作技巧：①控制进针力度，可先高速正转在骨面磨孔，再缓慢进针；②重新调整规划入针点至相对平缓的位置，避开易产生偏差的陡峭骨面；③经皮置钉时，应沿引导器方向切开皮肤，充分钝性分离软组织至骨面，避免软组织牵拉套筒发生移位；④置钉时可持续踩住自动定位脚踏开关，保持机械臂实时追踪规划位置，提高置钉精度。

3. 验证导针位置并置入螺钉　机器人引导置针结束，将机械臂移开手术操作区域后（保持无菌原则），分别拍摄骨盆入口位、出口位及侧位透视图像，验证所有导针位置符合手术要求（图 4-3-9）。导针位置验证结束后，术者沿导针依次置入空心螺钉，透视下验证螺钉位置符合手术要求（图 4-3-10）。如需调整导针位置，返回至规划界面进行调整，再重复上述步骤进行重新定位。

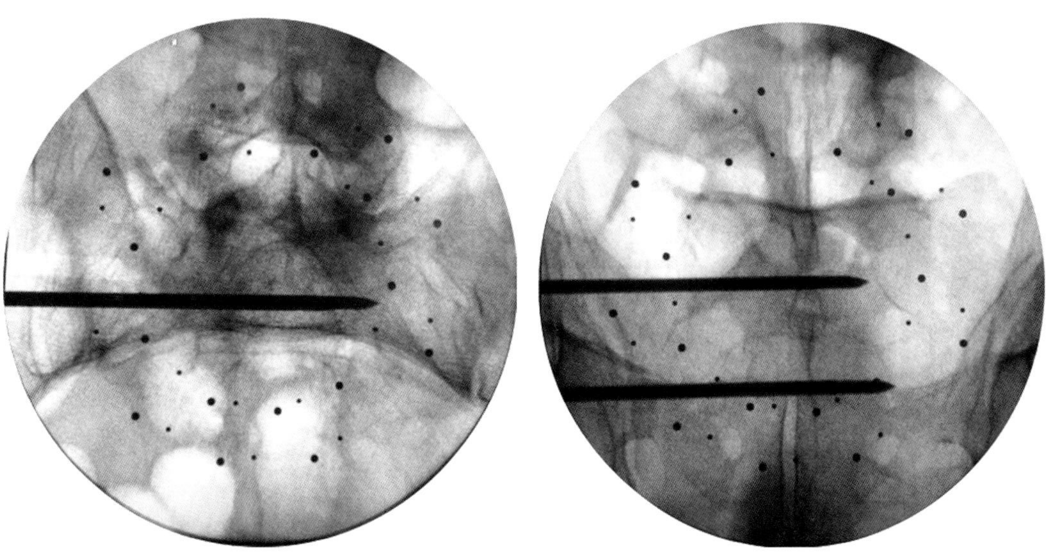

图 4-3-9　术中置入导针的 X 线片

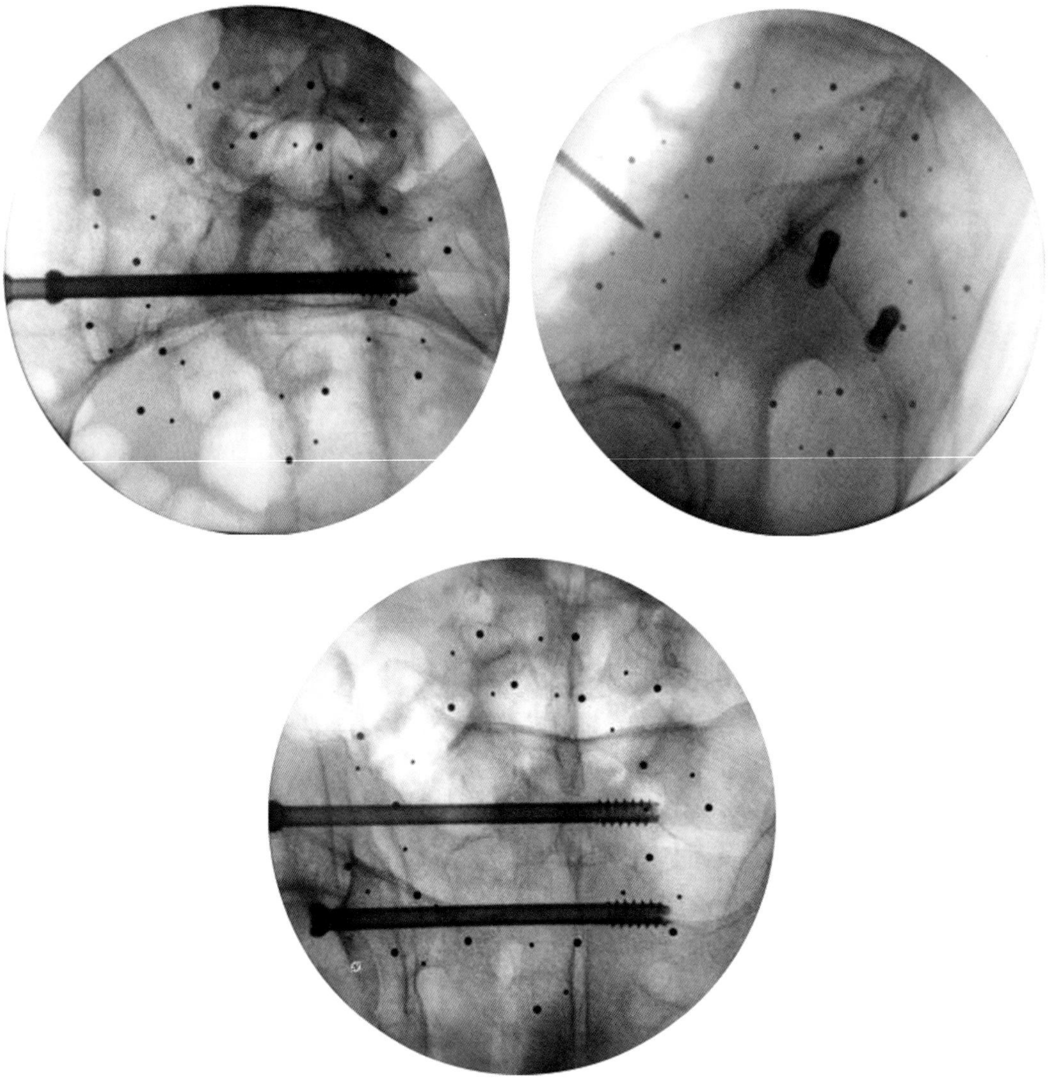

图 4-3-10　术中置入螺钉的 X 线片

4. 螺钉长度参考值(表 4-3-1)

表 4-3-1　常见螺钉长度参考值

螺钉名称	长度范围(mm)
骶髂关节 S1 单侧螺钉	75~90
骶髂关节 S1 贯穿螺钉	135~155
骶髂关节 S2 单侧螺钉	70~85
骶髂关节 S2 贯穿螺钉	130~150

七、骨盆骨折骶髂螺钉典型病例

【基本情况】

患者男性，16 岁。

【主诉】

车祸致全身多处疼痛、活动受限 3 天。

【现病史】

患者 3 天前发生车祸，导致全身多处剧烈疼痛、畸形、活动受限。在外院拍 X 线片后为求进一步治疗来到我院，于我院急诊室接受 X 线片检查、CT 检查、常规实验室检查后收入院。患者伤后无昏迷、头痛、头晕、气促、腹痛、恶心、呕吐等症状，小便正常，大便尚无。

【入院诊断】

骨盆骨折、桡骨骨折（右）、跖骨骨折（双足多发）、睾丸损伤

【手术方式】

机器人辅助下骨盆骨折闭合复位螺钉内固定术 + 桡骨骨折、跖骨骨折切开复位内固定术

【手术用时】

4 小时 45 分

【术中出血量】

200ml

【手术经过】

麻醉成功后，患者取仰卧位，常规消毒铺巾，行上肢止血带。

于前臂掌侧行 Henry 切口切开，于肱桡肌、桡侧屈腕肌间隙进入，暴露桡骨骨折端，注意保护血管神经。见骨折端移位明显，有碎骨块。清理骨折端，冲洗后直视下复位，使用 7 孔 LCP 固定。

取右足背纵切口。暴露跖骨骨折，见第 2 跖骨多发骨折，移位，冲洗，复位，使用克氏针固定。

启动机器人导航系统。于健侧髂前上棘固定患者跟踪器，术中 C 臂 CT 扫描三维图像，范围涵盖骶骨，图像传输至机器人主控台，规划双侧骶 1、贯穿骶 2 共计 3 枚通道螺钉。在机械臂引导下置入 3 枚骶髂关节螺钉，透视验证螺钉位置满意。分别于双侧髂前下棘经皮置入 2 枚外固定架固定针，使用连杆固定，稳定骨折。于腹部正中做切口，暴露耻骨联合，用钢板固定。

术中摄 X 线片示骨折复位固定满意，腹部放置伤口引流管一根，逐层缝合伤口。清点纱布器械无误，术毕。

【术后诊断】

骨盆骨折、桡骨骨折（右）、跖骨骨折（双足多发）、睾丸损伤（图 4-3-11）

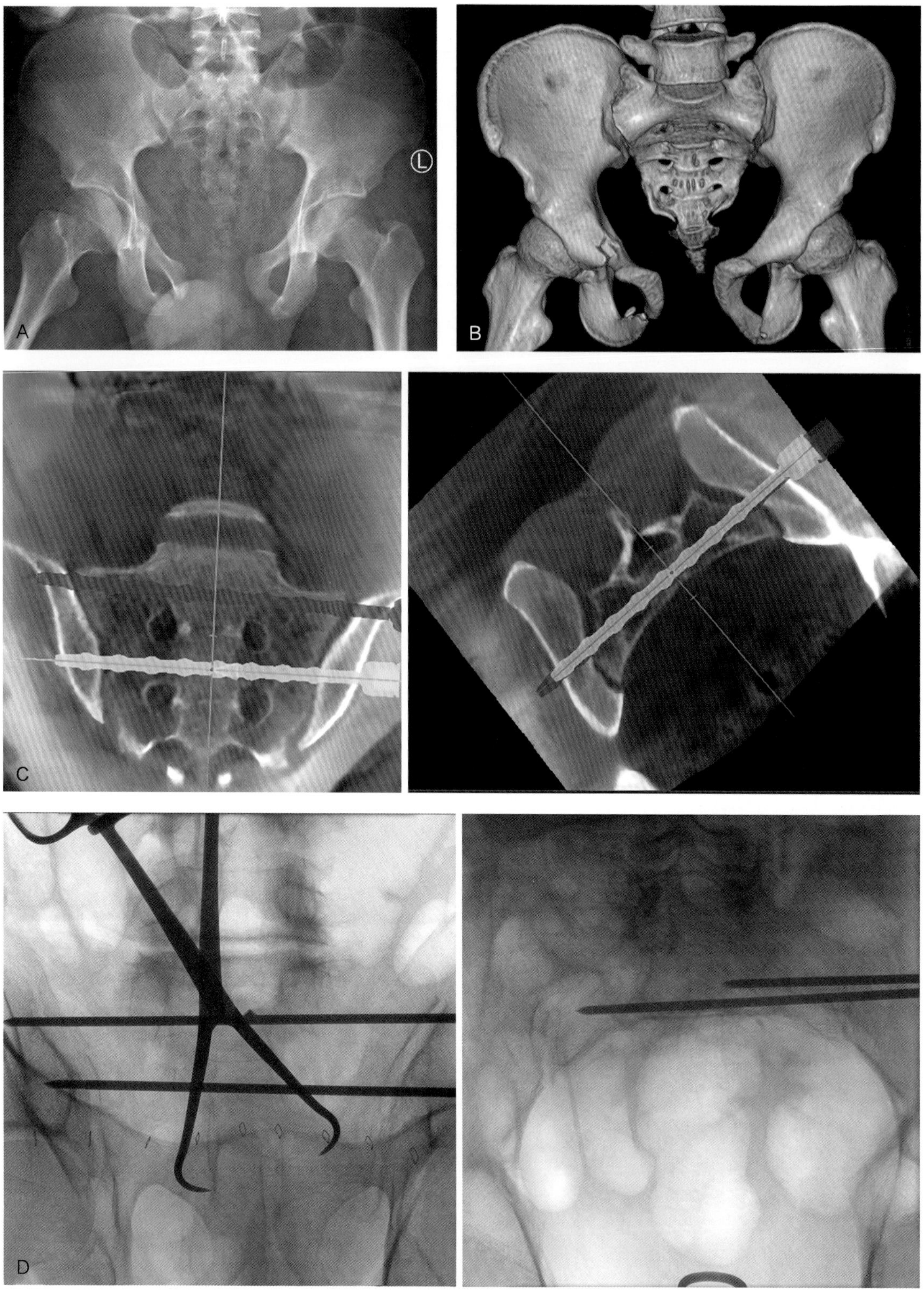
A
L
B
C
D

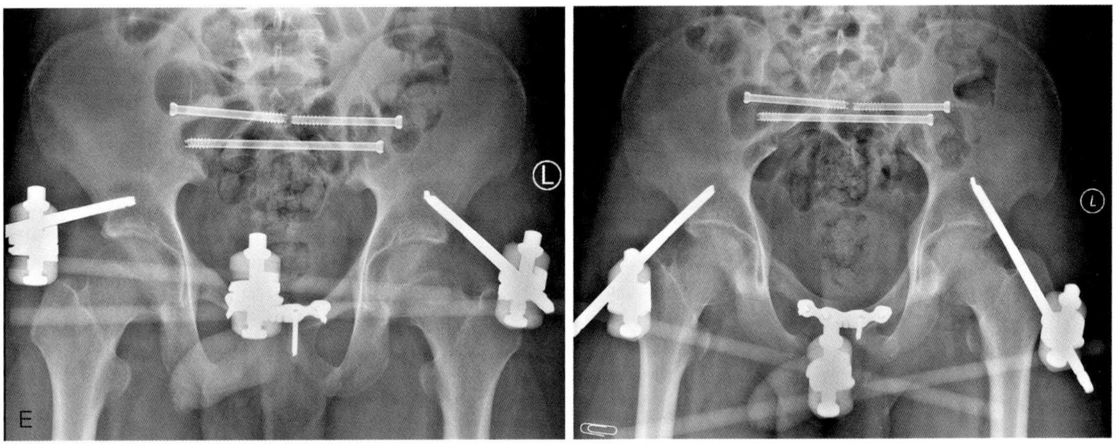

图 4-3-11　骨盆骨折影像图

A. 术前骨盆正位 X 线片；B. 术前骨盆三维重建图像；C. 骶髂关节螺钉规划界面；D. 术中置入导针后 X 线片；E. 术后骨盆 X 线片。

【病例小结】

骶髂关节螺钉内固定术是临床常用的术式之一。传统徒手置入骶髂关节螺钉所要求的手术技巧较高，只有少数手术经验非常丰富的骨科医师可以完成。传统徒手置入骶髂关节螺钉需要术中反复透视，术中放射暴露较多。而且骶髂关节部位周围有丰富的血管神经，手术容错率很低，轻微的偏移可能会导致严重的神经血管损伤。借助骨科手术机器人，我们可以术中清晰地规划手术路径，精确地将螺钉置入。骨科手术机器人的应用可以大大缩短医师的学习曲线，更加利于手术的普及。

第四节　机器人辅助顺行前柱螺钉内固定术

一、术前准备

1. 体位　患者取仰卧位，臀部垫高，患侧尽量靠近床沿；侧卧位亦可操作（图 4-4-1）。

2. 机器人摆位　机器人的主控台置于头端或尾端，机械臂置于患侧偏头端，患者跟踪器固定于对侧髂前上棘并朝向尾端。

二、图像获取

采集骨盆入口位（耻骨）、闭孔出口位及骨盆正位图像，图像要求包含术区清晰完整的骨性通道和所有标记点（图 4-4-2）。

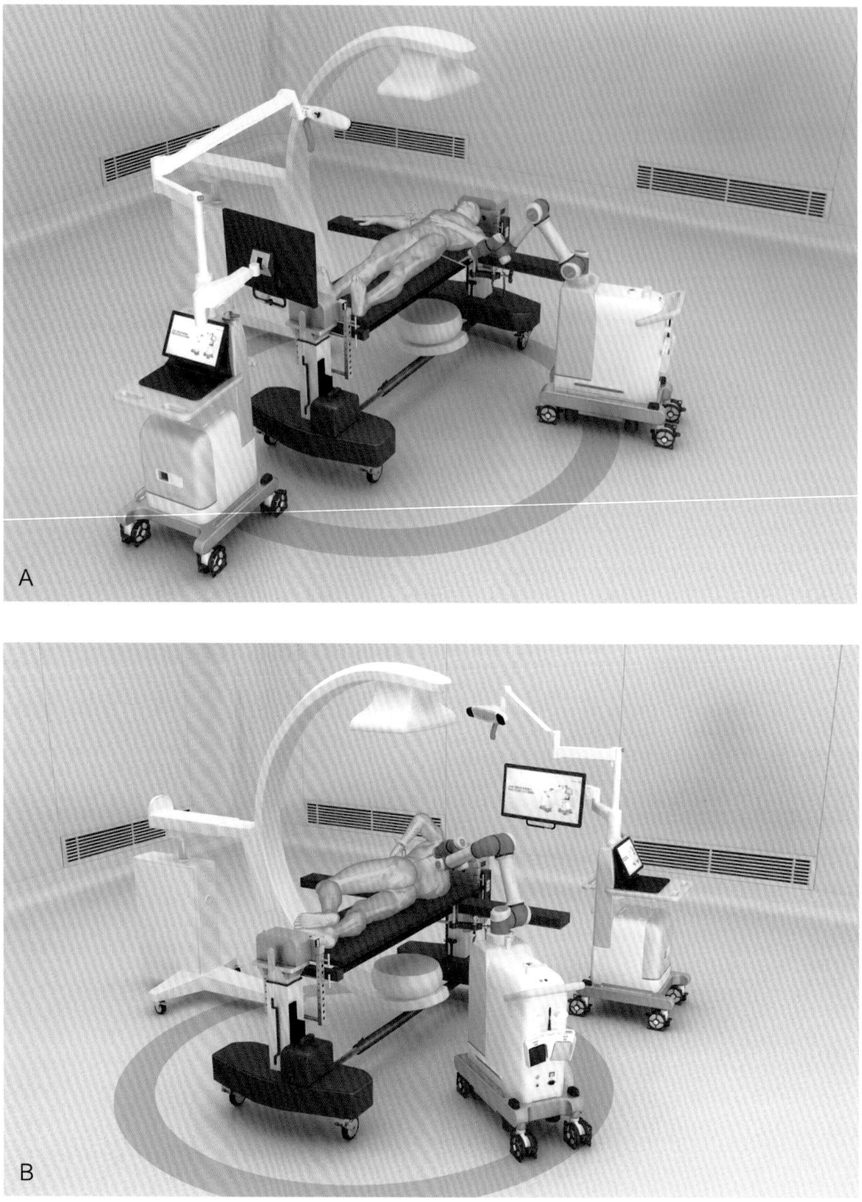

图 4-4-1　机器人辅助顺行前柱螺钉内固定设备摆位示意图
A. 患者取仰卧位设备摆位示意图；B. 患者取侧卧位设备摆位示意图。

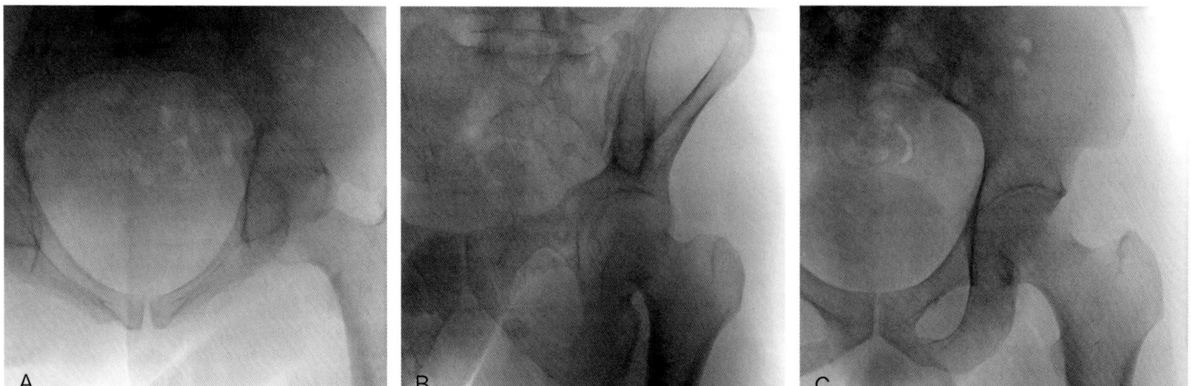

图 4-4-2　获取的图像
A. 骨盆入口位(耻骨)；B. 闭孔出口位；C. 骨盆正位。

1. 骨盆入口位(耻骨)　在骨盆入口位基础上，以耻骨上支为投照中心，完整显示患侧耻骨上支影像，判断耻骨上支的前后缘(图 4-4-3A)。

2. 闭孔出口位　C 臂弓向患侧旋转 45° 并叠加向出口位方向约 30°，垂直闭孔面投照，清晰显示髋臼上缘、耻骨上支通道，判断耻骨上支的上下缘(图 4-4-3B)。

3. 骨盆正位　C 臂弓为 0°，沿矢状轴投照，区分耻骨上、下支通道，用以螺钉验证(图 4-4-3C)。

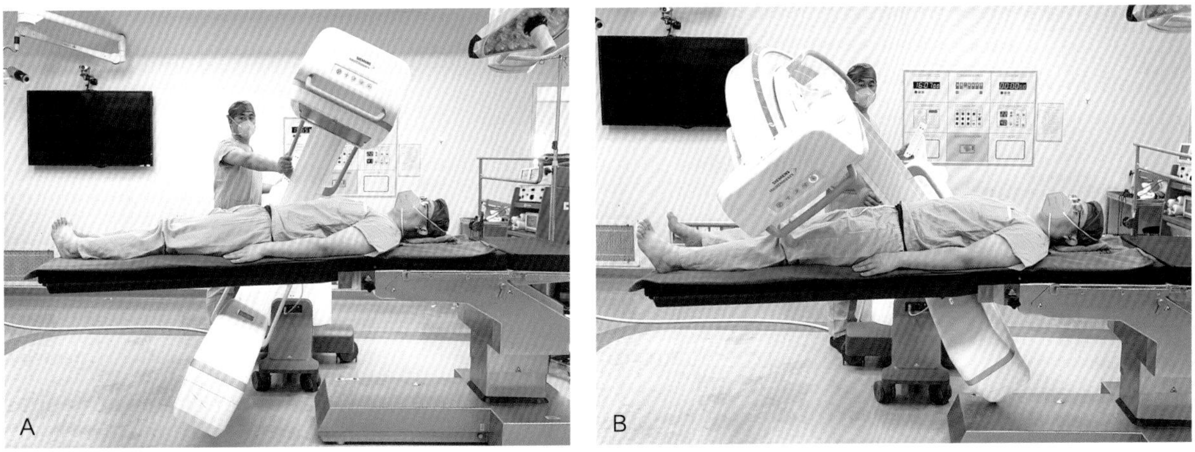

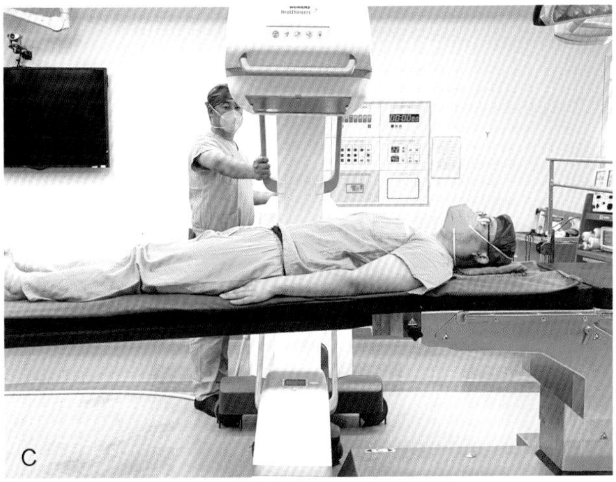

图 4-4-3　图像采集方法
A. 骨盆入口位(耻骨)；B. 闭孔出口位；C. 骨盆正位。

三、螺钉规划

1. 骨盆入口位(耻骨)　可根据耻骨联合或耻骨结节来判断耻骨上支，规划螺钉在耻骨上支的前后缘内(图 4-4-4A)。

2. 闭孔出口位　规划螺钉避开髋臼，不要穿出耻骨上支上缘(图 4-4-4B)，避免损伤“死亡冠”动脉(图 4-4-5)。

3. 规划螺钉螺纹超过骨折线。螺钉长度参考值为 90~125mm。

4. 置入后效果如图 4-4-6。

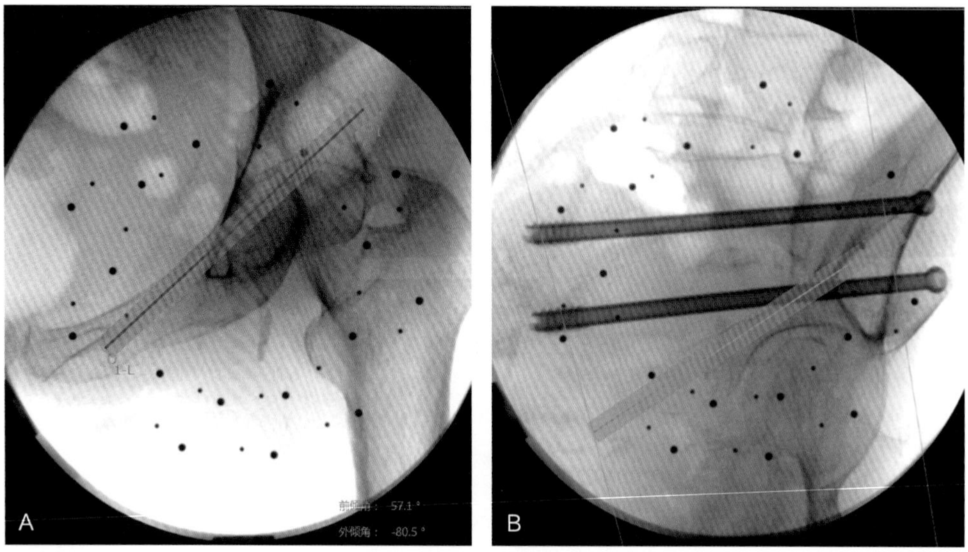

图 4-4-4　顺行前柱螺钉规划界面

A. 骨盆入口位(耻骨)规划通道；B. 闭孔出口位规划通道。

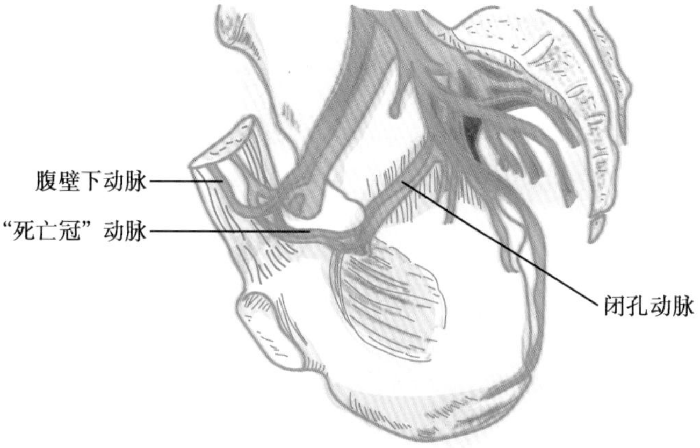

图 4-4-5　“死亡冠”动脉

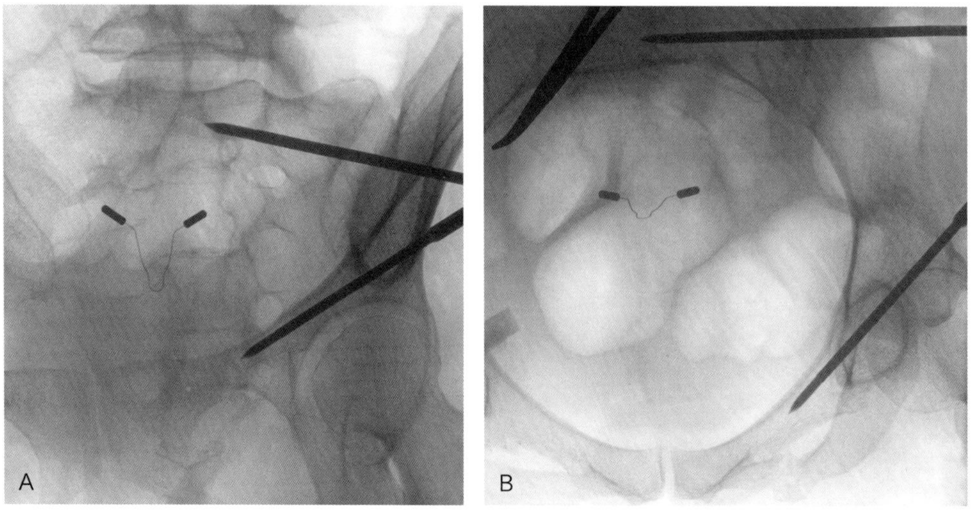

图 4-4-6　术中置入导针 X 线片

A. 闭孔出口位；B. 骨盆入口位。

四、顺行前柱螺钉典型病例

【基本情况】

患者男性，32 岁。

【主诉】

外伤致右髋关节疼痛、活动受限 2 天。

【现病史】

该患者 2 天前摔伤，伤后右髋关节疼痛、活动受限，就诊于我院，行相关检查后，诊断为“右髋臼骨折”，为进一步治疗收入院。伤后无意识不清，无发冷发热，无恶心呕吐，无腹痛腹胀，饮食、二便正常。

【入院诊断】

髋臼骨折（右）

【手术方式】

机器人辅助下骨盆骨折闭合复位螺钉内固定术

【手术用时】

2 小时 15 分

【术中出血量】

150ml

【手术经过】

麻醉满意后，患者取平卧位。常规消毒铺单。在健侧髂前上棘上方髂嵴纵行 1cm 切口，逐层分离至髂嵴，shanczer 针钻入髂嵴并依此针套装红外光电患者跟踪器（patient tracker，PT）。

安装机械臂于患侧床旁，机械臂套无菌罩，并安装机械臂执行末端跟踪器（tool tracker，TT），移动跟踪器至患侧髋臼。

调整 C 臂与髋臼术区、定位标尺的适宜位置，C 臂拍摄髋臼闭孔出口位、骨盆入口位、髋关节正位像，可见上述图像包含跟踪器标记点。移走 C 臂，将图像导入机器人工作站，依导航手术软件指令规划前柱螺钉路径；C 臂拍摄髋臼闭孔出口位、髋臼闭孔入口位、髋关节正位像，可见上述图像包含跟踪器标记点，依导航手术软件指令规划髋臼上螺钉路径。C 臂确认后，更换机器人末端定位标尺为定位套筒，依据螺钉规划路径手术指令，先运行机器人机械臂定位套筒至髋臼前柱经皮置钉点处（股骨大粗隆尖端近端上方约 3cm 处）；再运行机器人机械臂定位套筒至髋臼上螺钉经皮置钉点处。分别依据套筒位置、经皮小切口、循定位套筒钻入髋臼前柱及髋臼上导针。术中 C 臂图像确认导针术中实际位置与机器人导航规划螺钉路径完全一致，测量导针长度，循导针拧入 7.0 空心钉。

术中拍 X 线片确认复位固定可靠。止血，冲洗伤口，逐层缝合。清点纱布器械无误，以无菌敷料包扎，术毕患者安返病房。

【术后诊断】

髋臼骨折（右）（图 4-4-7）

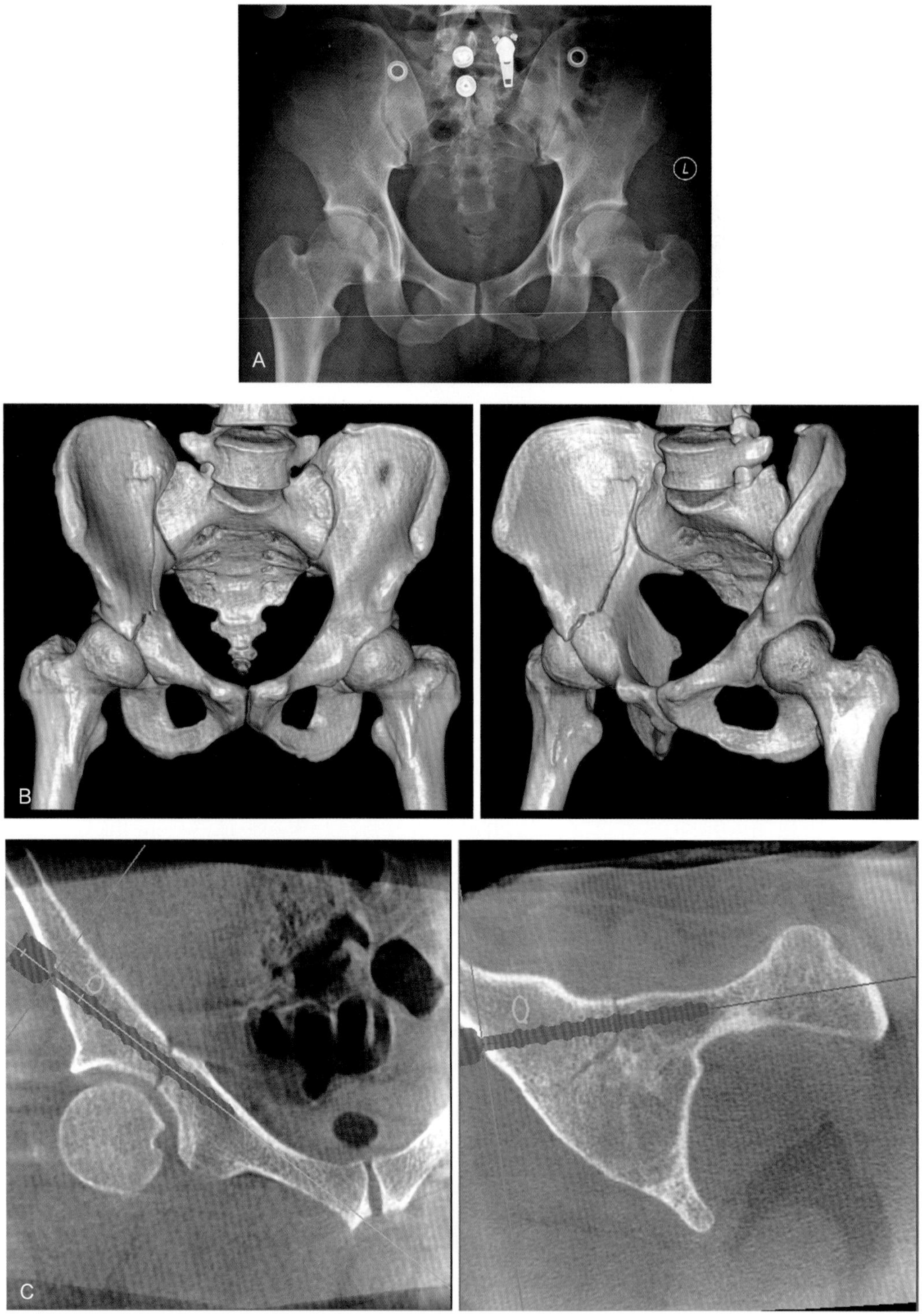
A
L
B
C

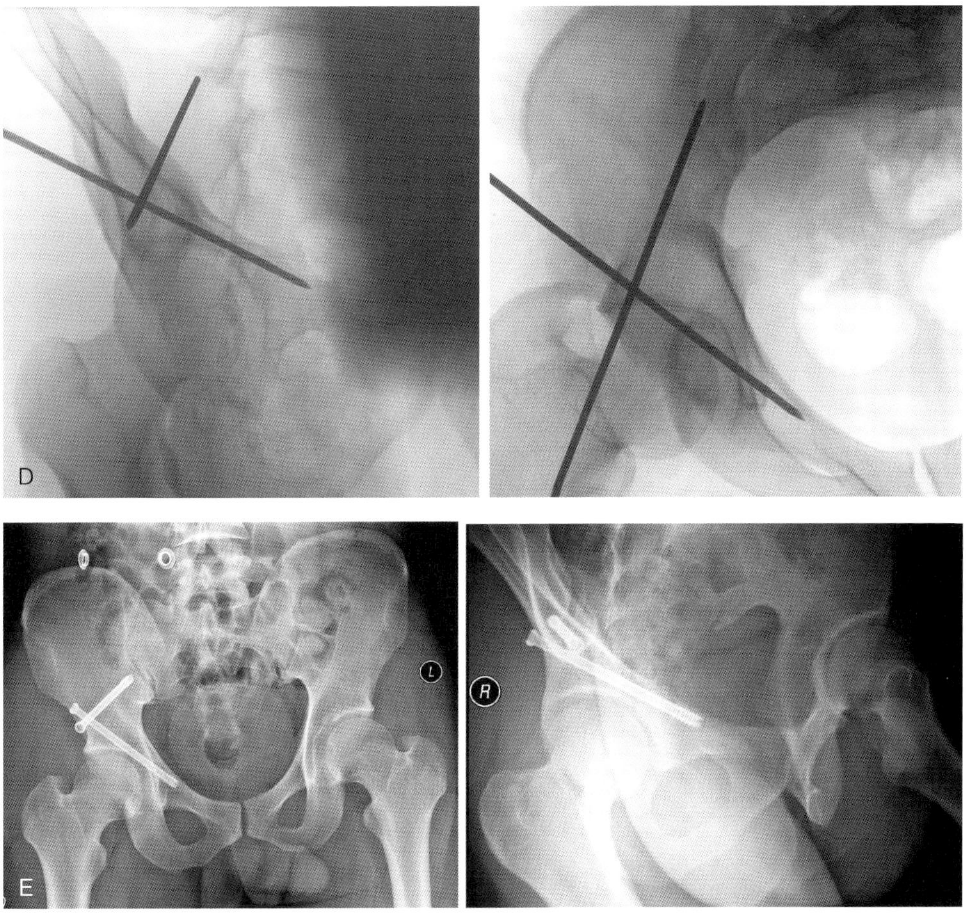

图 4-4-7　顺行前柱螺钉典型病例

A. 术前骨盆正位 X 线片；B. 术前骨盆 CT 三维重建图像；C. 顺行前柱螺钉规划界面；D. 术中导针置入后 X 线片；E. 术后骨盆 X 线片。

【病例小结】

髋臼前柱螺钉可以选择顺行或是逆行。顺行入钉点为从股骨大粗隆近端上方约 3cm，术中手术路径规划至髋臼上。髋臼前柱螺钉比较适用于：①无明显移位的简单髋臼骨折；②在复杂的髋臼骨折中，与钢板螺钉固定结合使用；③合并股骨头骨折的髋臼骨折；④老年髋臼骨折。

第五节　机器人辅助逆行前柱螺钉内固定术

一、术前准备

1. 体位　患者取仰卧位，臀部垫高，髋关节适当后伸。

2. 机器人摆位　机器人的主控台置于尾端，机械臂置于健侧偏尾端，患者跟踪器固定于患侧髂前上棘并朝向光学相机（图 4-5-1）。

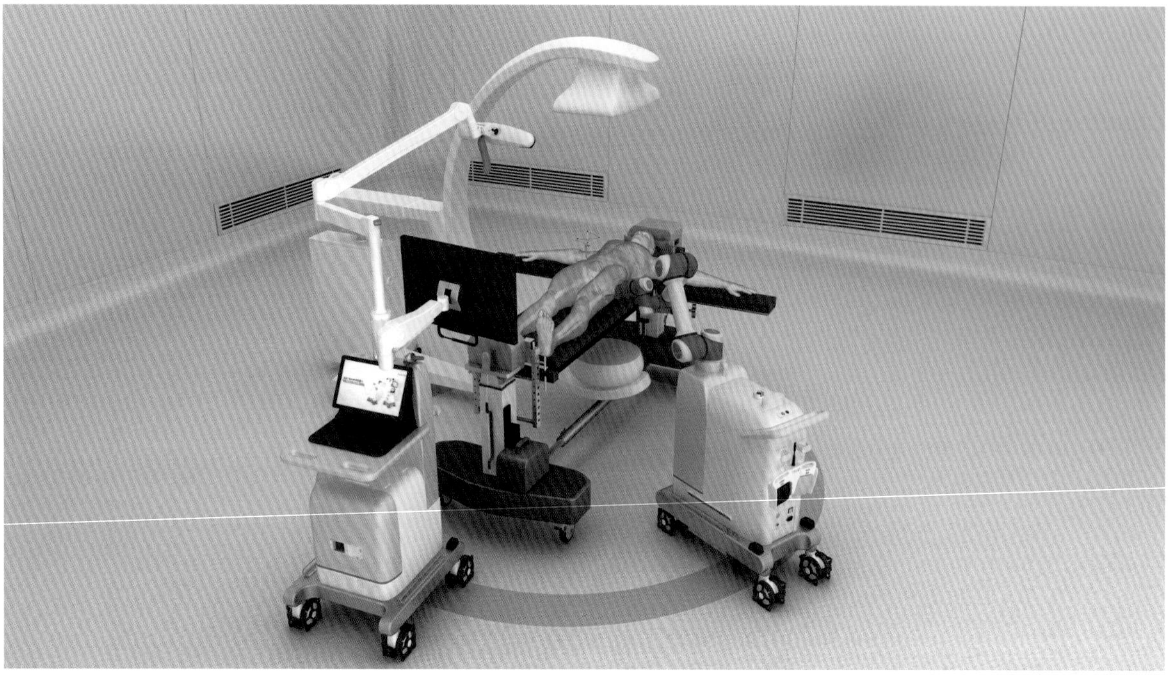

图 4-5-1　机器人辅助逆行螺钉内固定设备摆位示意图

二、图像获取

采集骨盆入口位(耻骨)、闭孔出口位及骨盆正位图像,图像要求包含术区清晰完整的骨性通道和所有标记点(图 4-5-2)。

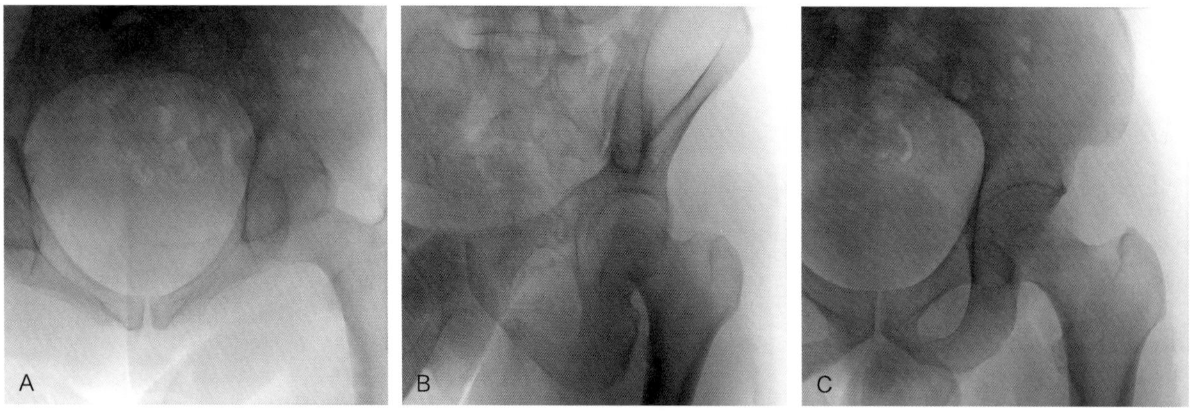

图 4-5-2　获取的图像
A. 骨盆入口位(耻骨); B. 闭孔出口位; C. 骨盆正位。

1. 骨盆入口位(耻骨)　在骨盆入口位基础上,以患侧耻骨上支为投照中心,判断耻骨上支的前后缘,建立精确的通道螺钉(图 4-5-3A)。

2. 闭孔出口位　C 臂弓向患侧旋转 45° 并叠加向出口位方向约 30°,垂直闭孔面投照,清晰显示髋臼上缘、耻骨上支通道,判断耻骨上支的上下缘(图 4-5-3B)。

3. 骨盆正位　C 臂弓为 0°,沿矢状轴投照,区分耻骨上、下支通道,用以螺钉验证(图 4-5-3C)。

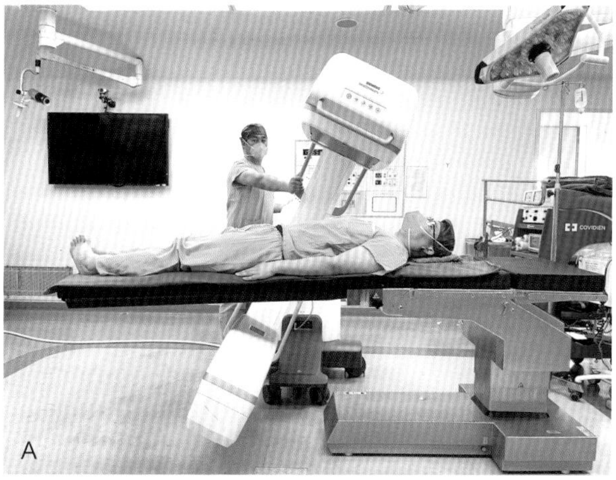

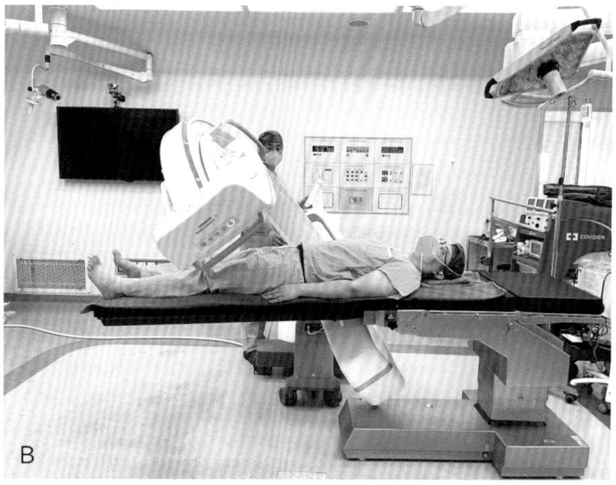

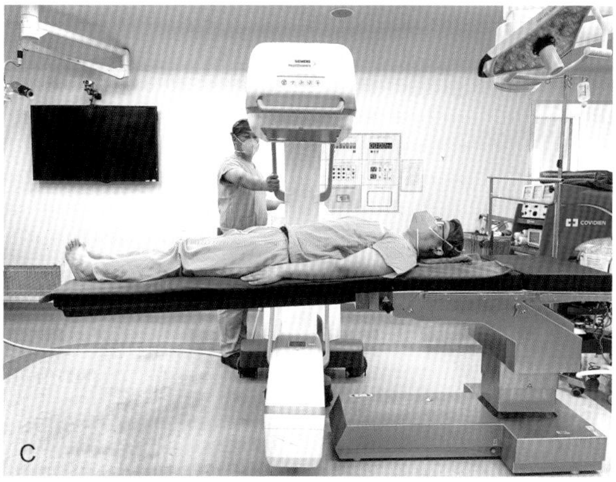

图 4-5-3　图像采集方法
A. 骨盆入口位（耻骨）；B. 闭孔出口位；C. 骨盆正位。

三、螺钉规划

1. 螺钉规划应遵循以下要求

（1）骨盆入口位（耻骨）入针点位于耻骨体内缘骨皮质的前端点，方向沿耻骨上支轴线（图 4-5-4A）。

（2）闭孔出口位起自耻骨体内缘皮质的中下部分，避开髋臼，勿穿出耻骨上支上缘，避免损伤“死亡冠”动脉（图 4-5-4B）。

（3）规划螺钉螺纹超过骨折线。

（4）由于男性精索在耻骨上支的耻骨结节外侧前方走行（图 4-5-5），入针点须在耻骨结节下方，以减少螺钉对耻骨上支前方皮质的切割（图 4-5-6）。

2. 置入导针及螺钉时应注意切口尽量远离患者外生殖器，螺钉长度参考值为 60~95mm。

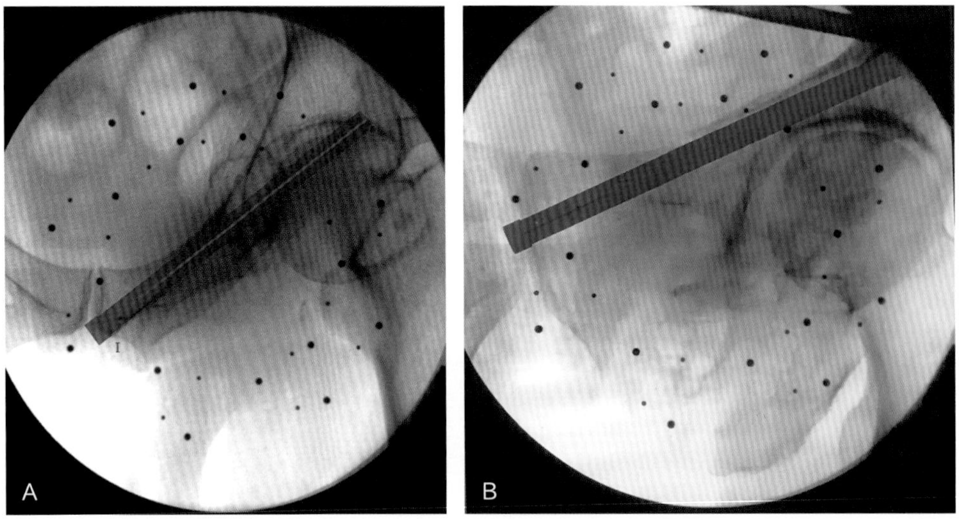

图 4-5-4　逆行前柱螺钉规划界面

A. 骨盆入口位（耻骨）规划通道；B. 闭孔出口位规划通道。

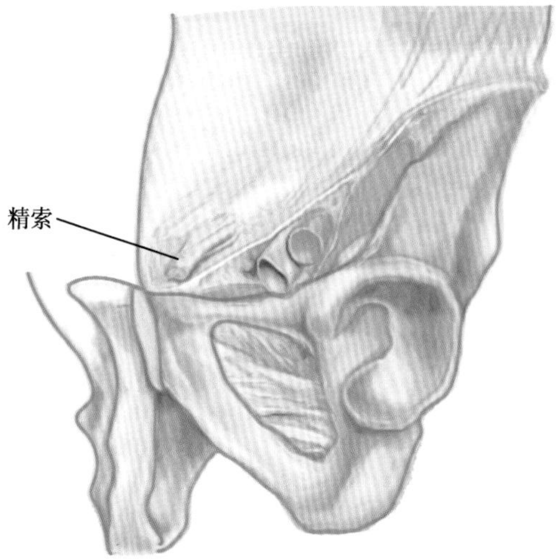

图 4-5-5　精索位置

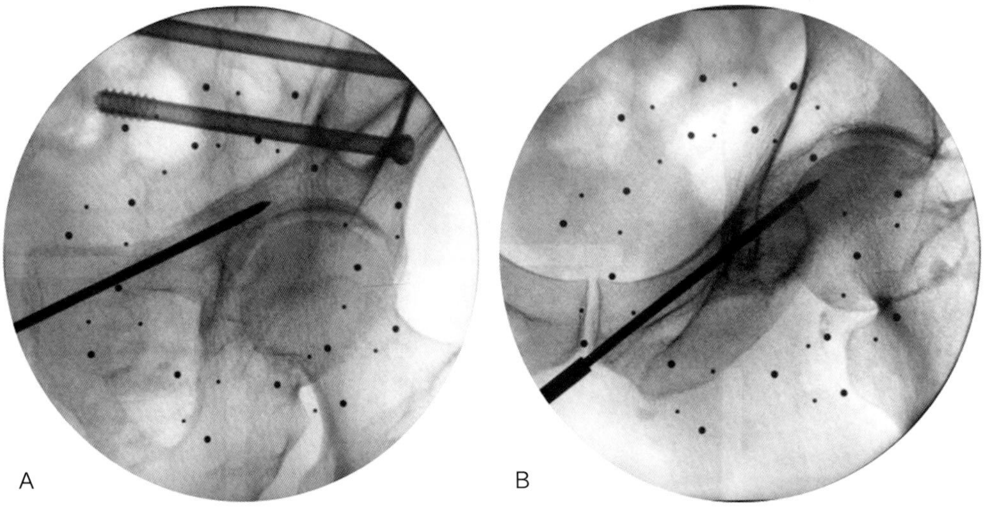

图 4-5-6　术中置入导针 X 线片

A. 闭孔出口位导针位置；B. 骨盆入口位（耻骨）导针位置。

四、逆行前柱螺钉典型病例

【基本情况】

患者男性，55 岁。

【主诉】

坠落伤致全身多处疼痛、活动受限 11 小时。

【现病史】

患者 11 小时前从 3 米高处坠落致全身多处疼痛、活动受限，当时无昏迷，患者被急送至外医院检查提示：骨盆骨折和左侧尺骨近端骨折。遂转至我院急诊，并收入院行进一步治疗，患者患病来大便尚无，小便正常，体重无明显变化。

【入院诊断】

骨盆骨折、尺骨近端骨折（左侧）、高血压、胸椎骨折

【手术方式】

机器人辅助下骨盆骨折闭合复位内固定术 + 左尺骨鹰嘴骨折切开复位内固定术

【手术用时】

2 小时 15 分

【术中出血量】

130ml

【手术经过】

患者麻醉成功后，取仰卧位，左侧臀部垫高，常规消毒，铺无菌手术单。

于右侧髂前上棘置入机器人跟踪器，扫描并规划骶 1 通道螺钉，定位后，置入空心螺钉 1 枚（6.5 × 100mm），透视见螺钉位置良好，重新扫描并规划左侧耻骨上支通道螺钉，打入空心螺钉 1 枚（6.5 × 130mm），透视见螺钉位置良好，测试骨盆稳定性良好，缝合切口。

于左肘关节背侧做中央弧形切口，长约 10cm，逐层切开皮肤及皮下软组织，暴露尺骨近端，探查见尺骨鹰嘴粉碎性骨折，骨折块移位明显，复位骨折块，克氏针临时固定。透视见骨折复位良好，2 枚皮质骨螺钉及 1 枚埋头螺钉固定骨折块，在尺骨近端锁定接骨板固定骨折，逐枚拧入螺钉。透视见骨折复位良好，钢板固定在位有效，螺钉长短适中，核对器械及纱布数量无误后，冲洗，缝合切口，术毕。

【术后诊断】

骨盆骨折、尺骨近端骨折（左侧）、高血压、胸椎骨折（图 4-5-7）

【病例小结】

逆行前柱螺钉要特别注意两个问题，一是因为逆行前柱螺钉的置入方向通常会被对侧的大腿阻挡，通常需要在骶骨处垫高，使双侧髋关节略有后伸以避开导针套筒。二是皮肤的切口位于中线的对侧，需要把机械臂摆放到患者的对侧，切口尽量靠近中线，避免套筒在皮下走行过长。

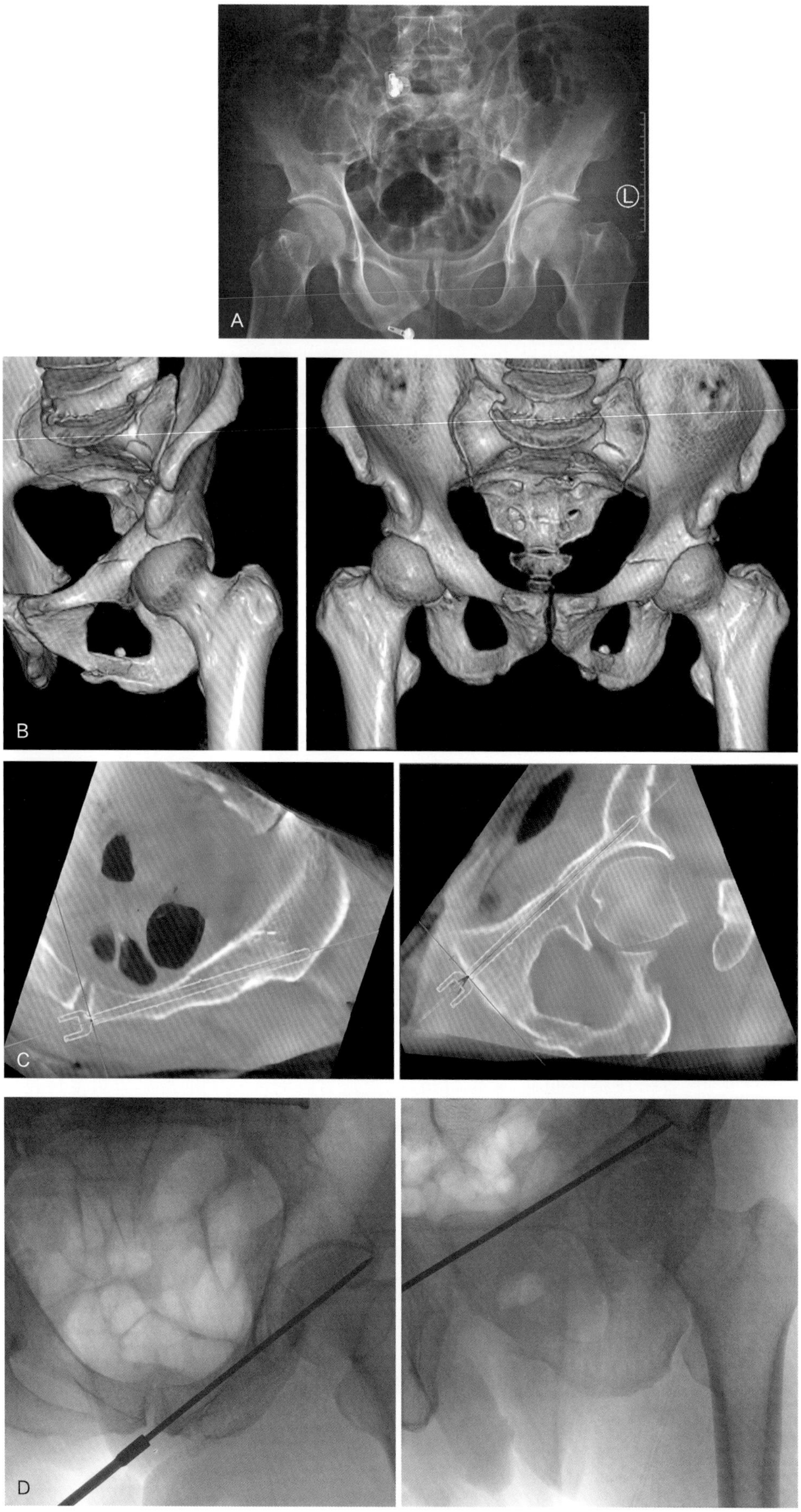
A
L
B
C
D

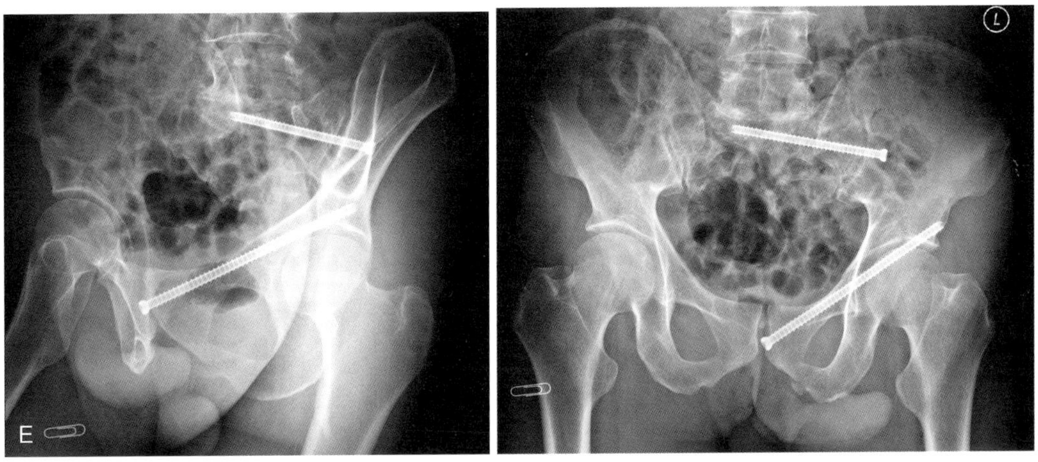

图 4-5-7　逆行前柱螺钉典型病例

A. 术前骨盆正位 X 线片；B. 术前骨盆 CT 三维重建图像；C. 逆行前柱螺钉规划界面；D. 术中置入导针后 X 线片；E. 术后骨盆 X 线片。

第六节　机器人辅助顺行后柱螺钉内固定术

一、术前准备

1. 体位　患者取仰卧位。

2. 机器人摆位　机器人的主控台置于尾端，机械臂置于患侧偏尾端，患者跟踪器固定于对侧髂前上棘并朝向尾端（图 4-6-1）。

二、图像获取

采集髂骨斜位、骨盆正位及闭孔出口位图像，图像要求包含术区清晰完整的骨性通道和所有标记点（图 4-6-2）。

1. 髂骨斜位　C 臂弓向对侧旋转 45°，垂直于髂骨翼投照，清楚显示坐骨大切迹、骨盆后柱和髋臼（图 4-6-3A）。

2. 骨盆正位　C 臂弓为 0°，沿矢状轴投照，清晰显示髂坐线，显露后柱通道全长，用以螺钉验证（图 4-6-3B）。

3. 闭孔出口位　C 臂弓向患侧旋转 45° 并叠加向出口位方向约 30°，垂直闭孔面投照，清晰显示髋臼及坐骨轮廓，后柱通道明显（图 4-6-3C）。

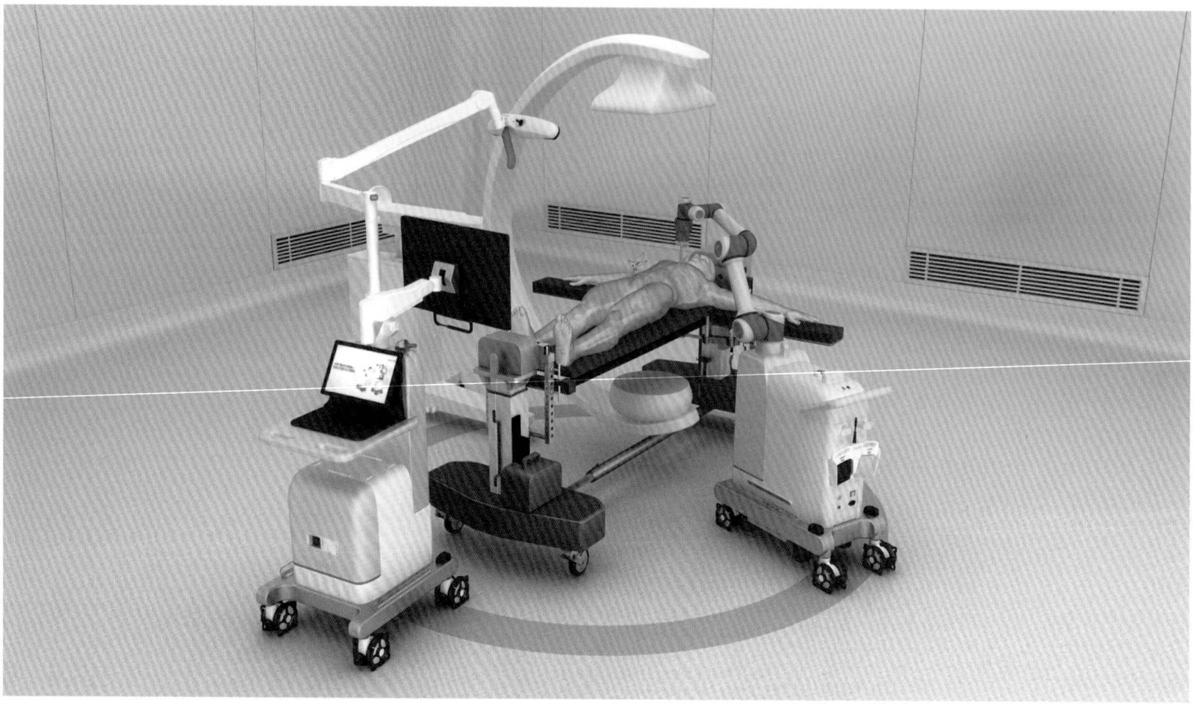

图 4-6-1 机器人辅助顺行后柱螺钉内固定设备摆位示意图

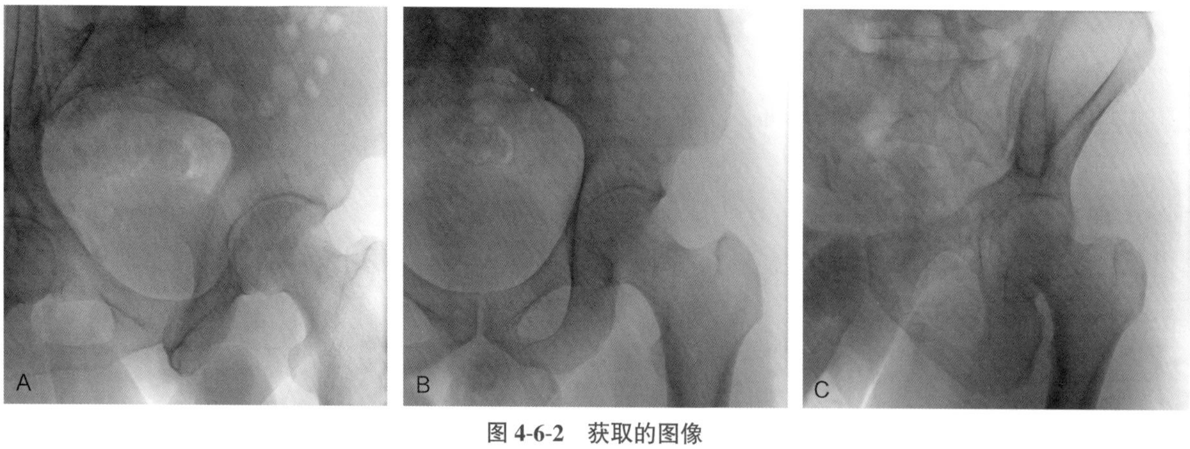

图 4-6-2 获取的图像

A. 髂骨斜位；B. 骨盆正位；C. 闭孔出口位。

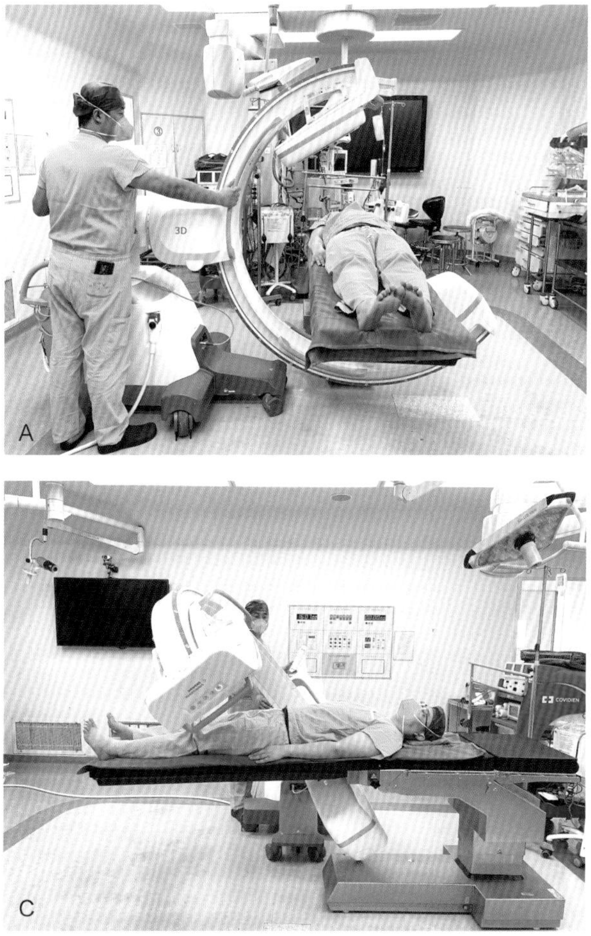

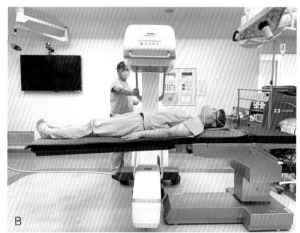

图 4-6-3　图像采集方法
A. 髂骨斜位；B. 骨盆正位；C. 闭孔出口位。

三、螺钉规划

1. 螺钉规划遵循的要求

(1)髂骨斜位：规划螺钉位于髋臼影像上方，由外上向内下，位于髋臼和坐骨大切迹之间，避免穿入髋关节(图 4-6-4A)。

(2)骨盆正位：规划螺钉位于坐骨的内外缘之间，勿超过髂坐线进入盆腔(图 4-6-4B)。

(3)闭孔出口位：规划螺钉位于后柱范围之内，入钉点偏外侧，以免造成髂窝或髂腹入路软组织张力过大，不要规划到髂骨板以外(图 4-6-4C)。

2. 置入导针及螺钉时应注意切口可适当延长，便于从髂骨内板剥离深层软组织并向内侧牵开，以利于套筒置入(图 4-6-5)。

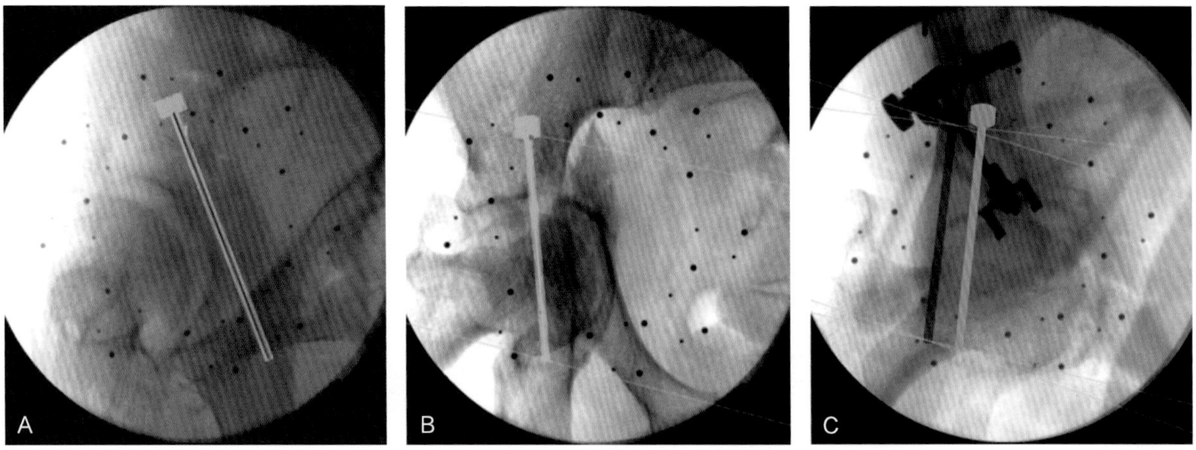

图 4-6-4　顺行后柱螺钉规划界面
A. 髂骨斜位规划通道；B. 骨盆正位规划通道；C. 闭孔出口位规划通道。

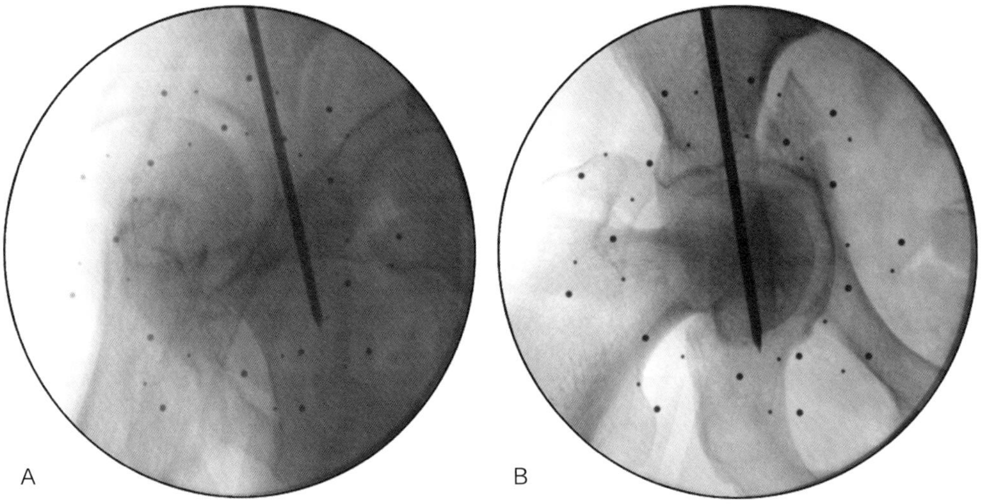

图 4-6-5　术中置入导针 X 线片
A. 髂骨斜位导针位置；B. 骨盆正位导针位置。

四、顺行后柱螺钉典型病例

【基本情况】

患者女性，32 岁。

【主诉】

摔伤后右髋、右肩疼痛并活动受限 13 小时。

【现病史】

该患者 13 小时前摔伤，伤后自觉右髋及右肩疼痛、活动受限，就诊于外院，具体诊治不详，为进一步治疗转至我院，于急诊行相关检查后，以“右髋臼骨折”收入院。伤后无意识不清，无发冷发热，无呼吸困难，无腹痛腹胀，未进饮食，无二便失禁。

【入院诊断】

髋臼骨折(右)、肩胛骨骨折(右)。

【手术方式】

机器人辅助下髋臼骨折闭合复位螺钉内固定术

【手术用时】

2 小时

【术中出血量】

100ml

【手术经过】

麻醉成功后，患者取仰卧位，常规消毒铺巾。

启动机器人导航系统。于健侧髂前上棘固定患者跟踪器，术中 C 臂 CT 扫描三维图像，范围涵盖右侧髋臼，图像传输至机器人主控台，规划后柱、前柱、LC-Ⅱ 3 枚通道螺钉位置。

术中拍 X 线片示骨折复位固定满意，腹部放置伤口引流管 1 根，逐层缝合伤口。清点纱布、器械无误，术毕。

【术后诊断】

髋臼骨折(右)、肩胛骨骨折(右)(图 4-6-6)

【病例小结】

规划顺行后柱螺钉的时候，螺钉的出点位于坐骨棘稍下方，通过骨折线获得加压即可。因为如果把出点放在坐骨结节的话，机械臂导向器与水平面夹角过小，会与患者腹部撞击，导致无法置入螺钉。采用经皮小切口置入螺钉时，切口可以适当延长一些，沿着髂骨内板将盆腔组织向内侧拉开，避免软组织对套筒产生过大的牵张力。

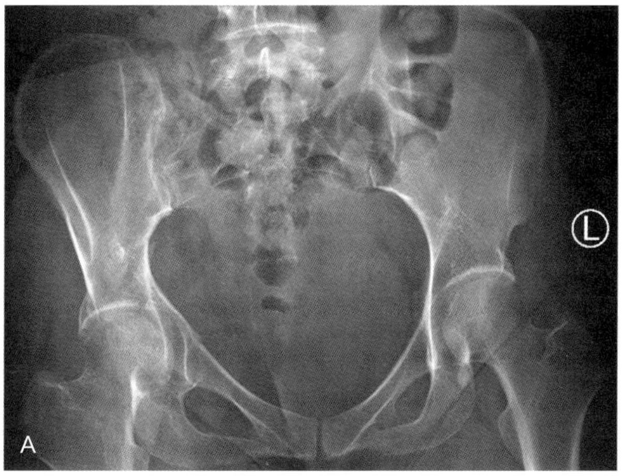

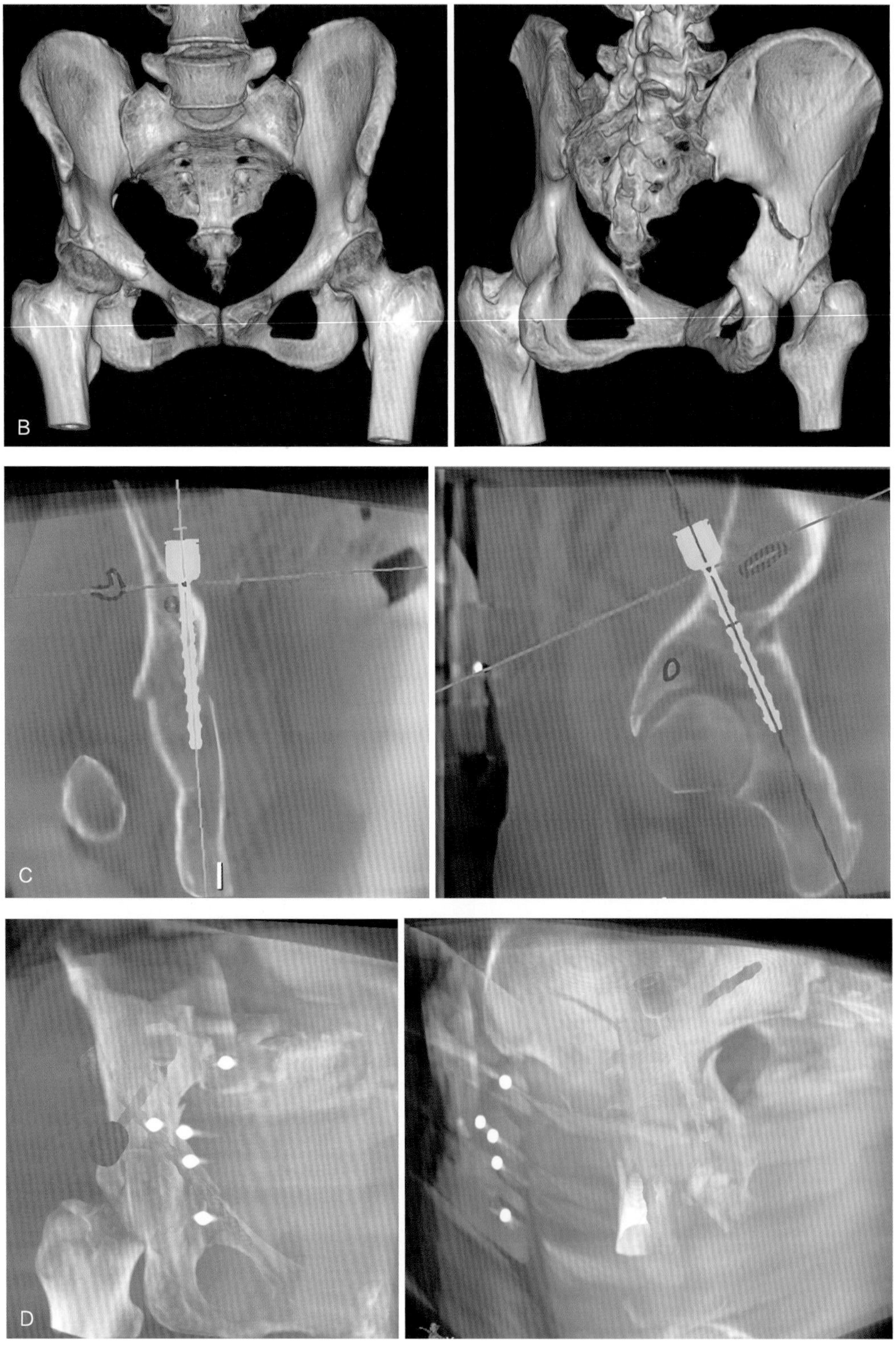
B
C
D

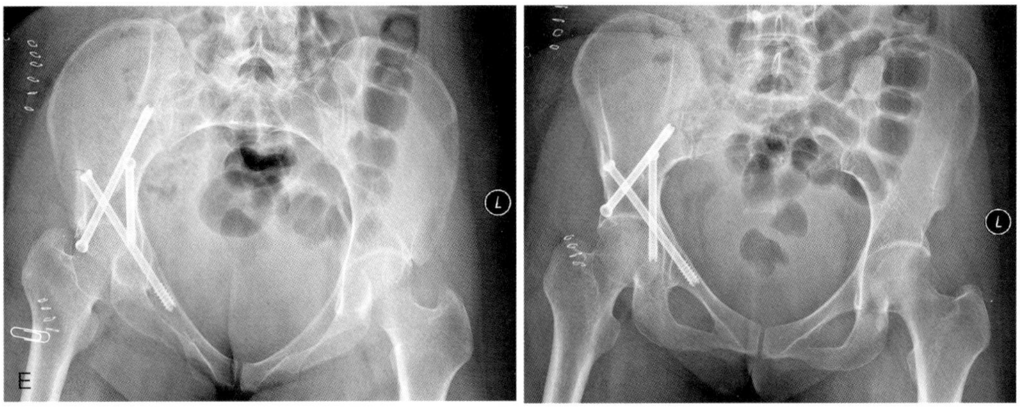

图 4-6-6　顺行后柱螺钉典型病例
A. 术前骨盆正位 X 线片；B. 术前骨盆三维重建图像；C. 顺行后柱螺钉规划界面；
D. 螺钉规划三维重建界面；E. 术后骨盆 X 线片。

第七节　机器人辅助逆行后柱螺钉内固定术

一、术前准备

1. 体位　患者取俯卧位或侧卧位。

2. 机器人摆位　机器人的主控台置于尾端，机械臂置于患侧偏尾端，患者跟踪器固定于对侧髂前上棘并朝向尾端；若采用侧卧位，则置于髂嵴（图 4-7-1）。

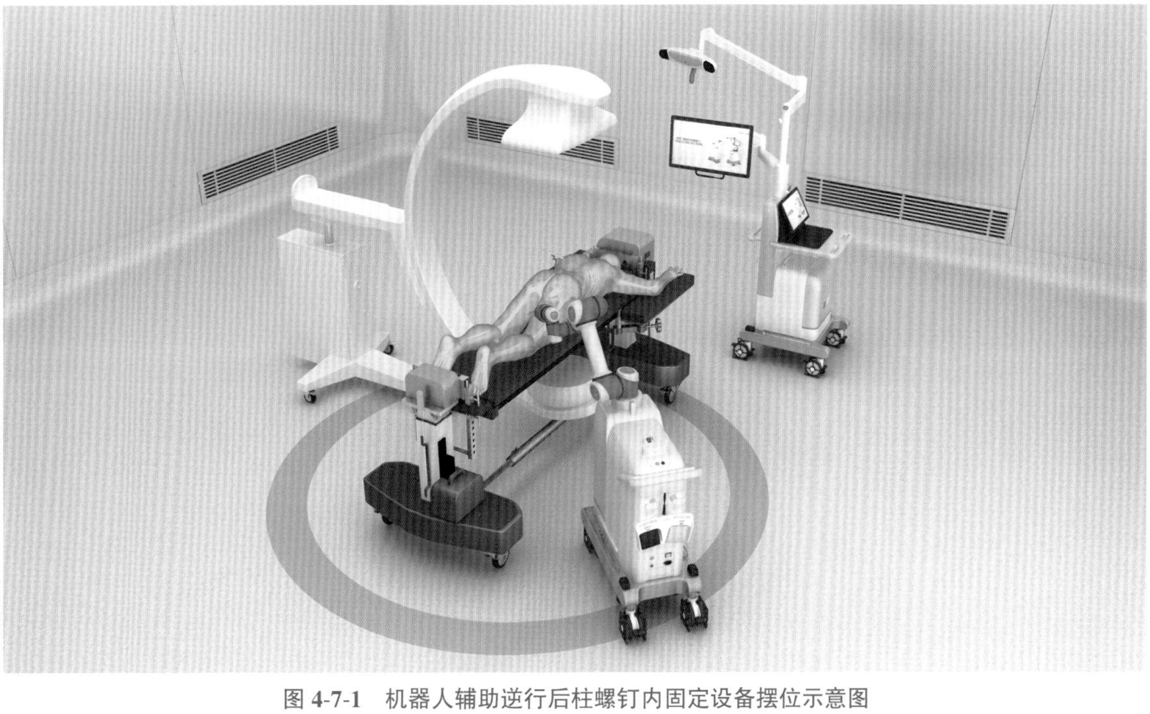

图 4-7-1　机器人辅助逆行后柱螺钉内固定设备摆位示意图

二、图像获取

采集图像与顺行置入后柱螺钉方法一致，但必须包含坐骨结节，以清晰显示进针点。在俯卧位采集图像时，注意C臂在各个位置的角度变化。

三、螺钉规划

以坐骨结节为进针点，穿过骨折线，位于坐骨中心，躲避髋臼，勿进盆腔。

四、置入导针

充分分离软组织至骨面，使套筒抵住骨面，避免损伤坐骨神经及其分支（图4-7-2，图4-7-3）

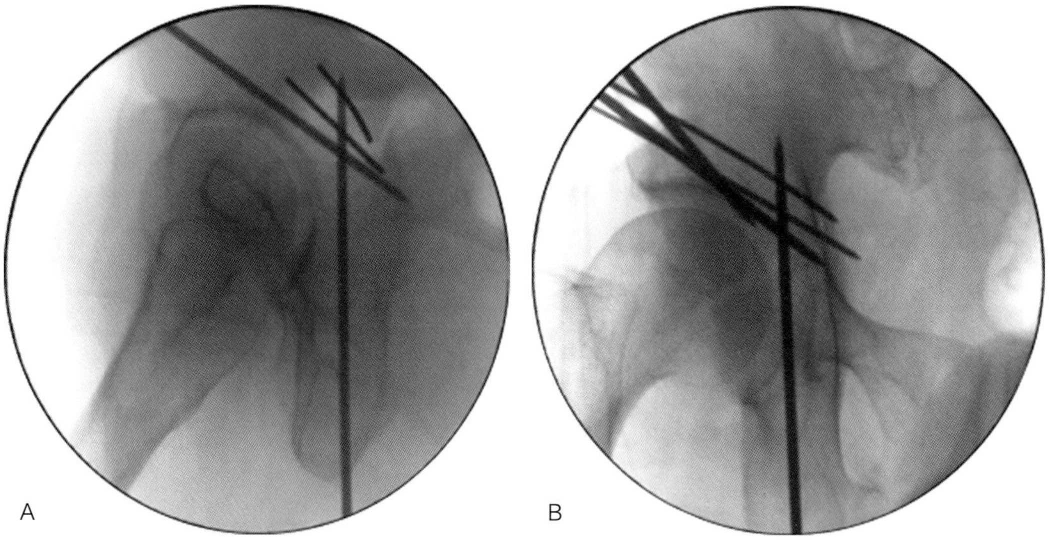

图4-7-2　术中置入导针的X线片
A. 髂骨斜位导针位置；B. 闭孔出口位导针位置。

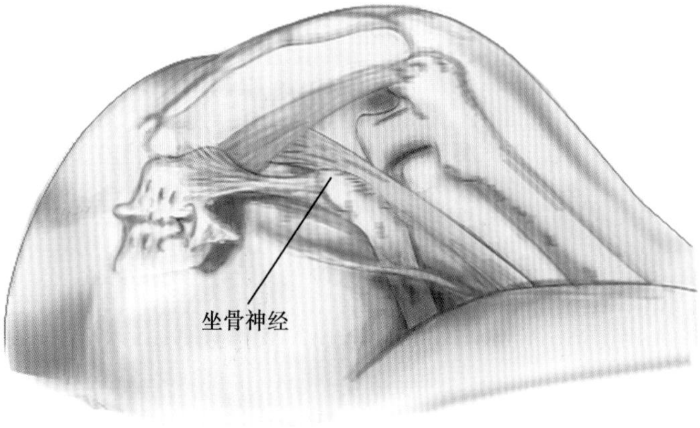

图4-7-3　坐骨神经位置示意图

五、逆行后柱螺钉典型病例

【基本情况】

患者男性，62 岁。

【主诉】

高处跌落致左髋肿痛 1 天。

【现病史】

患者诉自约 3 米高梯子处滑落，左髋着地，当即感左髋肿痛、活动受限，伤后患者就诊于外院，X 线检查示：左髋臼骨折。为求进一步诊治就诊于我院，我院急诊予行体格检查及 CT 检查等后拟诊左髋臼骨折收入院。患者伤后无昏迷、头痛、头晕、气促、腹痛、恶心以及呕吐等伴随症状，二便正常。

【入院诊断】

髋臼骨折（左）

【手术方式】

机器人辅助下髋臼骨折闭合复位螺钉内固定术

【手术用时】

1 小时 45 分

【术中出血量】

50ml

【手术经过】

麻醉满意后，患者取俯卧位。常规消毒铺单。

取后方入路。切开皮肤、皮下，钝性分离臀大肌，显露臀中肌及梨状肌，向两侧拉开，钝性分离臀小肌，暴露骨折。见后柱骨折明显移位。通过大巾钳钳夹复位，克氏针临时固定，经机器人规划经髂骨外板向坐骨棘打入 1 枚空心螺钉，并经坐骨结节逆行打入后柱螺钉固定骨折。术中拍 X 线片确认复位固定可靠。

松止血带，止血，冲洗伤口，逐层缝合。清点纱布器械无误，无菌敷料包扎，术毕。

【术后诊断】

髋臼骨折（左）（图 4-7-4）

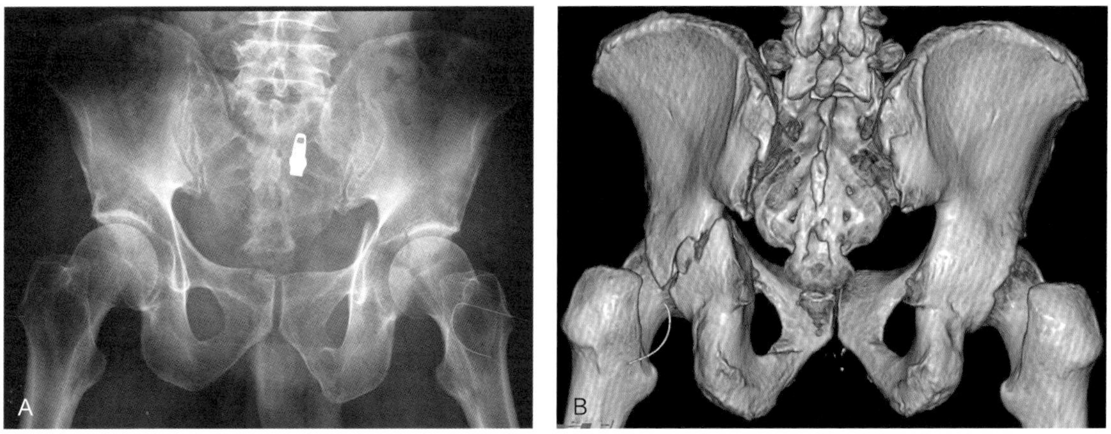

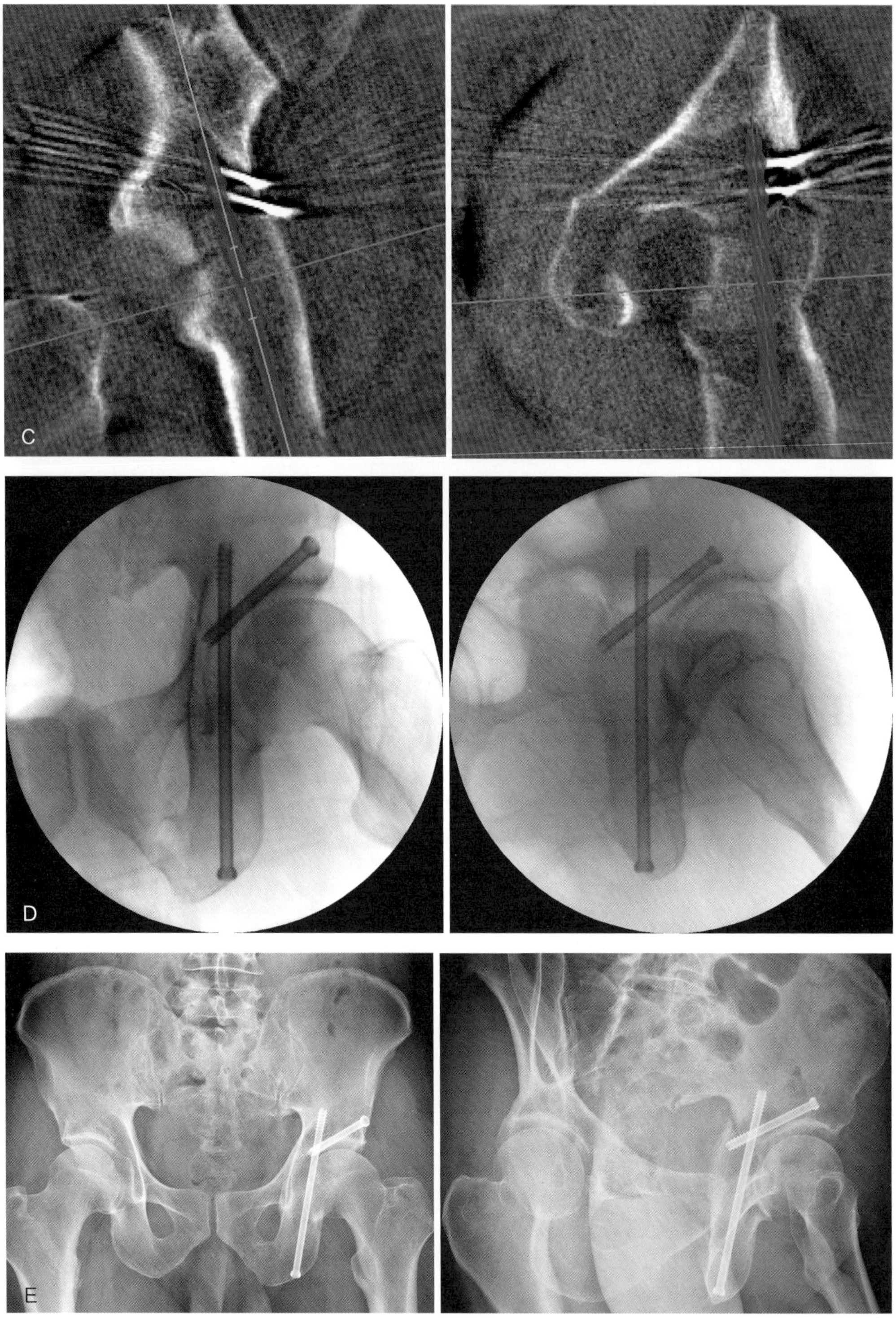

图 4-7-4　逆行后柱螺钉典型病例

A. 术前骨盆正位 X 线片；B. 术前骨盆三维重建图像；C. 逆行后柱螺钉规划界面；D. 术中螺钉置入后 X 线片；E. 术后骨盆 X 线片。

【病例小结】

置入逆行后柱螺钉，可以根据手术需要采用健侧卧位或者俯卧位。后柱的通道相对宽大，螺钉的规划也相对容易，可以置入 1 枚很长的螺钉。尽管有解剖学研究表明该螺钉入点并不会导致坐骨神经主干的损伤，但术中也应尽量充分分离，使套筒也完全抵在骨面上，避免损伤神经。

第八节　机器人辅助 Magic 螺钉内固定术

一、术前准备

1. 体位　患者取仰卧位，患侧垫高并靠近床沿。

2. 机器人摆位　机器人的主控台置于尾端，机械臂置于患侧偏尾端，患者跟踪器固定于对侧髂前上棘并朝向尾端（图 4-8-1）。

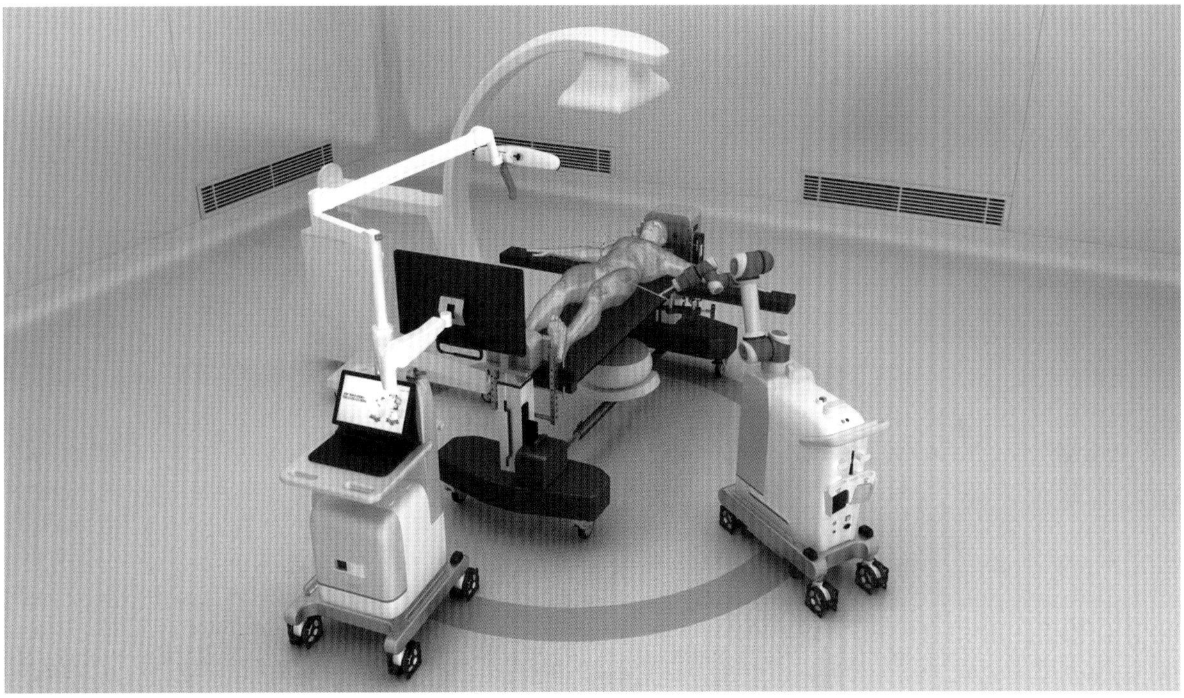

图 4-8-1　机器人辅助 Magic 螺钉内固定设备摆位示意图

二、图像获取

采集图像与顺行置入后柱螺钉方法一致。

三、螺钉规划

1. 髂骨斜位　由髂骨外侧向坐骨棘方向规划，躲避髋臼，勿进盆腔。

2. 闭孔出口位　入点位于髋臼上后方的髂骨翼外板上。

注意髂骨外板斜面，控制进针力度，可采取"快转慢进"的方式，避免导针滑移（图 4-8-2）。

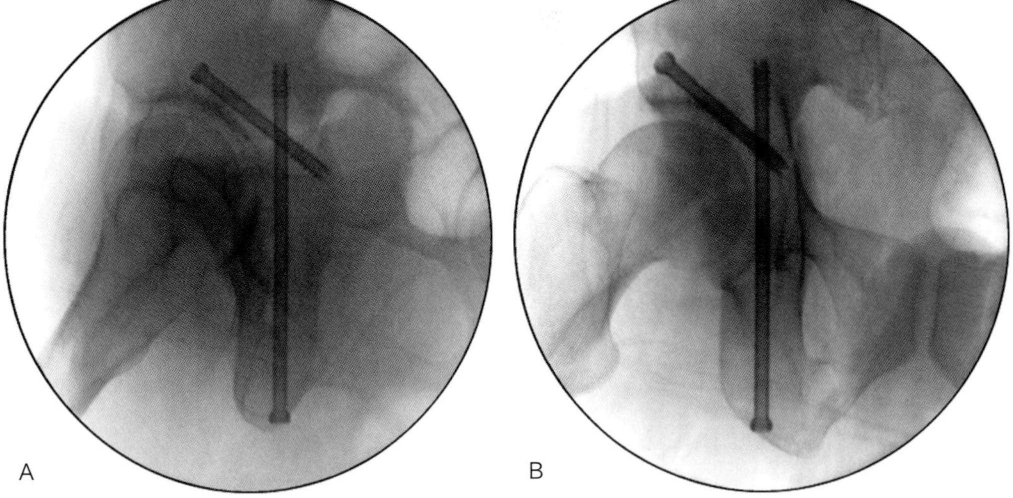

图 4-8-2　术中置入螺钉 X 线片
A. 髂骨斜位螺钉位置；B. 闭孔出口位螺钉位置。

第九节　机器人辅助逆行髋臼上螺钉（LC-Ⅱ-S）内固定术

一、术前准备

1. 体位　患者取仰卧位。

2. 机器人摆位　机器人的主控台置于头端，机械臂置于患侧偏尾端，患者跟踪器固定于对侧髂前上棘并朝向头端（图 4-9-1）。

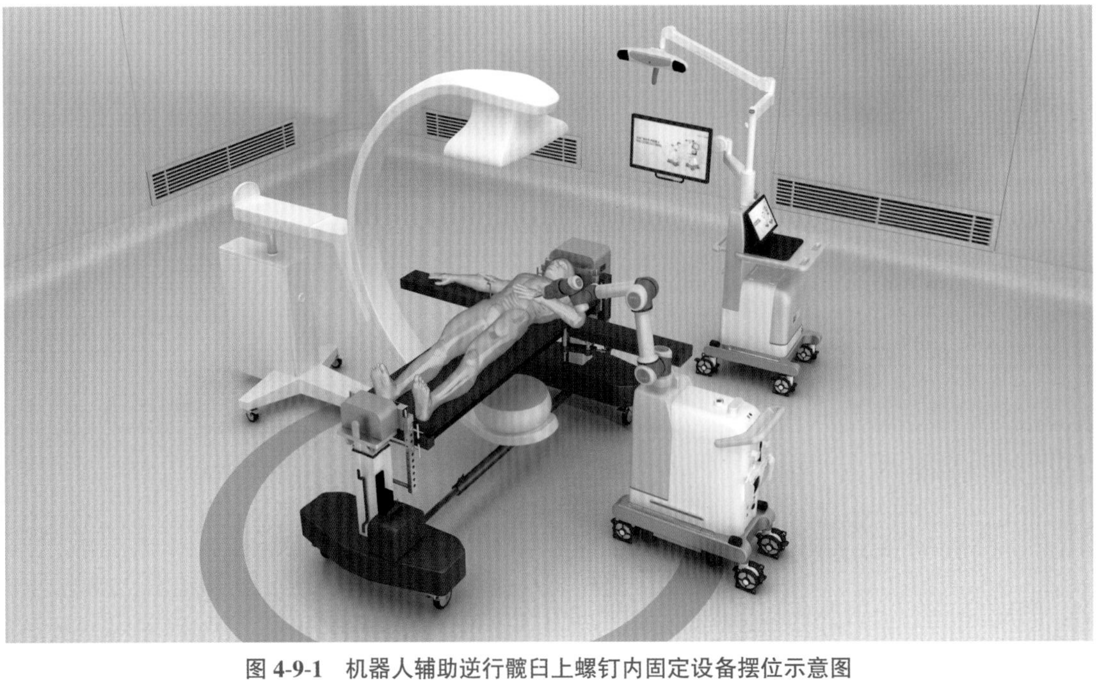

图 4-9-1　机器人辅助逆行髋臼上螺钉内固定设备摆位示意图

二、图像获取

采集髂骨斜位、泪滴位及闭孔入口位图像，图像要求覆盖术区清晰完整的骨性通道和所有标记点(图 4-9-2)。

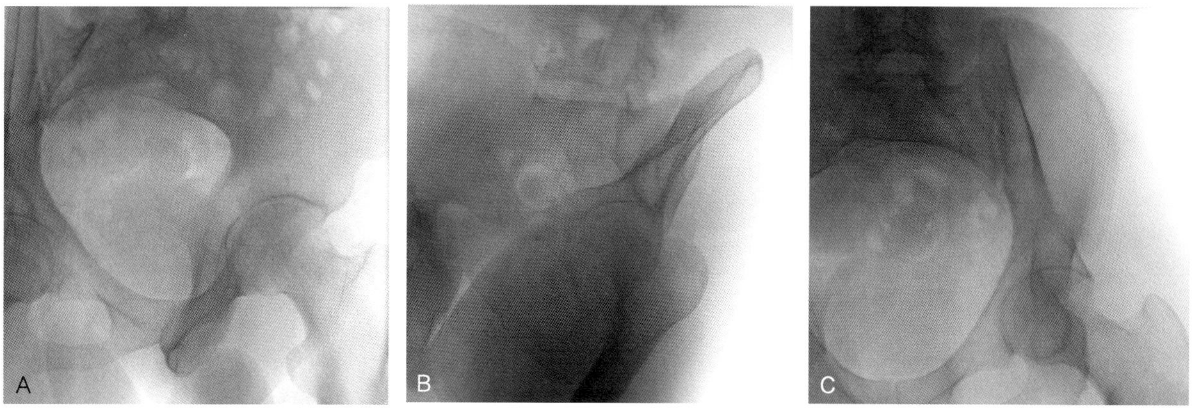

图 4-9-2 获取的图像
A. 髂骨斜位；B. 泪滴位；C. 闭孔入口位。

1. 髂骨斜位 C 臂弓向对侧旋转 45°，垂直于髂骨翼投照，清晰显示髋臼上缘、髂前下棘和坐骨大切迹，显示 LC-Ⅱ螺钉通道长轴(图 4-9-3A)。

2. 泪滴位 在闭孔出口位基础上以髂前下棘为投照中心，在髋臼顶显示出由髂前下棘与髂后上棘之间通道的投影形成低密度泪滴状投影，此图像为 LC-Ⅱ螺钉骨性通道的轴位像，用于规划验证图像(图 4-9-3B)。

3. 闭孔入口位 在骨盆入口位基础上向患侧旋转 15°~20°，清晰显示髂骨翼通道 U 形皮质密度影，判断 LC-Ⅱ螺钉通道内外边界(图 4-9-3C)。

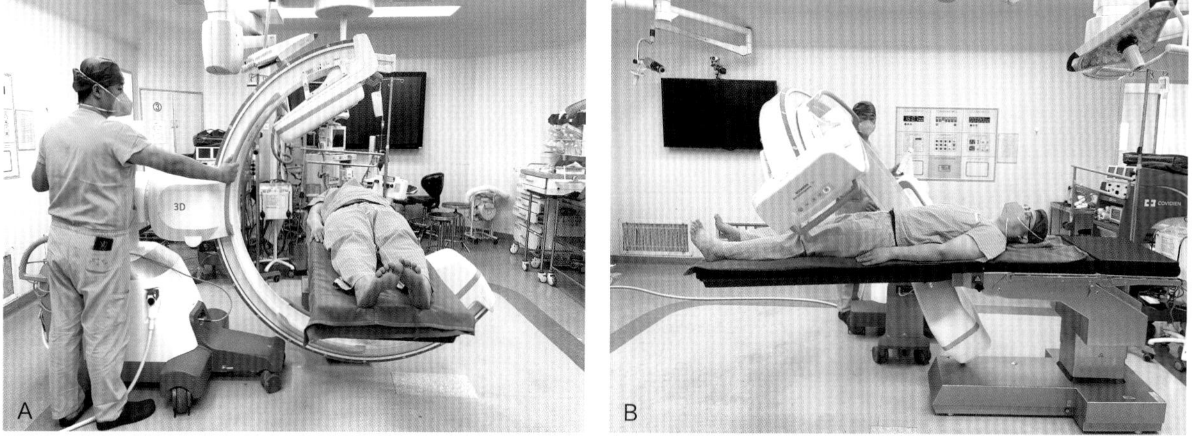

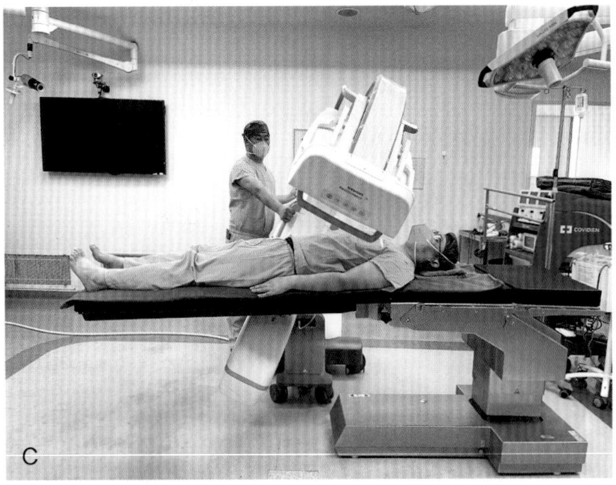

图 4-9-3　图像采集方法
A. 髂骨斜位；B. 泪滴位；C. 闭孔入口位。

三、螺钉规划

1. 螺钉规划应遵循的要求

(1)髂骨斜位：规划螺钉由髂前下棘向髂后上棘方向，躲避髋臼，在坐骨大切迹上方走行(图 4-9-4A)。

(2)泪滴位：规划螺钉的入点及出点均在泪滴形状内(图 4-9-4B)。

(3)闭孔入口位：规划螺钉由髂前下棘向髂后上棘方向，在髂骨内、外板之间(图 4-9-4C)。

2. 置入导针及螺钉时应注意充分分离软组织至骨面，使套筒抵住骨面，避免损伤股外侧皮神经(图 4-9-5、图 4-9-6)。

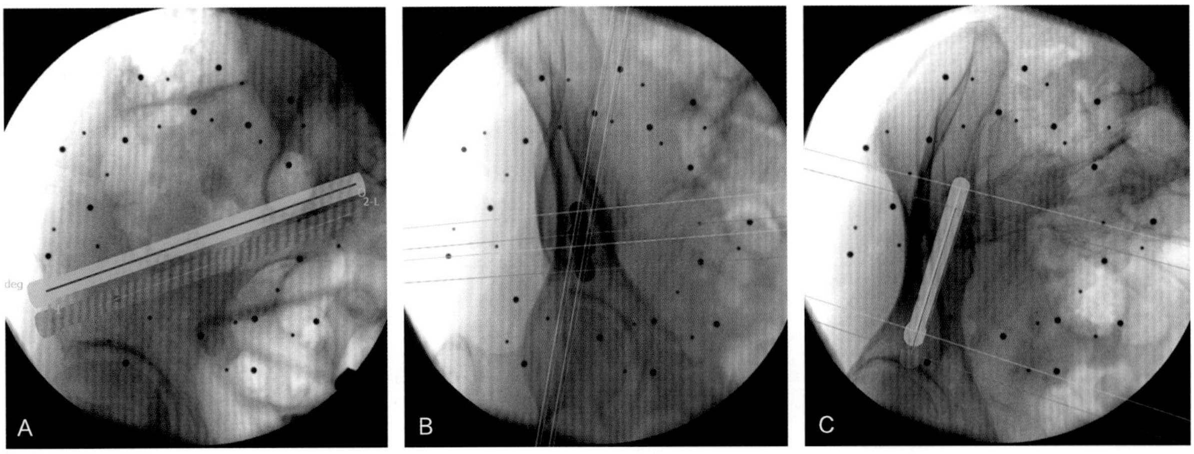

图 4-9-4　逆行 LC- Ⅱ螺钉规划界面
A. 髂骨斜位规划通道；B. 泪滴位规划通道；C. 闭孔入口位规划通道。

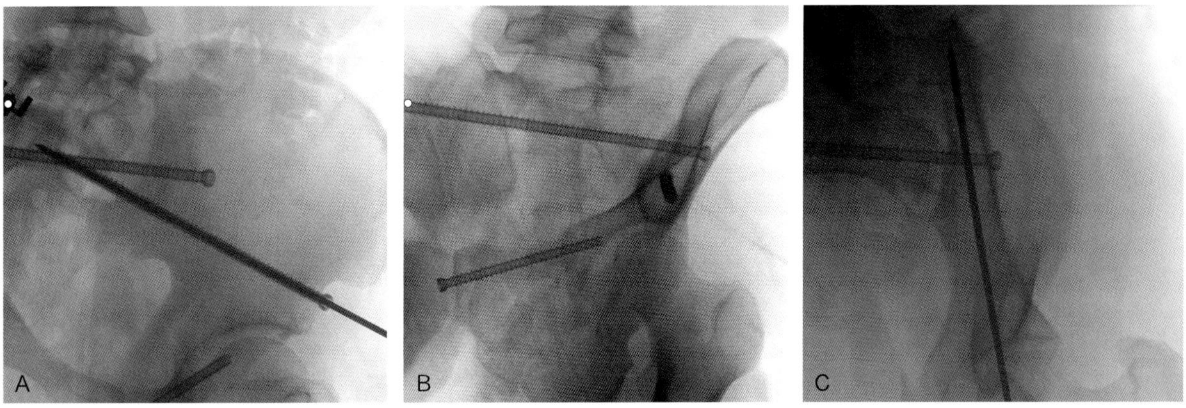

图 4-9-5　术中置入导针 X 线片

A. 髂骨斜位导针位置；B. 泪滴位导针位置；C. 闭孔入口位导针位置。

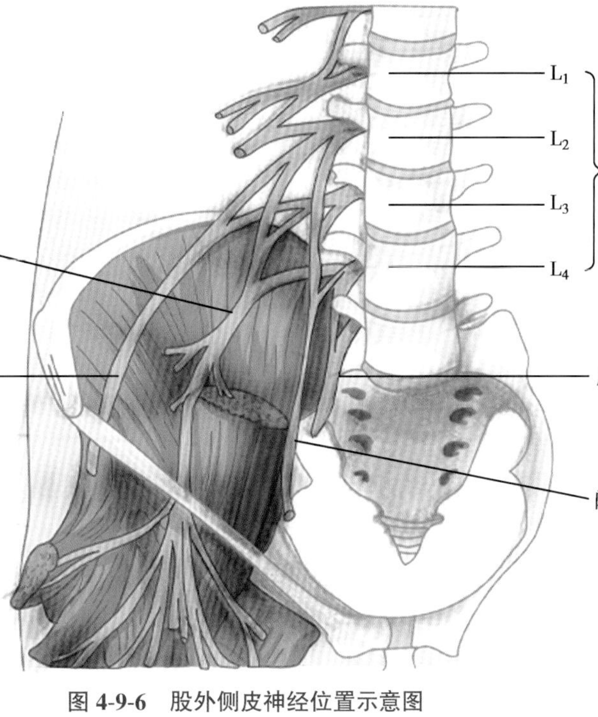

图 4-9-6　股外侧皮神经位置示意图

四、逆行髋臼上螺钉（LC-Ⅱ-S）典型病例

【基本情况】

患者男性，63 岁。

【主诉】

左髋摔伤后疼痛、活动受限 10 天。

【现病史】

该患者 10 天前摔伤左髋关节，伤后左侧髋关节疼痛、活动受限；就诊于当地医院，诊断为“左髋臼骨折”。后转入我院急诊，行相关检查后，以“左髋臼骨折”收入院。伤后无发冷发热，无恶心呕吐，无腹痛腹胀，饮食可，二便正常。

【入院诊断】

髋臼骨折(左)

【手术方式】

机器人辅助下髋臼骨折闭合复位螺钉内固定术

【手术用时】

1 小时 10 分

【术中出血量】

30ml

【手术经过】

麻醉满意后,患者取平卧位。常规消毒铺单。于右侧髂骨处安装患者跟踪器(patient tracker,PT)。机械臂于患侧床旁,安装机械臂无菌罩。

正确摆位:机器人于左侧,安装机械臂执行末端定位标尺,调整 C 臂于患侧髋部及定位标尺的适宜空间位置。获取包含定位标尺标记点的左侧髋臼术中 CT 图像,将图像传输至机器人工作站。根据患者骨折情况,规划 Magic、LC-Ⅱ、前柱通道螺钉,更换定位标尺为定位套筒。运行机械臂至皮肤切口,插入套筒,置入导针,拧入 Magic、LC-Ⅱ、前柱 3 枚螺钉。

术中拍片确认复位固定可靠。冲洗伤口,逐层缝合。清点纱布器械无误,无菌敷料包扎。术毕。

【术后诊断】

髋臼骨折(左)(图 4-9-7)

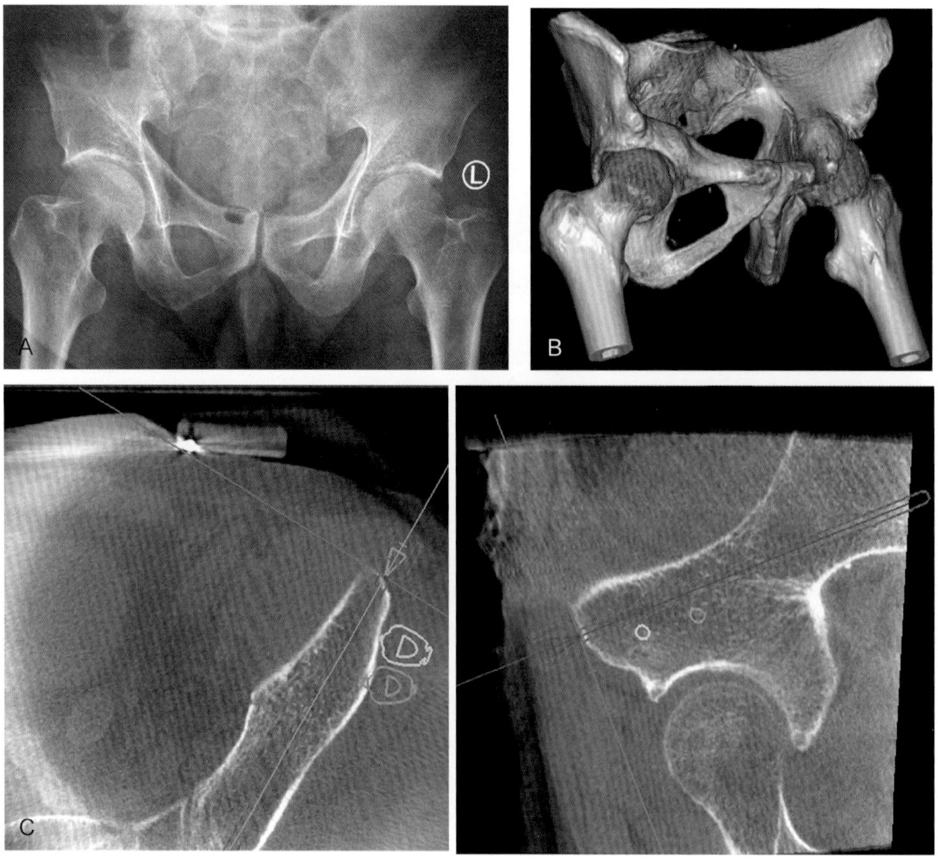

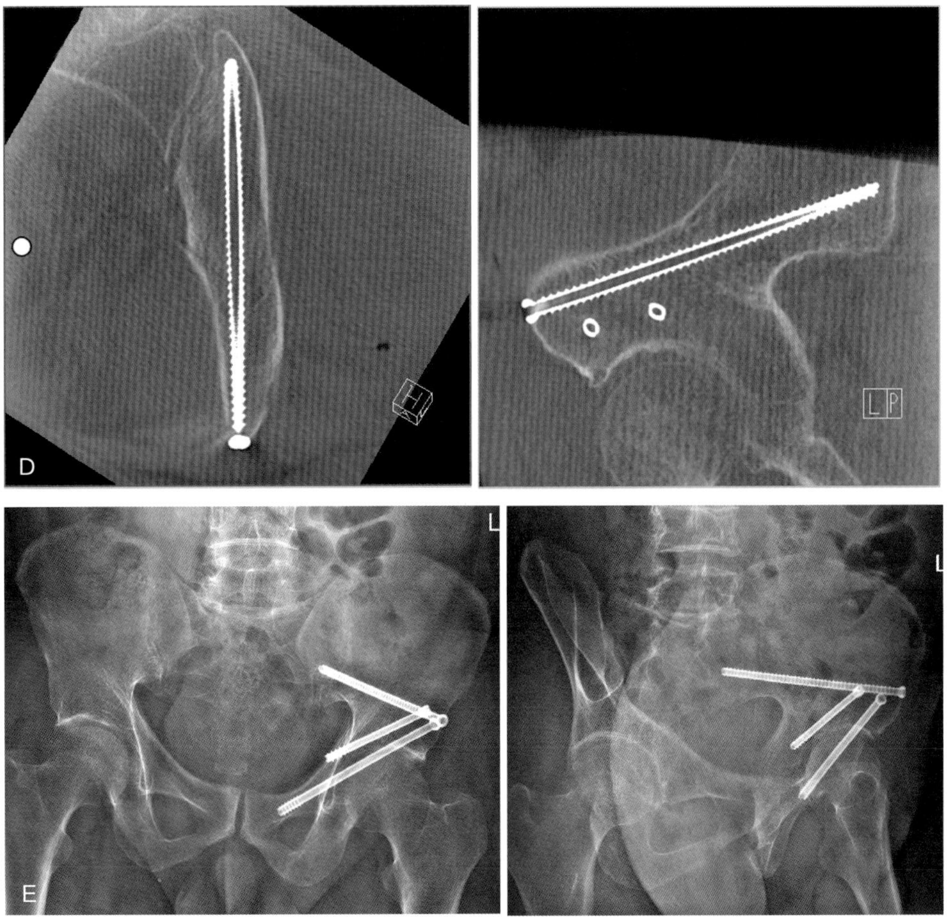

图 4-9-7　逆行髋臼上螺钉（LC-Ⅱ-S）典型病例
A. 术前骨盆正位 X 线片；B. 术前骨盆 CT 三维重建图像；C. 髋臼上螺钉规划界面；
D. 术中螺钉置入后 CT 图像；E. 术后骨盆 X 线片。

第十节　机器人辅助顺行髋臼上螺钉（LC-Ⅱ-S）内固定术

一、术前准备

1. 体位　患者取俯卧位。

2. 机器人摆位　机器人的主控台置于尾端，机械臂置于患侧偏头端，患者跟踪器固定于对侧髂前上棘并朝向尾端（图 4-10-1）。

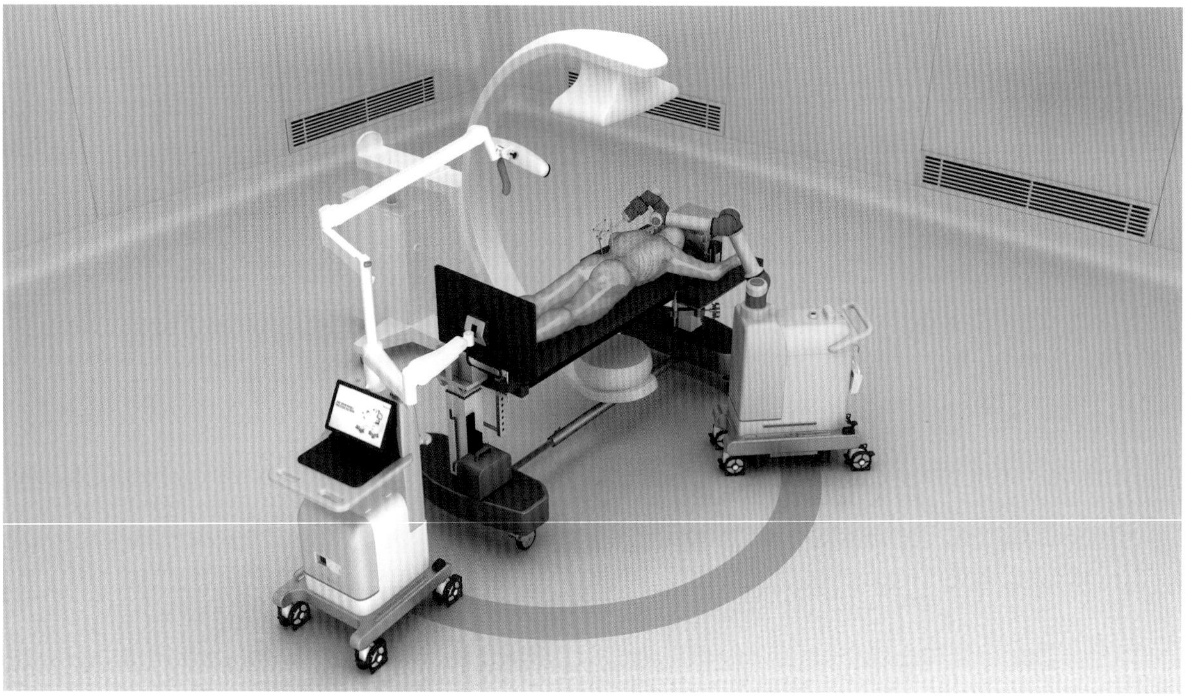

图 4-10-1　机器人辅助顺行髋臼上螺钉内固定设备摆位示意图

二、图像获取

采集图像与逆行置入方法一致。髂骨斜位必须包含髂后上棘，以清晰显示进针点；在俯卧位采集图像时，注意 C 臂在各个位置的角度变化。

三、螺钉规划

与髋臼上逆行螺钉位置相同，方向相反，即由髂后上棘向髂前下棘方向(图 4-10-2)。

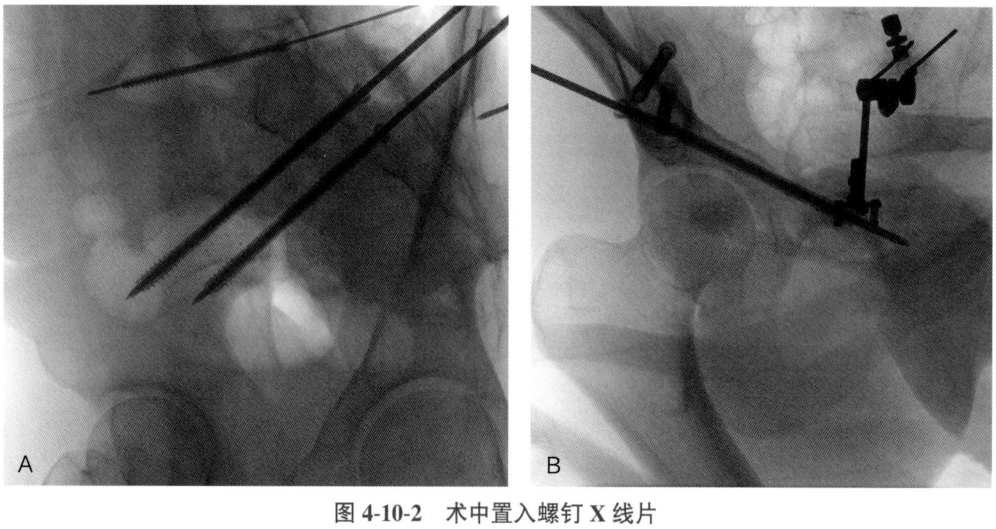

图 4-10-2　术中置入螺钉 X 线片

A. 髂骨斜位螺钉位置；B. 闭孔出口位螺钉位置。

第十一节　术后康复

一、术后0~2周康复方案

【康复目标】

减轻肿胀、缓解疼痛、预防并发症、独立坐起。

【具体康复方案】

1. 减轻肿胀　可采用抬高患肢、弹力绷带包扎、做轻柔的向心性按摩、踝泵运动等措施(应注意,如患肢肿胀明显或肿胀持续时间较长,必要时完善双下肢深静脉超声检查以及凝血功能检查,避免按摩揉搓下肢肌肉)。

2. 预防肌肉萎缩

(1)患侧下肢等长肌力训练

1)臀大肌等长肌力训练:患者取仰卧位,收紧臀部肌肉,每个动作持续10秒,每次做10~20个,每天3次。

2)臀中肌等长肌力训练:患者取仰卧位,治疗师在其大腿外侧施加阻力,患者做髋关节外展动作,但不引起关节运动,每个动作持续10秒,每次做10~20个,每天3次。

3)股四头肌等长肌力训练:患者取仰卧位,大腿绷紧使股四头肌隆起,每个动作持续5秒,每次做10~20个,每天3次。

(2)患侧下肢等张肌力训练

1)髋膝关节屈伸运动:患者取仰卧位,双脚在床面上来回滑动,做髋膝关节屈伸运动,每次做10个,每天3次。

2)髋关节内收外展运动:仰卧位,患者双脚在床面上滑动,做髋关节内收外展运动,每次做10个,每天3次。

3)髋关节内外旋运动:患者取仰卧位,双腿伸直做髋关节内外旋运动,每次做10个,每天3次。

4)踝关节屈伸运动:患者取仰卧位,踝关节做屈伸运动,每次做20个,每天3次。

(3)核心肌群稳定性训练

1)提肛、收腹,腰部下压床面,每个动作持续10秒,每次做10~20个,每天3次。

2)臀桥:仰卧位,患者双腿屈曲,双手双脚或双手抱胸双脚支撑于床面,慢慢抬起臀部,每个动作持续10秒,每次做10个,每天3次。

3. 改善关节活动度　早期由于疼痛肿胀等原因,主要采用被动关节活动范围训练,具体方法如下。

(1)髋关节屈曲:患者取仰卧位,患侧下肢屈髋屈膝,健侧下肢伸直。治疗者上方手放在膝关节上,下方手托住小腿，双手同时将大腿向腹侧滑动。

(2)旋转：患者取仰卧位，患侧下肢分别屈髋，屈膝 90°，健侧下肢伸直。治疗者上方手放在髌骨上，下方手握住足跟。内旋时，上方手向内摆动大腿，下方手向外摆动小腿；外旋时，上方手向外摆动大腿，下方手向内摆动小腿。

(3)内收内旋：患者取仰卧位，患侧下肢屈髋屈膝，健侧下肢伸直。治疗者上方手放在患侧髋部，下方手放在患侧膝盖外侧将大腿向对侧髋部方向摆动。

(4)外展外旋：患者取仰卧位，患侧下肢屈髋屈膝，脚放在对侧膝关节上。治疗者上方手放在对侧骨盆上，下方手放在患侧膝关节将膝关节向下摆动。针对髋关节的被动生理运动手法治疗，每次达到患侧的疼痛点即可，停留 5 秒，每次做 15 个为宜。每次治疗关节活动度的总治疗时间为每次 15 分钟左右，每日 3 次。

在患者疼痛可耐受的情况下，可逐步过渡到主动 - 辅助关节活动度训练，即在进行被动生理运动的同时，让患者肌肉全程参与收缩。

患侧下肢相邻膝关节与踝关节活动不受任何影响，应每天比照健侧肢体，进行全范围的主动活动。

4. 物理治疗　可予经皮神经电刺激、红外偏振光疗法等缓解术后伤口疼痛；予冷疗改善术后肿痛；予正负压疗法预防术后下肢深静脉血栓形成。

5. 日常生活活动能力训练　予侧向转移、床上翻身、翻身坐起的动作训练，提高日常生活活动能力。

6. 坐位平衡训练　对于可床旁坐起的患者，应进行坐位平衡训练，训练时注意保护患者，从 1 级坐位平衡训练逐步过渡至 3 级坐位平衡训练。

二、术后 3~6 周康复方案

【康复目标】

巩固第一阶段训练效果、预防并发症、站立位部分负重、拄双拐步行。

【具体康复方案】

1. 改善关节活动度　根据患者疼痛及关节活动度改善情况，继续髋关节被动关节活动度训练，并可开始介入牵伸训练，即在关节的终末端持续拉伸，由第一阶段的 10 秒，延长至 2 分钟，每次重复 5 组，每天 3 次。

2. 提高下肢肌力　根据患者肌力恢复情况采取适合的肌力训练方案，对于肌力 1~2 级的患者，继续上一阶段肌力训练方案。肌力在 3 级以上患者，可进行以下训练。

(1)患者站立位双手扶稳，健侧腿支撑，做患侧髋关节屈曲、伸展、外展和内收全范围运动，每方向做 10 个，每天 3 次。

(2)髋关节内外旋运动：患者坐于床边，双腿自然下垂，做患侧髋关节全范围主动内外旋运动，每次做 10 个，每天 3 次。

(3)患侧膝关节屈伸运动：患者坐于床边，双腿自然下垂，将患侧腿踢平，使膝关节保持平直，持续 5

秒，每次做20个，每天3次。继续核心肌群训练，方法同前，根据患者肌力恢复情况，可逐渐增加训练强度和训练量。

3. 站立部分负重练习　站立训练前，对于长期卧床的患者，为预防直立性低血压症状（症状有头晕、恶心、血压下降、面色苍白、出冷汗、心动过速变弱等），可利用起立床逐渐倾斜直至直立的方法，使患者达到站立状态。对于内固定稳定的骶髂关节螺钉内固定术后患者，术后2周可开始重心转移训练，在患者疼痛可耐受下进行，逐步增加患肢负荷量。

4. 日常生活活动能力训练　予患者坐-站转移、床椅转移训练，提高患者日常生活活动能力。

5. 平衡功能训练　对于上一阶段坐位平衡未达到3级者，继续上一阶段训练；对于完成坐站转移的患者，进行站立平衡训练，从站立1级平衡训练逐步过渡至2级。

6. 步行训练　内固定稳定的骶髂关节螺钉内固定术后患者，可在患者站立平衡达到2级以上的基础上，可在助行器、腋杖、手杖等辅助器的辅助下进行步行训练，可通过踩地秤的方式进行患肢负重量的控制，远距离行走建议使用轮椅代步，必要时予普通轮椅使用训练，主要包括平地前进驱动训练、方向转换和旋转训练、抬前轮训练。

三、术后7~12周康复方案

【康复目标】

达到髋关节全范围活动、下肢肌力达到4级、行走训练、独立完成日常生活活动、预防跌倒。

【具体康复措施】

1. 改善关节活动度　对于关节活动度已经恢复绝大部分，仅丢失终末端时，训练过程中更加强调终末端的牵拉过程。在进行了如上的关节被动活动，终末端停留时间可延长至每次10分钟，每天3次，以便充分拉伸关节囊及周围肌肉，然后进行主动肌肉发力下的关节活动度练习，巩固角度。并可根据患者关节活动范围受限的程度采用被动附属运动，其具体方法如下。

（1）长轴牵引：患者取仰卧位，下肢取中立位，双手抓握床头，以固定身体。治疗者面向患者，双手握住患者所需牵引的大腿近膝关节处，并用靠近患侧的上肢腋下，夹持患者患侧小腿踝关节处。双手同时用力，身体后倾，将股骨沿长轴向足部牵拉。

（2）后前向滑动：患者健侧卧位，患侧下肢屈髋屈膝，两膝之间放一枕头，使上方下肢保持水平。治疗者站在患者身后，双手拇指放在大腿近端后外侧，相当于股骨大转子处，其余四指放在大腿前面用力将股骨向腹侧推动。针对髋关节的被动附属运动手法治疗应该缓慢进行，终末端停留10秒，以15次为宜。

2. 提高下肢肌力　继续上一阶段肌力训练，方法同前，根据患者肌力和耐力的恢复，逐步增加训练强度和训练量。

3. 步行、上下楼梯训练　根据患者影像学复查骨折愈合情况以及康复进程，进行双拐步行训练、单拐步行训练或独立步行训练指导，逐步提高行走功能，并根据患者患侧下肢肌力恢复情况，可开始进行上下楼梯训练。其原则是：上楼梯时健腿先上，下楼梯时患腿先下，治疗师可在受伤侧给予适当的帮助指导。其具体方法如下：患者上楼梯时，健足踏在台阶上，将患足上一台阶，使健足与患足在同一台阶上，站稳后再重复上述动作；下楼梯时，患足先踏在下一阶台阶上，健足跟上，站稳后再重复上述动作。根据患者体力和患侧股四头肌力量等情况，酌情增加运动次数和时间，在患者肌力进一步改善的基础上，可进行连续上下楼梯练习。

4. 平衡功能训练　加强站立位平衡训练，从静态平衡逐步过渡至动态平衡，逐步增加平衡训练的复杂度，可配合平衡仪、平衡板训练，达到站立位动态 3 级平衡。

四、术后 13~24 周康复方案

【康复目标】

达到髋关节全范围活动、下肢肌力达到 5 级、独立上下楼、恢复耐力、恢复正常步态、恢复身体协调性、预防跌倒。

【具体康复措施】

1. 恢复关节活动度　对于还未完全恢复的患者，提示髋关节周围持续存在粘连和挛缩，治疗方法同上一个阶段，针对受累的运动方向，进行相应的关节牵伸训练，每次牵伸维持 15 分钟，每天 3 次，牵伸结束后，鼓励患者进行主动活动，以维持获得的牵伸角度。

2. 提高下肢肌力　进行患侧下肢抗阻肌力训练，具体方法如下。

(1) 髂腰肌：患者取端坐位，在大腿远端即膝关节上方施加阻力，令患者进行屈髋动作，阻力方向与运动方向相反。训练时控制大腿外展外旋，应从正前方做屈髋训练。

(2) 臀大肌：患者取站立位，膝关节伸直，在踝关节上方施加阻力，做髋关节伸展动作，阻力方向与运动方向相反。训练时，避免躯干前倾。

(3) 臀中肌：患者取健侧卧位，患侧在上，患侧膝关节伸直，在踝关节上方施加阻力，做髋关节外展动作，阻力方向与运动方向相反。训练时，避免髋关节屈曲、大腿外旋，应将大腿置于内外旋中立位后，再进行外展动作。

(4) 内收肌：患者取站立位，膝关节伸直，在踝关节上方施加阻力，做髋关节内收动作，阻力方向与运动方向相反。训练时，避免躯干侧屈。

(5) 髋关节外旋肌群：患者取端坐位，在踝关节上方施加阻力，做髋关节外旋动作，阻力方向与运动方向相反。训练时，避免躯干侧屈、髋关节屈曲外展。

(6) 髋关节内旋肌群：患者取端坐位，在踝关节上方施加阻力，做髋关节内旋动作，阻力方向与运动方向相反。训练时，避免躯干侧屈、髋关节后伸。

(7) 腓肠肌：患者取站立位，双腿做提踵动作，每次做 20 个，每天 3 次。股四头肌、腘绳肌、胫前肌的抗阻肌力训练方法同前。

3. 加强核心肌群训练

(1) 仰卧核心卷腹：患者取仰卧位，双侧下肢微曲，双手抱胸，收紧腹肌，令上半身卷起，仅使肩胛骨离开床面，中下背部和髋部保持不动。每次做 10 个，每天 3 次。

(2) 单侧臀桥：患者取仰卧位，一侧腿屈曲，支撑于床面，慢慢抬起臀部，保持平衡，每个动作持续 10 秒，每次做 10 个，每天 3 次。

(3)俯卧位平板支撑：患者取俯卧位，双肘支撑与肩同宽，双脚并拢支撑，腹部回收，身体和地面平行，保持尽可能长的时间。若不能完成，可改为双膝支撑。

(4)侧卧位平板支撑：患者取患侧侧卧位，上肢屈肘支撑，下肢足部支撑，臀部收紧，使躯干和下肢保持在同一直线上，保持尽可能长的时间。若不能完成，可改为膝部支撑。

4. 有氧训练　可进行慢走、快走、慢跑、骑车、游泳等运动形式，对于容易疲劳的患者可采取间歇运动形式。

5. 步行训练　完全独立步行，根据患者存在的步态异常模式行针对性训练，矫正异常步态。

6. 平衡功能、本体感觉训练　进行髋关节、踝关节的平衡训练和本体感觉训练，预防跌倒。可行单腿站立平衡训练，单腿站立同时头部旋转训练，单腿站立且上肢、头部和眼睛的同时运动的训练。患者下肢单腿站立时健侧下肢晃动的方法(先屈曲、伸展，后外展、内收；逐渐增加晃动的速度和范围)，训练时加强患者安全教育，特别要注意患者穿软底、平跟、合脚的鞋。

参考文献

[1] 赵春鹏，王军强，苏永刚，等. 机器人辅助经皮螺钉内固定治疗骨盆和髋臼骨折 [J]. 北京大学学报 (医学版), 2017, 49 (2): 274-280.

[2] 王军强，赵春鹏，韩巍，等. 基于损伤控制理论结合骨科机器人微创手术治疗合并骨盆骨折的多发伤 [J]. 中华创伤骨科杂志，2017, 19 (4): 293-298.

[3] 赵春鹏，王军强，苏永刚，等. 计算机导航辅助下髋臼骨折的微创治疗 [J]. 中华创伤骨科杂志，2011, 13 (12): 1116-1120.

[4] WONG, JAMES MIN-LEONG, BEWSHER, SAM, YEW, JIELIN, et al. Fluoroscopically assisted computer navigation enables accurate percutaneous screw placement for pelvic and acetabular fracture fixation [J]. Injury, 2015, 46 (6): 1064-1068.

[5] 洪石，吴征杰，李雪，等. 骨科机器人辅助下经皮螺钉内固定治疗骨盆与髋臼骨折 [J]. 中华创伤骨科杂志，2019, 21 (1): 16-21.

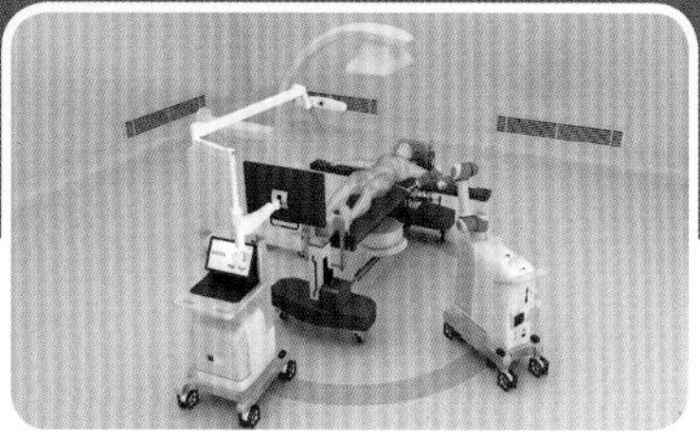

第五章　股骨颈骨折手术技术

第一节　股骨颈骨折空心螺钉内固定术

一、股骨颈骨折概述

（一）股骨颈应用解剖

1. 骨性解剖　股骨颈指的是股骨头下外侧的狭细部分（图 5-1-1）。在冠状面，股骨颈长轴线与股骨干纵轴线之间的夹角称颈干角，正常值为 110°~140°，平均为 127°。若该角度小于 110°，则为髋内翻，股骨颈承受的剪切力将随着角度的减小而增加；若该角度大于 140°，则为髋外翻，股骨颈承受的压力将随着角度的增加而增大（图 5-1-2）。在轴位上，股骨颈轴线与股骨冠状面所形成的夹角称前倾角，成人在 12°~15° 之间（图 5-1-3）。

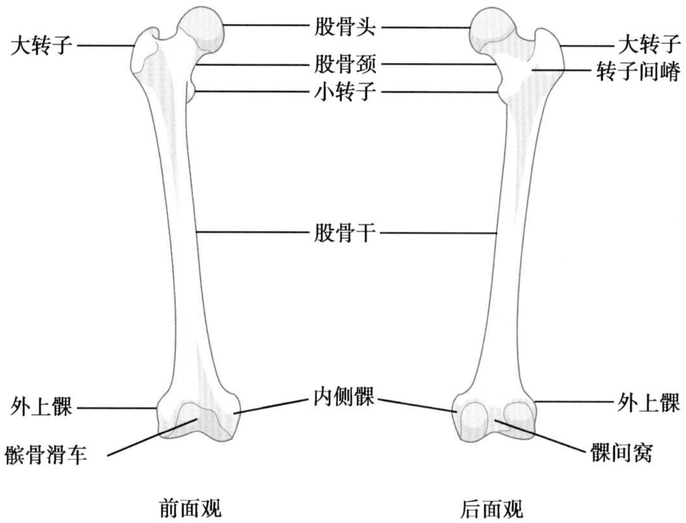

图 5-1-1　股骨颈解剖

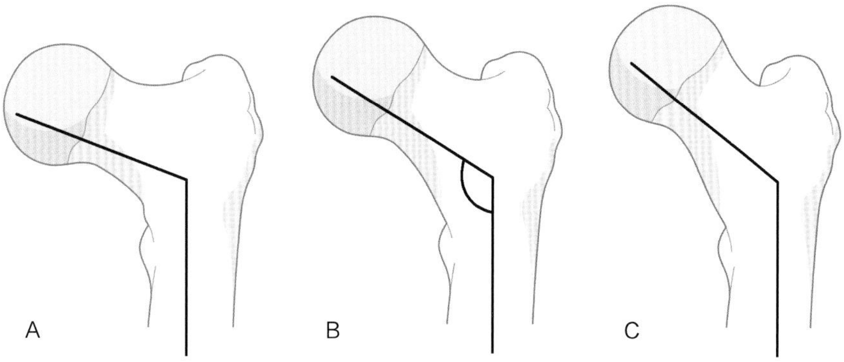

图 5-1-2　颈干角

A. 髋内翻(颈干角<110°); B. 正常颈干角(110°~140°); C. 髋外翻(颈干角>140°)。

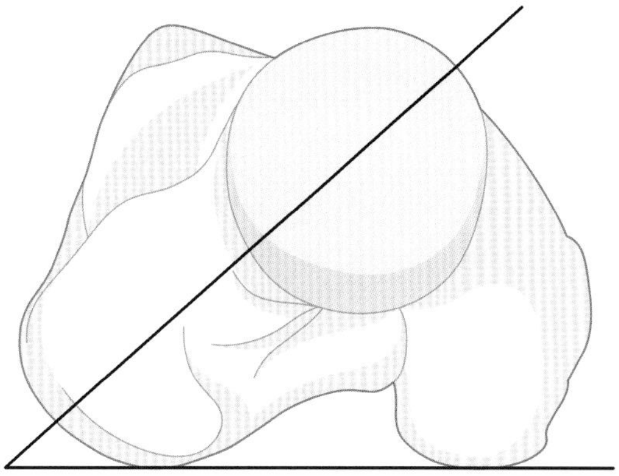

图 5-1-3　前倾角(12°~15°)

2. 骨小梁结构　骨皮质在松质骨内的延伸部分,称为骨小梁(图 5-1-4)。

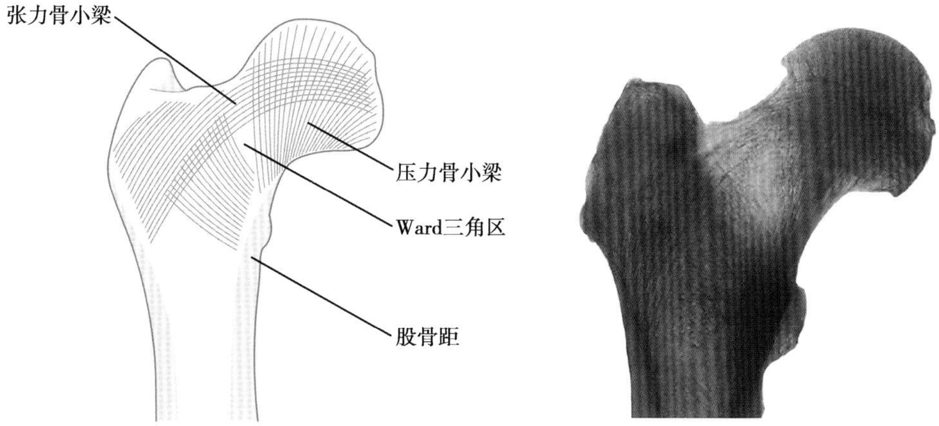

图 5-1-4　骨小梁

(1)压力骨小梁:又称为垂直骨小梁,起自股骨干上端内侧和股骨颈下面骨皮质,向股骨颈上方呈放射状分布,止于股骨头外上方 1/4 的软骨下方,具有适应压力的作用。

(2)张力骨小梁:又称为水平骨小梁,起自股骨干外侧骨皮质,沿股骨颈外侧上行与内侧骨小梁系统交叉,止于股骨头内下方 1/4 的软骨下方,具有适应张力的作用。

(3)Ward 三角区:在股骨颈前后壁,为压力骨小梁与张力骨小梁在交叉区域形成的一个缺乏骨小梁的三角形脆弱地带。老年性骨质疏松症时,该处仅有脂肪充填,是股骨颈骨折的好发部位。

(4)股骨距：股骨颈与股骨干连接的内后方形成的致密纵向骨板，是股骨颈悬臂梁结构的支点和受力最大的地方。

3. 股骨颈的血液供应(图 5-1-5)

(1)关节囊外动脉环：由后方旋股内侧动脉和前方旋股外侧动脉组成，两者均发自股深动脉。

(2)颈升动脉：又称支持带动脉，由囊外动脉环发出，包括前、后、内、外四组。旋股内侧动脉发出骺外侧动脉、干骺端上侧动脉和干骺端下侧动脉进入股骨头，其中骺外侧动脉是股骨头主要的血供来源；旋股外侧动脉供应股骨头小部分血液循环。旋股内侧动脉损伤是造成股骨头坏死的主要原因。

(3)圆韧带动脉：发自闭孔动脉，仅营养股骨头凹附近的小片区域。

(4)股骨干滋养动脉升支：由股骨干中部进入，对股骨头营养供应作用甚微。

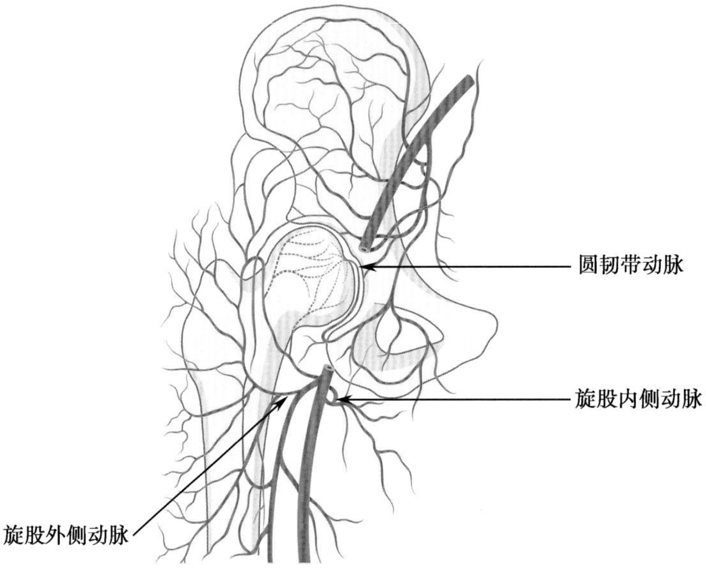

图 5-1-5　股骨颈的血液供应

(二)股骨颈骨折分型

1. 按骨折线方向分型　根据骨折线与股骨干垂直线所形成的夹角(Pauwels 角)分为 3 型(图 5-1-6)。

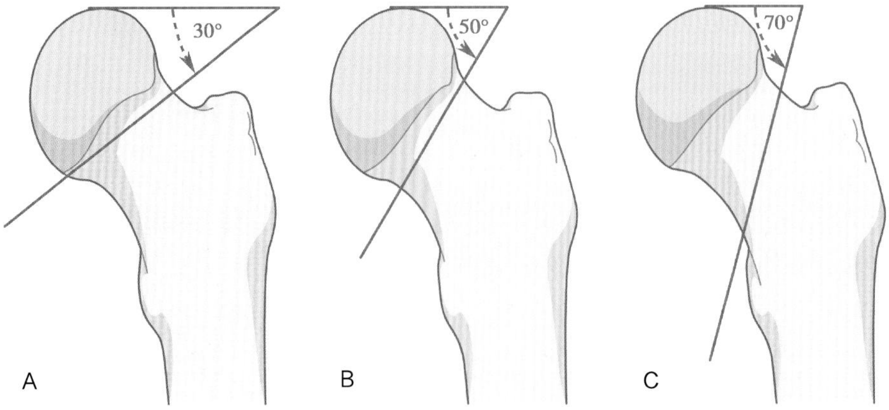

图 5-1-6　按骨折线方向分型

A. Ⅰ型(Pauwels 角<30°); B. Ⅱ型(Pauwels 角 30°~50°); C. Ⅲ型(Pauwels 角>50°)。

Ⅰ型：Pauwels 角<30°，稳定型骨折，为外展型；

Ⅱ型：Pauwels 角 30°~50°，骨折较为稳定；

Ⅲ型：Pauwels 角>50°，不稳定型骨折，为内收型。

随着 Pauwels 角增大，骨折端接触面越小，所遭受的剪切力越大，骨折越不稳定。

2. 按骨折线部位分型　根据骨折线的位置分为 3 型(图 5-1-7，图 5-1-8)。

头下型：骨折线靠近股骨头下方，血供破坏严重，导致股骨头坏死的概率较高。

经颈型：骨折线位于股骨颈中部，血供破坏程度较前者轻。

基底型：骨折线靠近转子间，属于囊外骨折，对股骨颈的血供破坏轻，骨折容易愈合。

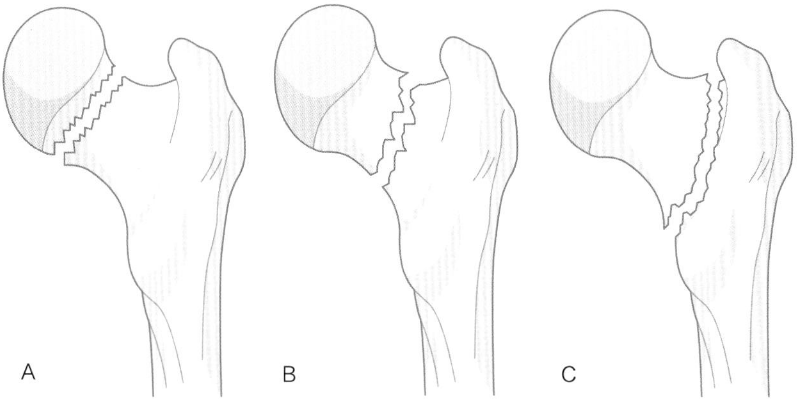

图 5-1-7　按骨折线部位分型

A. 头下型；B. 经颈型；C. 基底型。

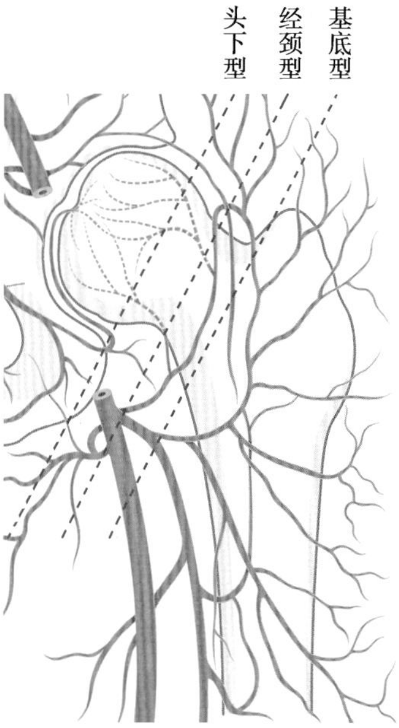

图 5-1-8　按骨折线部位分型

3. 按骨折移位程度分型　根据髋关节正位 X 线片上骨折移位的程度分为 4 型，即 Garden 分型(图 5-1-9。图 5-1-10)。

Ⅰ型：不完全骨折。

Ⅱ型：完全骨折，无移位。

Ⅲ型：完全骨折，部分移位。

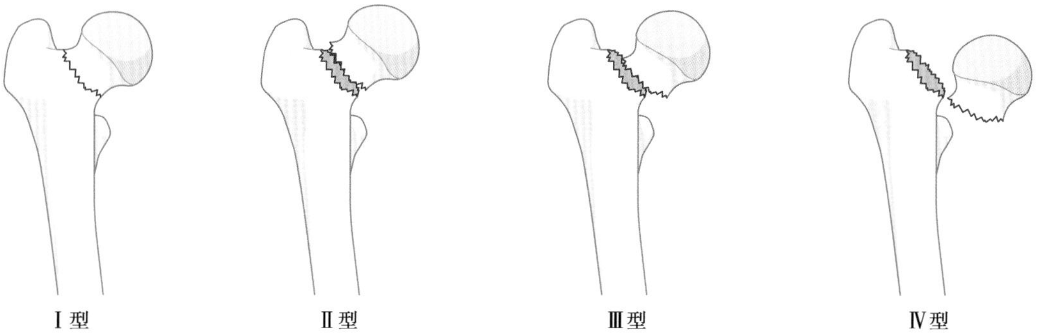

图 5-1-9　Garden 分型示意图

Ⅳ型：完全骨折，完全移位。

Ⅰ、Ⅱ型骨折损伤程度较小，属于稳定型骨折；Ⅲ、Ⅳ型骨折损伤较大，属于不稳定骨折。Garden分型可以大体估计骨折预后，是临床上最常用的股骨颈骨折分型系统。

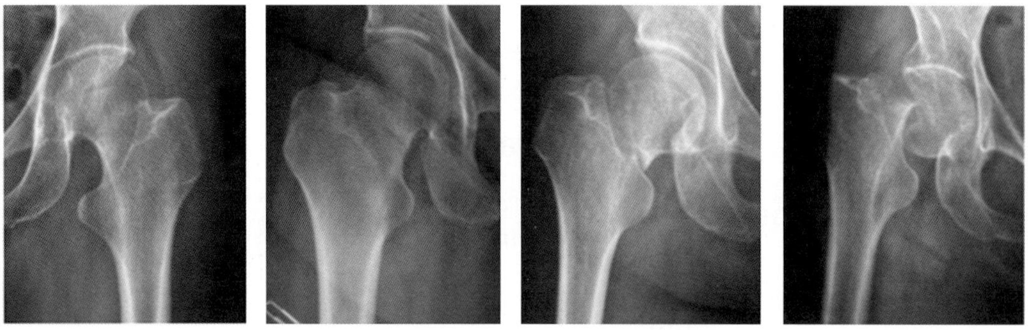

图 5-1-10　Garden 分型 X 线片表现

（三）股骨颈骨折的治疗原则

股骨颈骨折的治疗方案，应根据骨折部位、骨折移位程度、患者年龄及身体状况等综合决定。保守治疗容易导致肺炎、压疮、下肢深静脉血栓形成等并发症，一般仅适用于全身情况较差，无法耐受手术的患者。

无移位型骨折（Garden Ⅰ、Ⅱ型）应首选内固定，如经皮空心拉力螺钉内固定或髋钢板螺钉系统内固定，如动力髋螺钉（dynamic hip screws，DHS）、股骨颈动力交叉螺钉系统（femoral neck system，FNS）（图 5-1-11）。

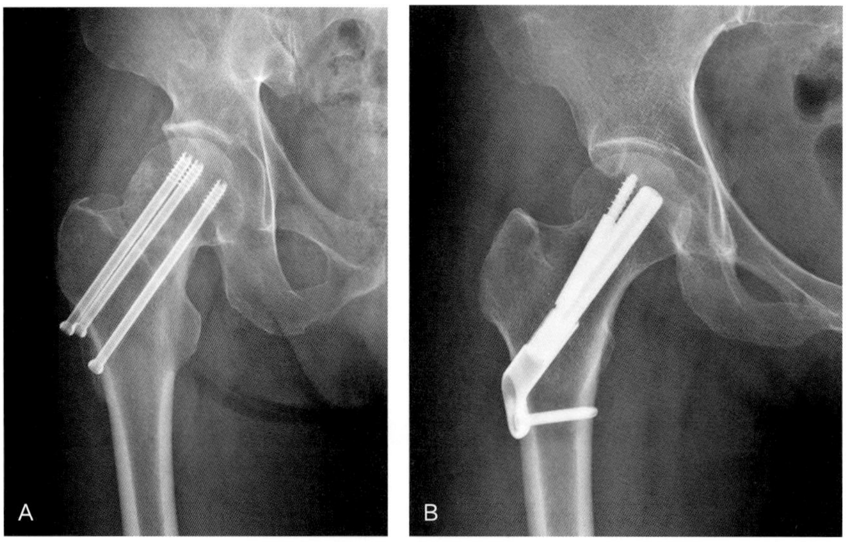

图 5-1-11　股骨颈无移位骨折固定术后正位 X 线片

A. 经皮空心拉力螺钉内固定术后；B. FNS 内固定术后。

移位的股骨颈骨折（Garden Ⅲ、Ⅳ型）：如果患者年龄<65 岁，髋关节良好，应首选闭合复位内固定。闭合复位失败者，则需切开复位。对于年龄≥65 岁的患者，首选人工髋关节置换术（图 5-1-12）。

经皮空心拉力螺钉内固定为临床最常用的股骨颈骨折内固定方式。3 枚空心螺钉理想的置入位置应尽量满足以下条件：①三角形平行放置，偏差不超过 10°；尽量分散，靠近骨皮质；②空心钉螺纹超过骨折线；③螺钉尖端到达股骨头软骨下 5mm 左右（图 5-1-13）。倒三角螺钉排列具有以下优势：对抗张应力的作用优于上方仅 1 枚螺钉的正三角排列方式；可使再骨折的负荷提升约 45%；骨折不愈合与转子下骨折发生率更低（图 5-1-14）。

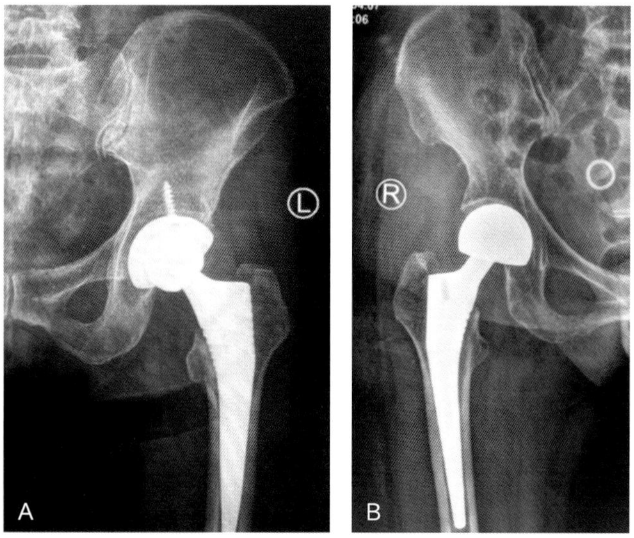

图 5-1-12　人工髋关节置换术后 X 线片

A. 全髋关节；B. 半髋关节。

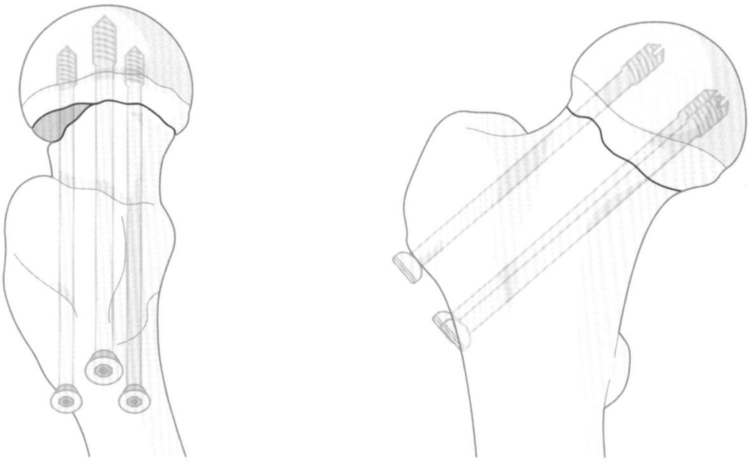

图 5-1-13　螺钉理想位置

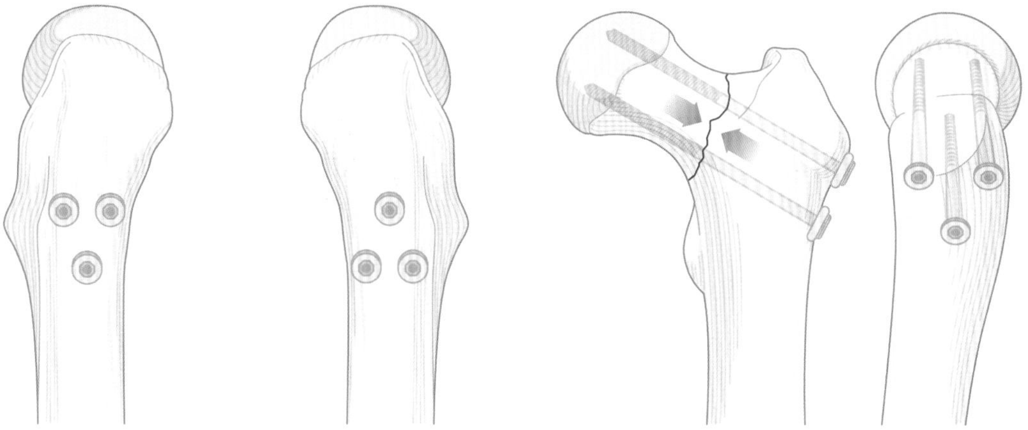

图 5-1-14　螺钉排列方式

二、机器人辅助股骨颈骨折空心螺钉内固定术

（一）术前准备

1. 体位　患者平卧于下肢牵引床，双足固定于脚踏板上，牵引固定患肢，健侧下肢外展并屈膝屈髋；

2. C 臂位置　C 臂置于两腿之间，要求图像采集器与患肢轴线呈 40°；

3. 机器人摆位　机器人的主控台置于患者头侧或尾侧，机械臂置于患肢一侧，距离床边 20~30cm，与患肢呈 90°；

4. 跟踪器　患者跟踪器固定于同侧髂前上棘或同侧股骨远端并朝向头侧或尾侧；

机器人放置的位置应不影响 C 臂采集图像，机械臂与患者跟踪器应遵循就近原则和可追踪原则。骨折端如需复位操作，应先进行复位并临时固定，再进行机器人定位（图 5-1-15）。

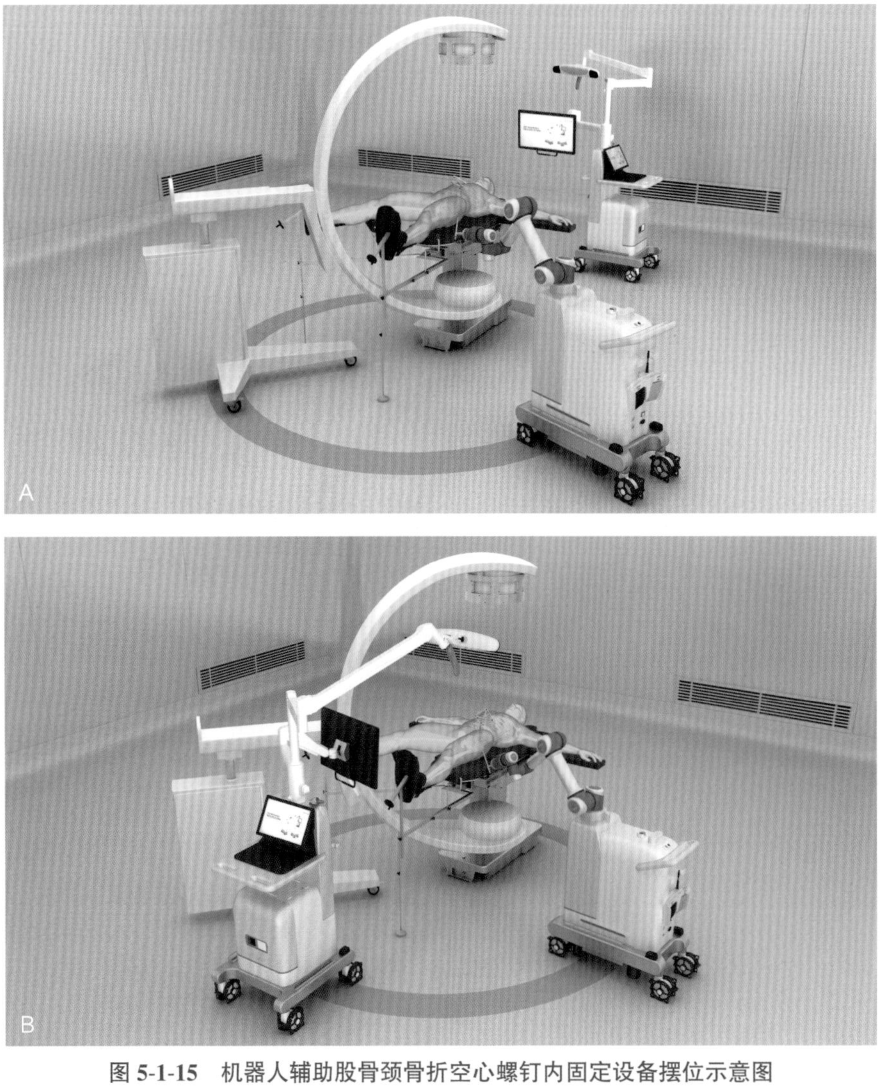

图 5-1-15　机器人辅助股骨颈骨折空心螺钉内固定设备摆位示意图
A. 主控台车位于患者头侧；B. 主控台车位于患者尾侧。

（二）摆位原则

1. 就近原则　机械臂置于靠近患侧或手术侧的位置；患者跟踪器牢牢固定于手术区附近骨性结构，且不影响机械臂定位运动。

2. 可视原则　患者跟踪器与机械臂（或影像设备跟踪器）应处于光学相机的可视范围内。

3. 无菌原则　机械臂与主控台触控屏进入术区前须用一次性无菌膜完全包裹。

4. 便利原则　机械臂机身和各关节臂避免处于引导器定位方向上，以保证便于术者进行置钉操作；主控台不影响麻醉设备操作，且尽量靠近 C 臂主控台，以简化手术室布线。

（三）图像获取与配准

采集股骨颈正、侧位图像，图像要求包含术区全部骨性结构及解剖要素，骨性通道连续且完整（图 5-1-16）。机器人定位标记点清晰呈现于透视图像中，使用标尺时，10 个标记点均清晰可见。光学相机同时识别并捕捉患者跟踪器及 C 臂跟踪器（或机械臂跟踪器）的空间位置信息。

1. 股骨颈正位　即 C 臂 0° 位，完全显示髋关节及股骨近端，将股骨颈基底显示在图像中心，要求髋关节内旋 12°~15° 以抵消前倾角，显示股骨颈最长轴（图 5-1-17）。

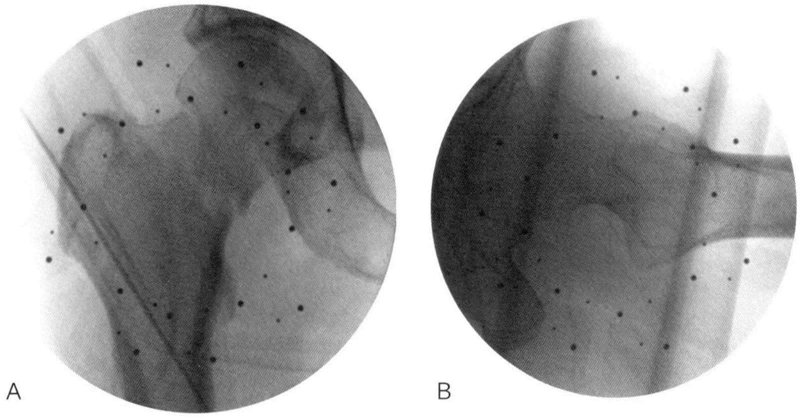

图 5-1-16　获取的图像

A. 股骨颈正位 X 线片（规划界面左侧）；B. 股骨颈侧位 X 线片（规划界面右侧）。

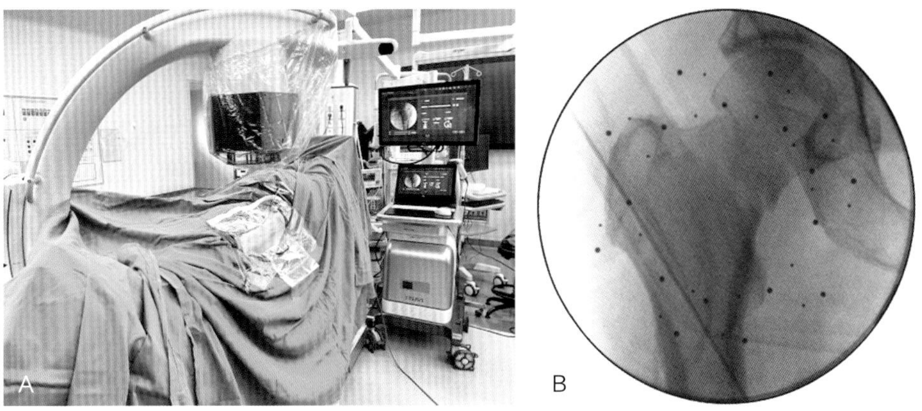

图 5-1-17　股骨颈正位时图像采集要点

A. 采集股骨颈正位时设备摆放示意图；B. 股骨颈正位标准透视图像。

2. 股骨颈侧位　即C臂90°位，完全显示髋关节及股骨近端，将股骨大转子显示在图像中心，要求图像采集器与患肢长轴呈40°，显示股骨颈最长轴（图5-1-18）。

3. 图像传输　获取的图像采用每拍摄一张即上传的方式，保证患者跟踪器和C臂跟踪器同时在光学相机的可视范围内，且光学相机保持稳定。

4. 图像配准　采集并传输图像完成后，点击下一步，系统将对图像进行自动配准。

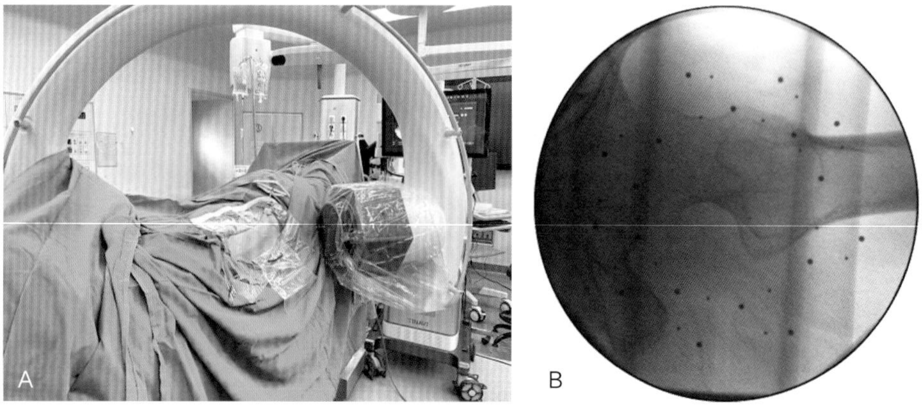

图5-1-18　股骨颈侧位时图像采集要点

A. 采集股骨颈侧位时设备摆放示意图；B. 股骨颈侧位标准透视图像。

（四）术中通道规划

1. 规划要点　图像配准后即进入规划界面（图5-1-19）。

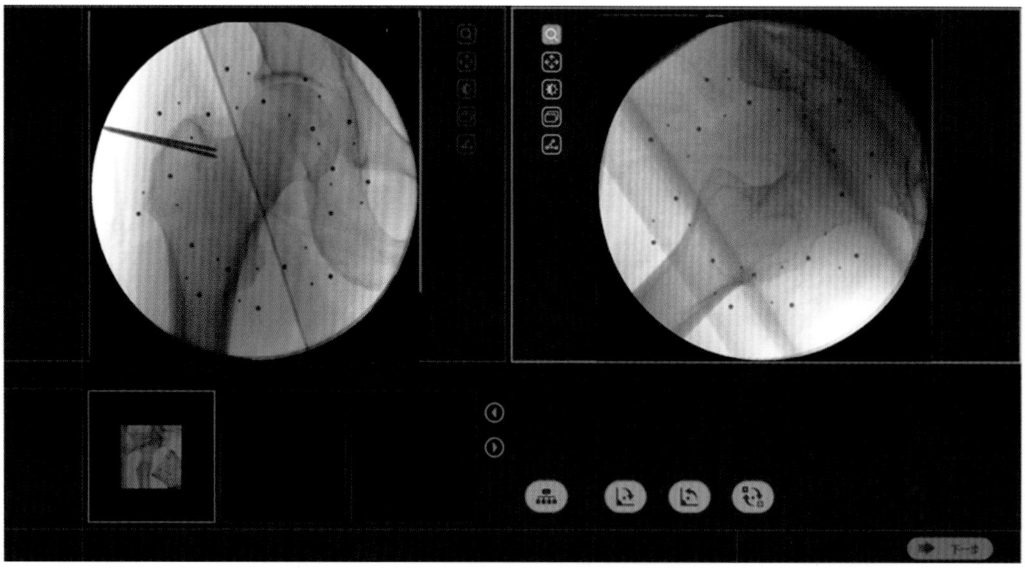

图5-1-19　股骨颈空心螺钉规划界面

（1）股骨颈正位：螺钉1应起于小转子水平的股骨外侧皮质，沿股骨颈轴线方向，位置贴近股骨颈下方皮质，止于股骨头软骨下5mm；螺钉2应起于股骨外侧皮质，方向与螺钉1平行，位于股骨颈中上2/3位置，止于股骨头软骨下5mm；螺钉3应与螺钉2方向相同，位置相近，但避免完全重叠

(图 5-1-20)。

(2)股骨颈侧位：螺钉 1 应沿股骨颈轴线方向，位于股骨颈中间；螺钉 2 方向同螺钉 1，位置贴近股骨颈前方皮质；螺钉 3 方向同螺钉 1，位置贴近股骨颈后方皮质(图 5-1-21)。

2. 规划注意事项

(1)正位图像规划确定螺钉入点和出点的位置，侧位图像规划螺钉的长度(图 5-1-22)。

(2)注意螺钉位置符合最佳力学分布，理想位置为平行、贴边、倒三角(图 5-1-23)。

(3)根据临床经验，前方螺钉容易从股骨头穿出，后方螺钉容易从股骨颈皮质穿出，规划螺钉时注意避免。

(4)根据骨折形态和复位情况规划螺钉分布。

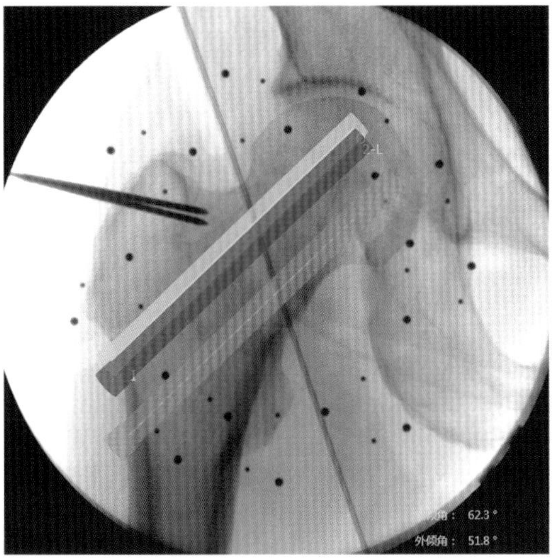

图 5-1-20　正位时股骨颈 3 枚平行螺钉的规划
红色：螺钉 1；蓝色：螺钉 2；绿色：螺钉 3。

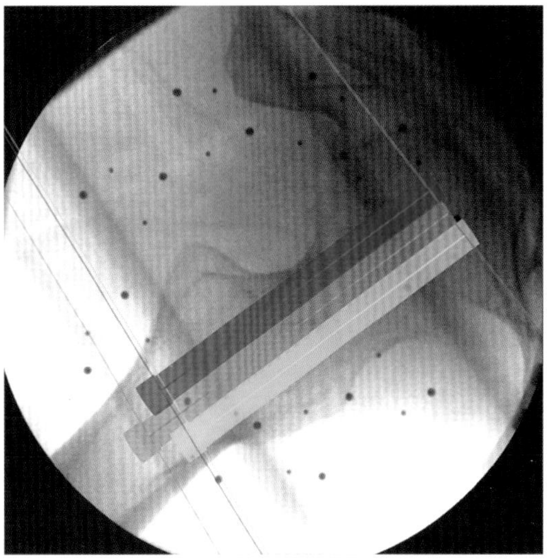

图 5-1-21　侧位时股骨颈 3 枚平行螺钉的规划
红色：螺钉 1；蓝色：螺钉 2；绿色：螺钉 3。

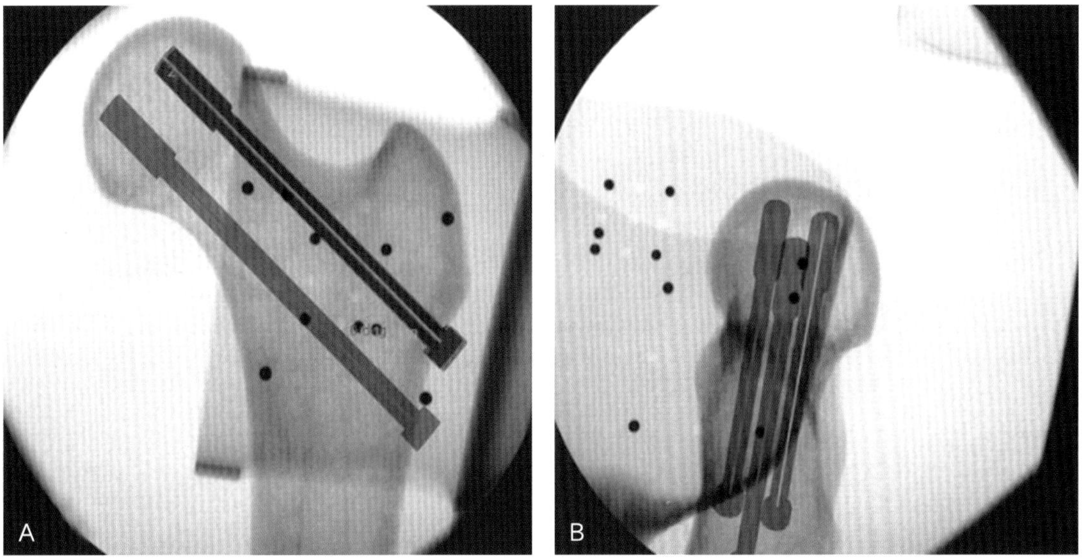

图 5-1-22　股骨颈正侧位规划螺钉的长度
A. 股骨颈正位 X 线片；B. 股骨颈侧位 X 线片。

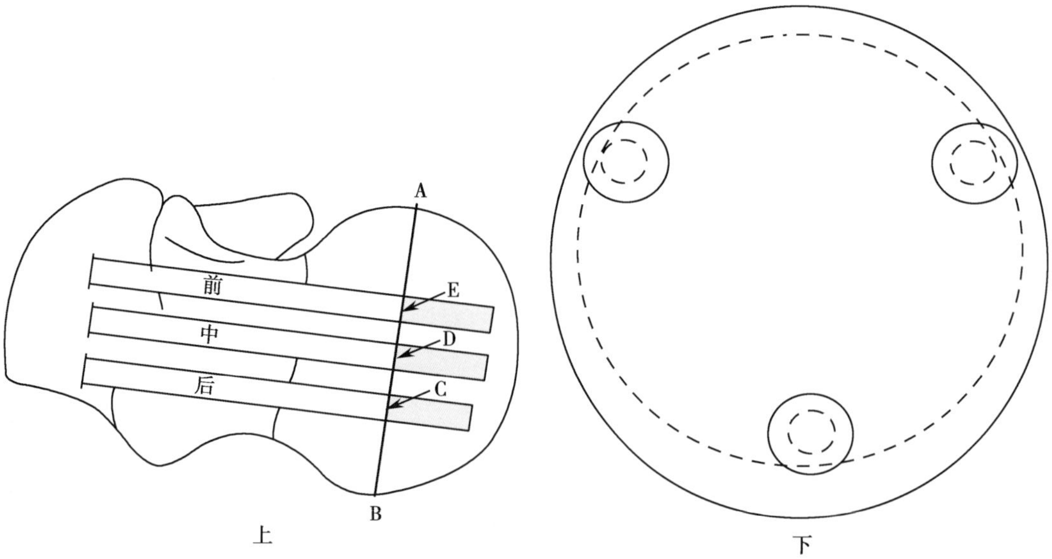

图 5-1-23　3 枚螺钉在股骨颈内的理想位置

（五）机械臂运动定位

将机械臂放置于患侧靠近且垂直于床的位置，放下地脚支撑以保持机械臂稳定运行。术者使用机械臂末端控制按钮选择已规划好的螺钉，软件界面显示所选螺钉并有语音提示。术者踩住脚踏开关，机械臂自动定位，当机械臂运行到位时有语音提示（图 5-1-24）。

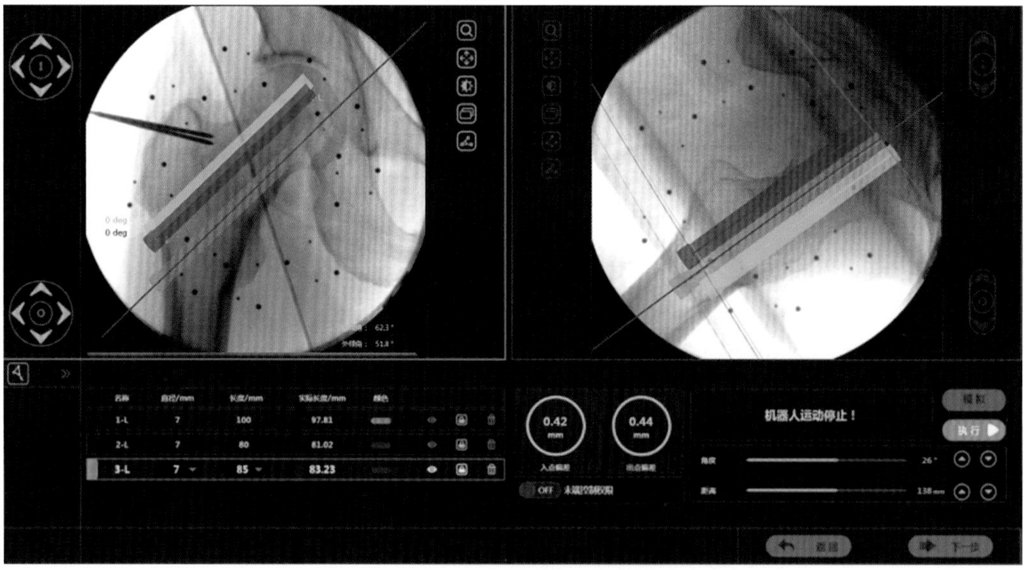

图 5-1-24　机械臂运行到位示意图

（六）术者置入导针及螺钉

1. 放置套筒　机械臂运动到位后，沿导向器指向做皮肤切口，充分分离软组织至骨面，放置套筒。

2. 置入导针　将套筒抵至骨面后，选择匹配的导针安装在空心钻中，沿套筒插入，用电钻将导针置入到合适深度。重复上述步骤，依次选择其他螺钉并执行，顺序置入所有规划位置的导针。如发现导航线与规划线位置误差较大，可重新运行机械臂至目标位置，直至误差在可接受范围内。

在倾斜的骨面置入导针时，有可能发生滑移现象。为防止此情况出现，可使用以下操作技巧。

（1）控制进针力度，可先高速正转在骨面磨孔，再缓慢进针。

（2）重新调整规划入针点至相对平缓的位置，避开易产生偏差的陡峭骨面。

（3）经皮置钉时，应沿引导器方向切开皮肤，充分钝性分离软组织至骨面，避免软组织牵拉套筒发生移位。

（4）置钉时可持续踩住自动定位脚踏开关，保持机械臂实时追踪规划位置，提高置钉精度。

3. 验证导针位置并置入螺钉　机器人引导置针结束，将机械臂移开手术操作区域后（保持无菌原则），分别拍摄股骨颈正、侧位透视图像，验证所有导针位置符合手术要求。导针位置验证结束后，术者沿导针依次置入空心螺钉，透视下验证螺钉位置符合手术要求（图 5-1-25）。如需调整导针位置，返回至规划界面进行调整，再重复上述步骤进行重新定位。

股骨颈螺钉置入时需注意，前上方导针置入时易打滑，建议先在骨面磨孔，再缓慢进针；3 枚螺钉在置入过程中应先做预加压，然后再均匀加压；先加压后上方螺钉可在一定程度上防止发生髋内翻。

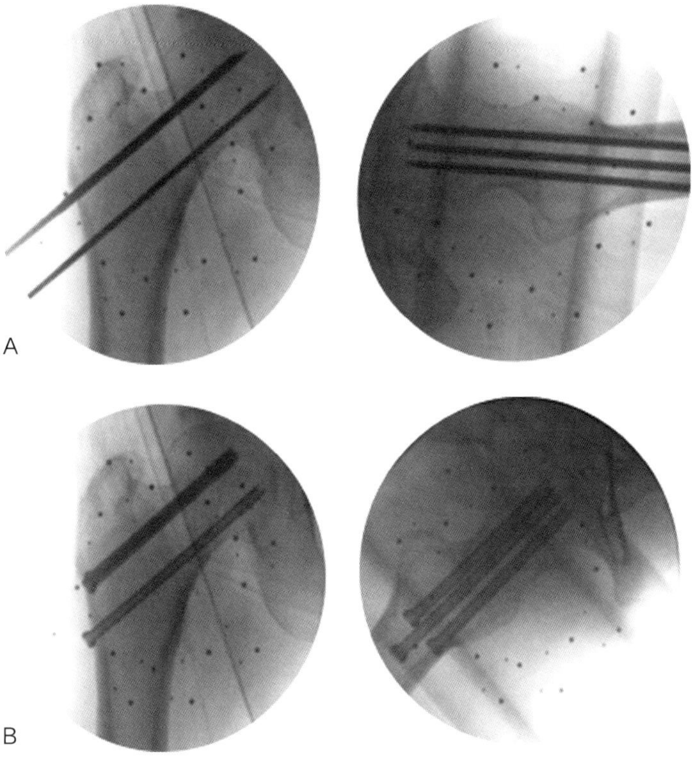

图 5-1-25　验证导针位置并置入螺钉

A. 股骨颈导针置入后正侧位 X 线片；B. 股骨颈螺钉置入后正侧位 X 线片。

（七）机器人辅助 Pauwel Ⅲ型股骨颈骨折固定技术

体位及机器人操作流程同前。首先垂直于骨折线规划第 1 枚螺钉，其他 3 枚螺钉规划同前述方法。如果患者股骨颈细小，可施行其他两枚螺钉固定，避免螺钉之间相互干扰（图 5-1-26）。

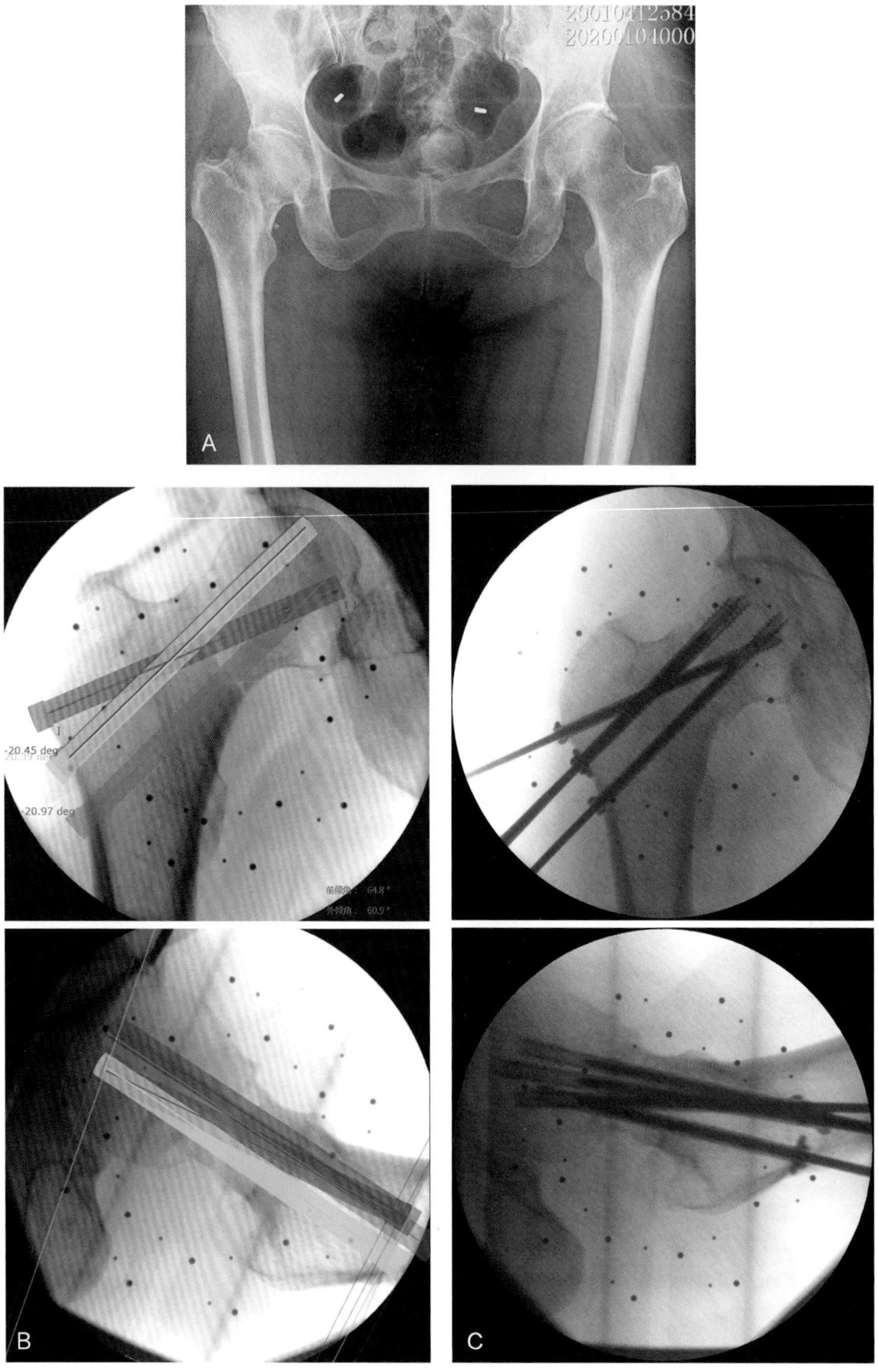

图 5-1-26　机器人辅助 Pauwel Ⅲ型股骨颈骨折固定技术

A. 术前双髋正位片；B. 股骨颈螺钉规划界面；C. 术后 X 线片。

（八）机器人辅助股骨颈骨折双平面双支撑螺钉固定技术（BDSF）

体位及机器人操作流程同前。规划远端螺钉以股骨小粗隆下 4~5cm，股骨干前 1/3 处为入钉点，由前向后越过股骨矩走行，支撑股骨头后方，推荐使用 450mm 以上长导针及 120mm 长螺钉。其他两枚螺钉和常规空心钉置入类似，平行位于股骨颈上下两端，由后向前与股骨颈相切置入股骨头，形成双平面双股骨矩支撑（图 5-1-27）。注意先复位骨折并临时固定。

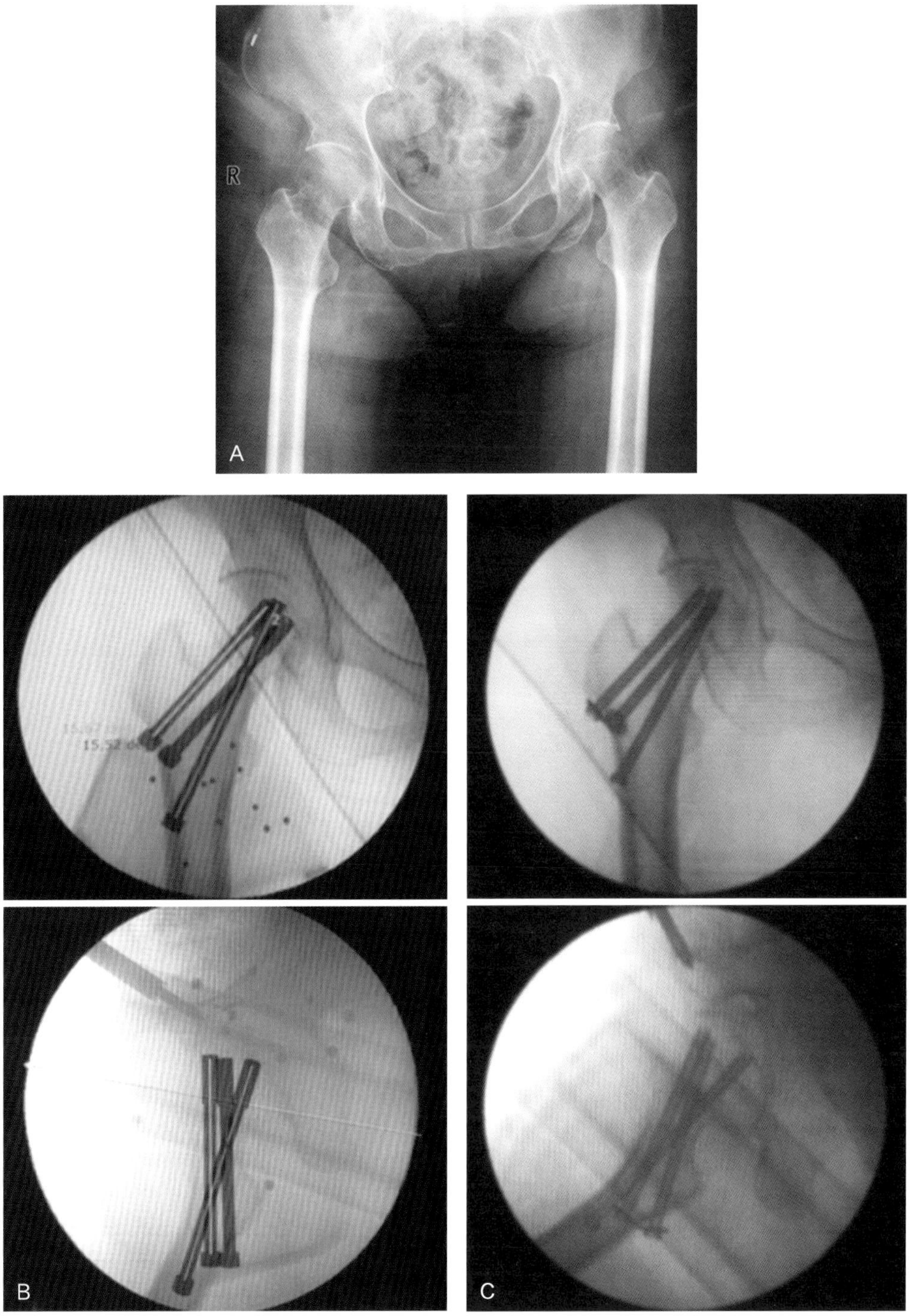

图 5-1-27　机器人辅助股骨颈骨折 BDSF 固定技术

A. 术前双髋正位 X 线片；B. 股骨颈 BDSF 螺钉规划界面；C. 术后股骨颈螺钉 X 线片。

（九）机器人辅助股骨颈骨折股骨颈动力交叉螺钉系统内固定术（femoral neck system，FNS）

体位及机器人操作流程同前。注意先复位骨折并临时固定，再用机器人进行规划和定位操作（图 5-1-28）。

在股骨颈正位像规划 FNS 主钉（规划线 1），沿股骨干外侧皮质及股骨颈方向画出 130° 角度线，平行于股骨颈角度线添加规划线，入点位于角度线顶点；在股骨颈侧位像平行于股骨颈轴线规划（图 5-1-29）。

为防止股骨颈复位及主钉置入过程时骨折端旋转，要求在规划线 1 的前、上方平行添加规划线 2。此规划通道作为辅助抗旋导针路径，在置入主钉前先置入此枚导针。主钉置入后拔出抗旋导针。

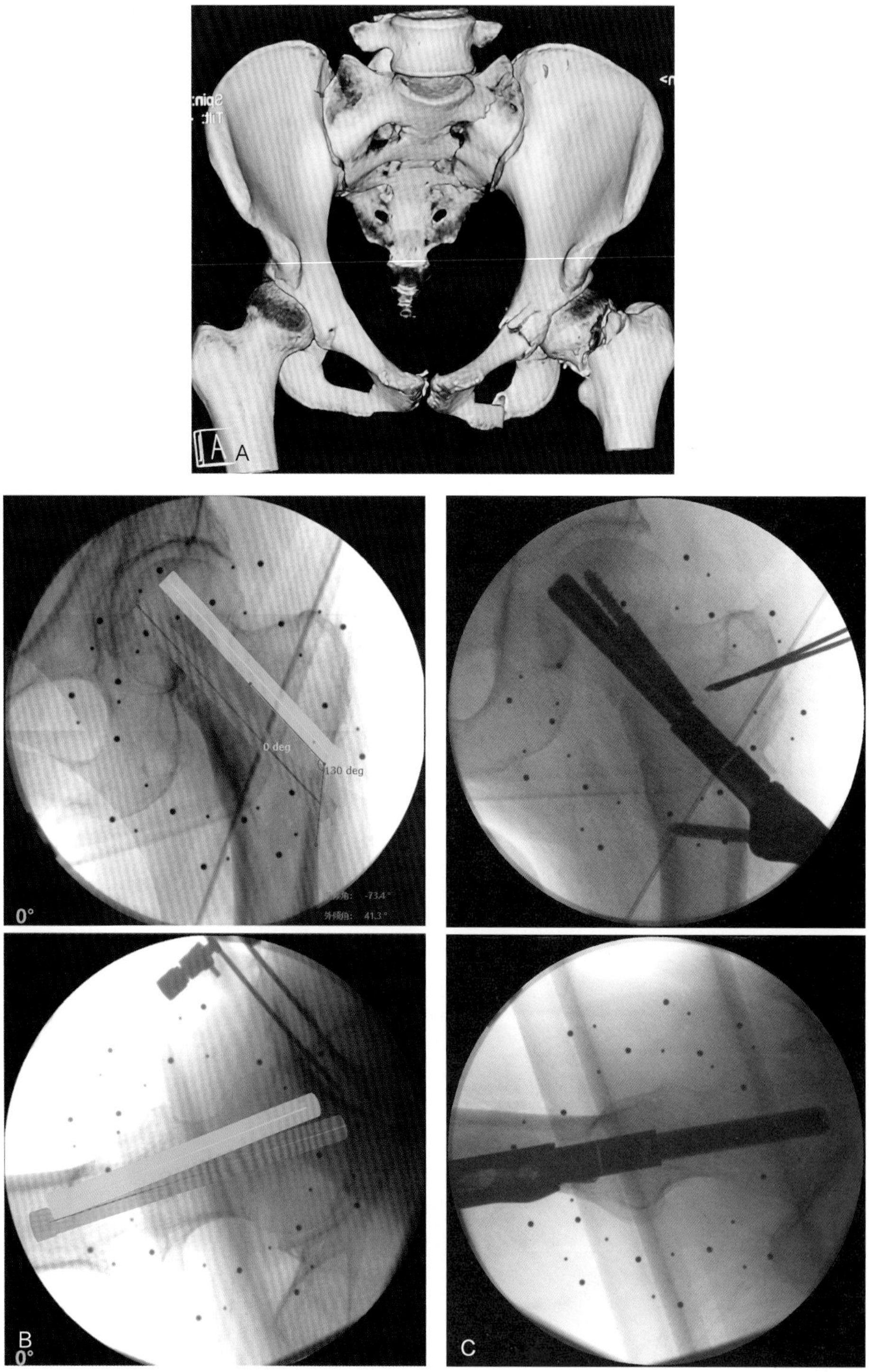

图 5-1-28　机器人辅助股骨颈骨折 FNS 固定技术

A. 术前双髋正位三维重建图像；B. 股骨颈 FNS 螺钉规划界面；C. 术后股骨颈 X 线片。

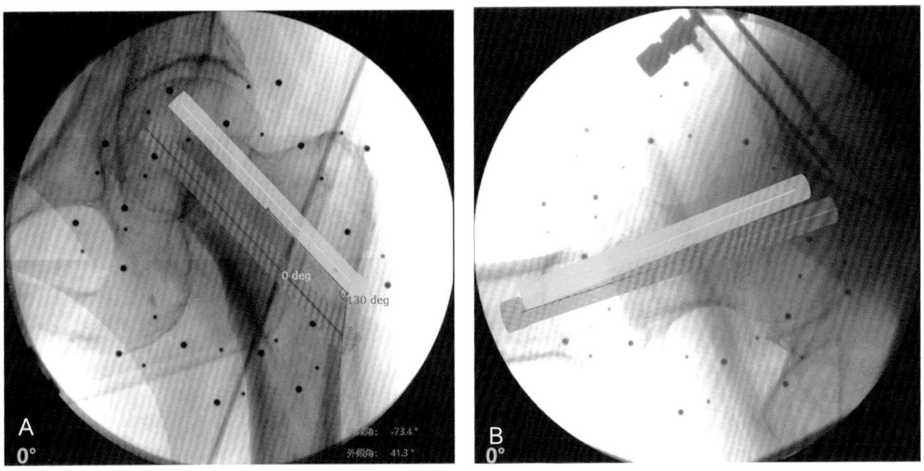

图 5-1-29　股骨颈骨折 FNS 螺钉规划界面
红色为规划线 1，蓝色为规划线 2。A. 正位像；B. 侧位像。

三、机器人辅助股骨颈手术的三维方法

（一）术前准备及设备布局

1. 患者仰卧位，垫高并牵引患肢，使患肢尽量置于手术床中心。
2. 使用透光牵引手术床，保证扫描区域无金属物。
3. 使用带有三维扫描功能的 C 臂、O 臂或 DSA 设备。
4. 推荐使用与机器人匹配的影像跟踪器，提高图像采集效率。
5. 主控台根据情况置于头端或尾端，机械臂置于患侧，即置钉侧。
6. 若使用标尺采集图像，影像设备置于术区对侧，与机械臂分两侧放置（图 5-1-30）。

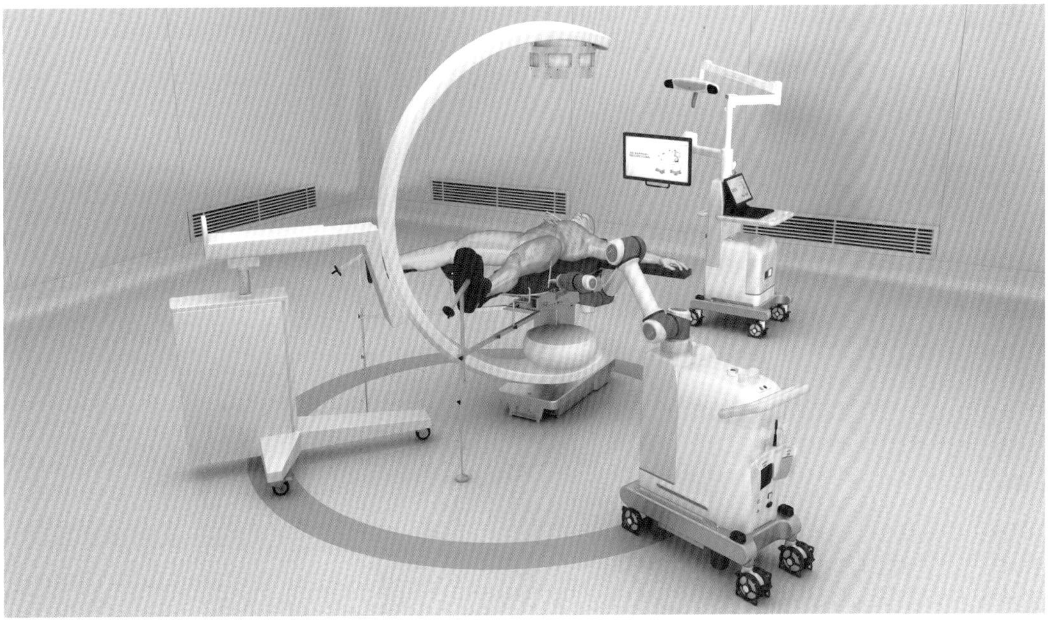

图 5-1-30　机器人辅助股骨颈骨折三维模式设备摆放示意图

（二）骨科手术机器人设备摆位原则

1. 主控台摆放位置原则

（1）主控台推荐置于手术床头端或尾端斜 45° 方向，距离手术床 30~50cm 的位置，方便术者术中实时观察与监测精度。

（2）光学相机展开后正对术区方向。

（3）触控屏幕展开后朝向术区。

（4）主控台应不影响麻醉设备及无菌台车。

（5）主控台靠近 C 臂可简化手术室布线（图 5-1-31）。

2. 机械臂摆放位置原则

（1）采集图像时，若使用标尺，将标尺平放于股骨颈上方，机械臂置于尾端，机身勿进入扫描区域；若使用影像跟踪器，则无需放置机械臂。

（2）执行定位时，将机械臂置于患侧或置钉侧，机身与手术床长轴呈 60°~90° 夹角，机身边缘距床边距离为 10cm 以上。

（3）导针验证时，机械臂置于安全无菌区。

3. 患者跟踪器安装位置与朝向原则 患者跟踪器应安装在同侧髂前上棘并朝向头端，或根据主控台位置调整朝向。推荐使用专用的“双针固定器”连接，或通过 4.0mm 克氏针连接（图 5-1-32）。

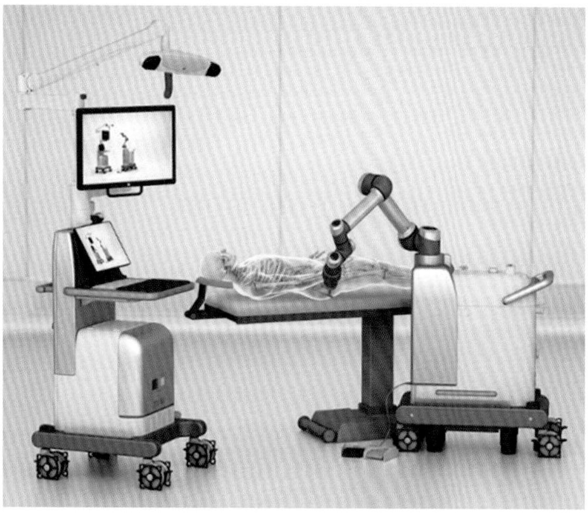

图 5-1-31 主控台及机械臂摆放位置

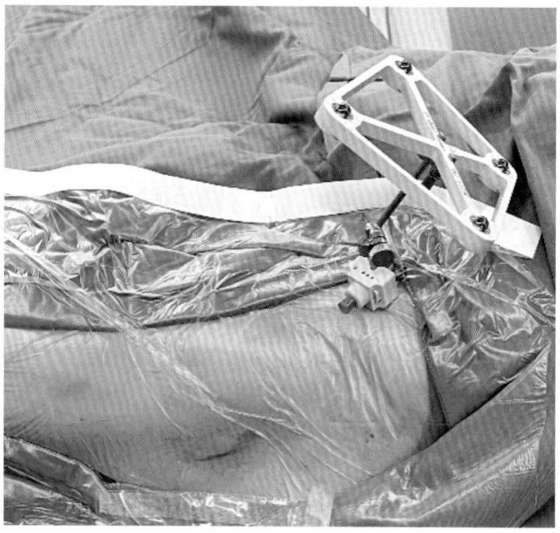

图 5-1-32 患者跟踪器安装位置

（三）操作流程

1. 三维图像规划

（1）规划窗口默认显示扫描区域的横断面、矢状面、冠状面及三切面图像。

（2）旋转第一窗口（图 5-1-33A）定位线至第二窗口（图 5-1-33B）显示出股骨颈正位图像层面。

（3）旋转第二窗口（图 5-1-33B）定位线至第一窗口（图 5-1-33A）显示出股骨颈侧位图像层面（图 5-1-33）。

（4）分别在第一窗口和第二窗口图像中规划正确的螺钉位置（图 5-1-33）。

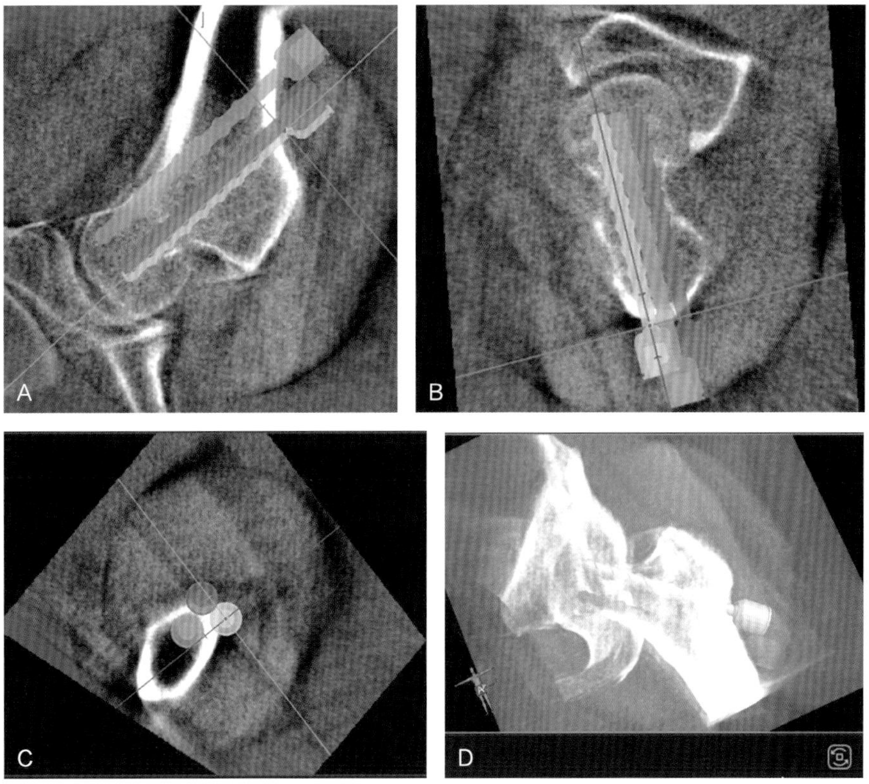

图 5-1-33　股骨颈螺钉规划界面

2. 机械臂执行

(1)三维模式引导器默认为负向位置，机械臂执行前需先将腕 3 关节旋转 180°。

(2)机械臂置于患侧床边约 10cm，与手术床偏尾侧呈 60°~90° 夹角。

(3)机械臂执行预位采用肘上腕下位姿，引导器置于术区附近位置。

(4)踩下自动定位开关，操作机械臂自动运行定位(图 5-1-34)。

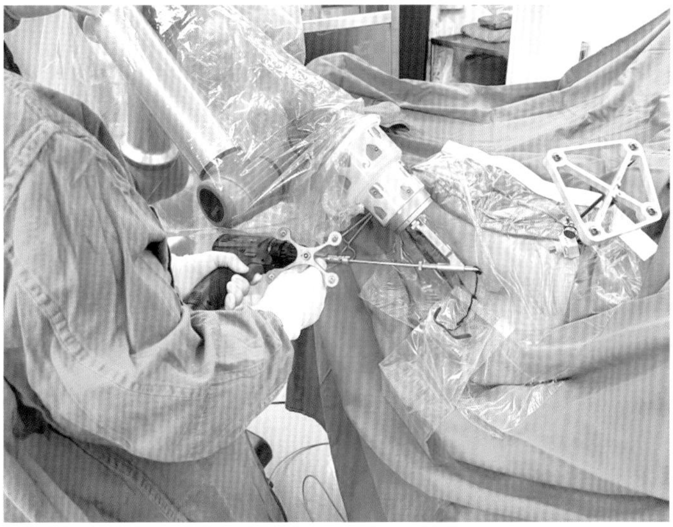

图 5-1-34　控制机械臂自动运行定位

3. 术后验证

术后再次采集术侧股骨颈三维影像，验证螺针位置(图 5-1-35)。

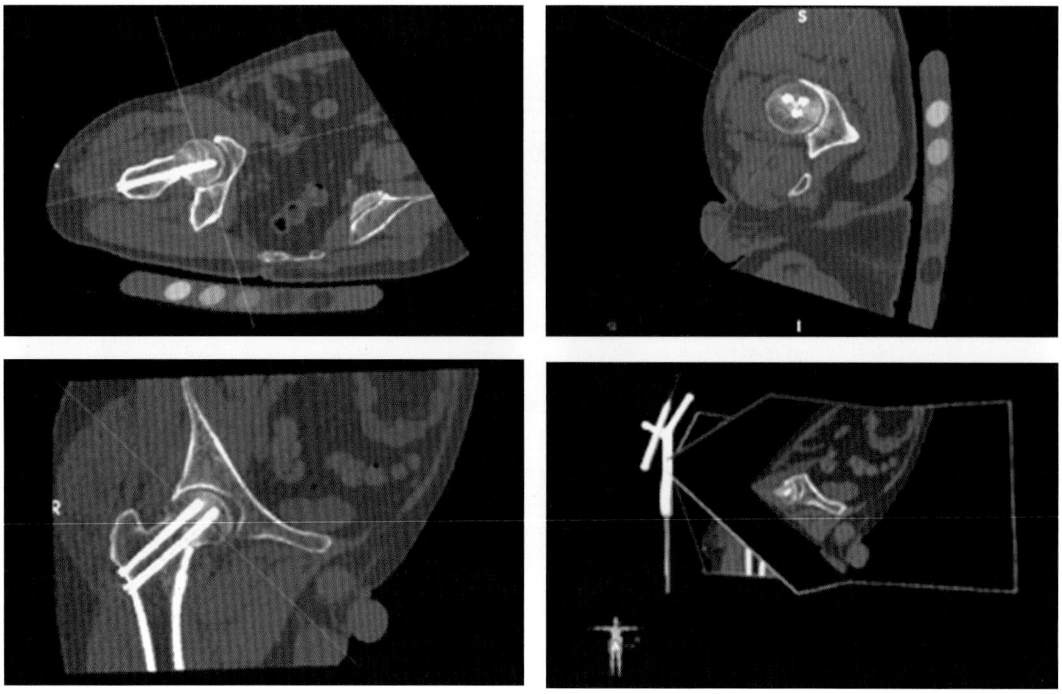

图 5-1-35　术后验证螺钉位置

四、股骨颈骨折临床典型病例

（一）Garden Ⅱ型股骨颈骨折病例

【基本情况】

患者男性，27 岁。

【主诉】

车祸伤致右髋部疼痛、不适 1 天。

【现病史】

该患于 1 天前车祸伤致右髋部疼痛，活动受限，伤后在外院就诊，行 X 线检查示：右股骨颈骨折。

【入院诊断】

股骨颈骨折（右）

【手术方式】

机器人辅助股骨颈骨折闭合复位 FNS 内固定术

【手术用时】

1 小时 10 分钟

【术中出血量】

30ml

【手术经过】

麻醉满意后，患者仰卧于牵引床上，透视下闭合复位，骨折稍移位，常规消毒铺单，在股骨近端安装患者跟踪器，采集股骨近端正侧位图像，传入机器人系统，规划近端入点及方向，运行机器人到导航位置，沿导航路径穿入导针，验证位置满意，沿导针拧入股骨颈动力交叉钉系统，透视下见螺钉位置满意，锁紧螺钉，透视及拍片确认复位固定满意，清点器械、纱布无误，冲洗缝合包扎伤口，术毕。

【术后诊断】

股骨颈骨折（右）（图 5-1-36）

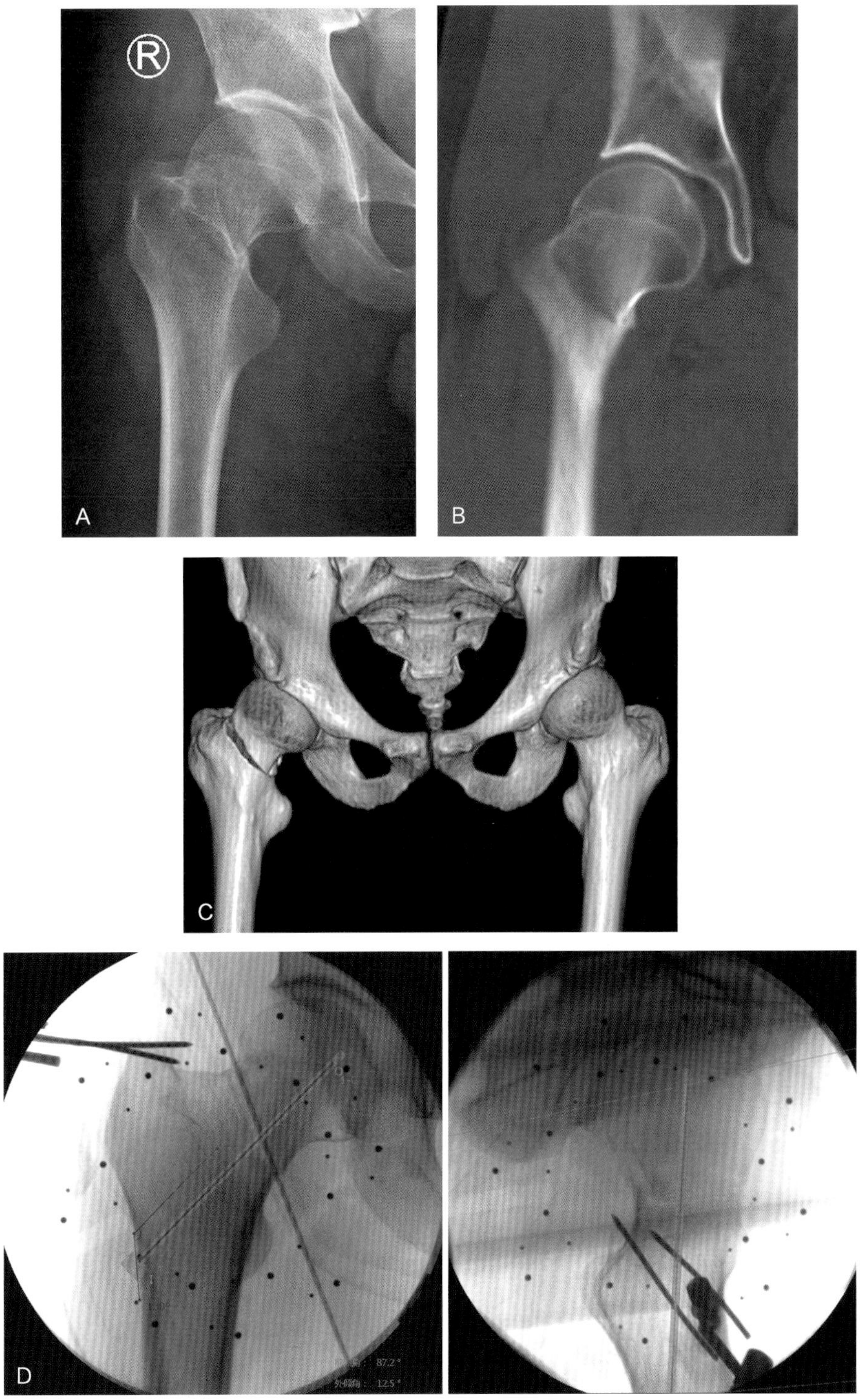

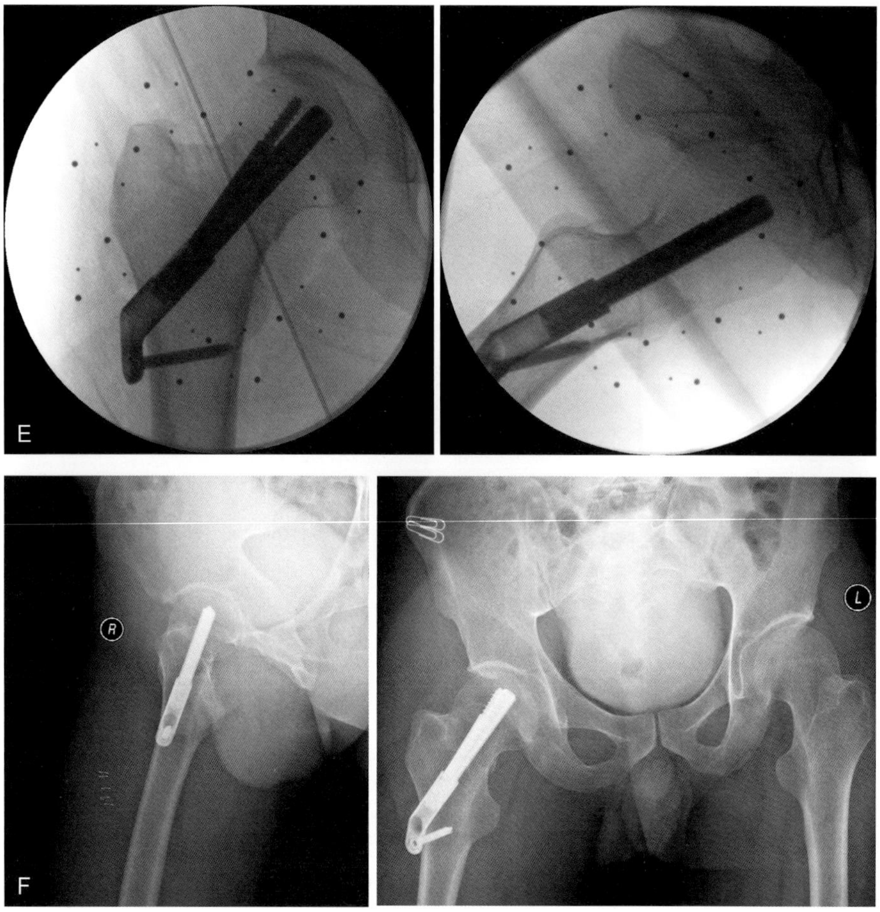

图 5-1-36　Garden Ⅱ型股骨颈骨折典型病例

A. 术前股骨颈 X 线片；B. 术前股骨颈 CT 图像；C. 术前股骨颈三维重建图像；
D. 股骨颈 FNS 螺钉规划界面；E. 术中螺钉置入后 X 线片；F. 术后股骨颈 X 线片。

【病例小结】

如果术中牵引复位 Garden Ⅱ型的股骨颈骨折，可能导致 Garden Ⅱ型转变为 Garden Ⅲ型甚至 Garden Ⅳ型，致使复位更加困难，并且进一步影响股骨头血运。所以，对于 Garden Ⅱ型的股骨颈骨折，不推荐术中牵引复位，建议骨折原位固定。利用骨科手术机器人导航，可以更好地规划螺钉位置，进行精确定位，可以极大程度上减少术中放射暴露，很好地实现微创治疗。由于 FNS 术后患者可以早期负重，现在越来越被广大医生所推崇。

（二）Garden Ⅳ型股骨颈骨折病例

【基本情况】

患者男性，44 岁。

【主诉】

右髋疼痛、活动受限 1 天。

【现病史】

患者 1 天前走路时摔倒，致右髋部疼痛伴活动受限，就诊于我院，行 X 线及 CT 检查后，诊断为“右股骨颈骨折”。

【入院诊断】

股骨颈骨折（右）

【手术方式】

机器人辅助股骨颈骨折闭合复位空心钉内固定术

【手术用时】

2 小时 10 分钟

【术中出血量】

10ml

【手术经过】

麻醉满意后，将患者置于牵引床，左下肢外展，右下肢牵引复位，C 臂 CT 机透视见股骨颈后内侧粉碎，复位直至骨折复位满意，消毒铺单，右髂骨外上缘置跟踪器 1 枚，规划 3 枚空心加压螺钉位置、方向，在骨科手术机器人辅助导航下，定位 3 枚空心加压螺钉入钉点、方向以及测定加压螺钉长度，取右髋外侧 3 处切口各长 1cm，按规划方向置入 3 枚导针，沿 3 枚导针各置入 1 枚加压空心螺钉，C 臂 CT 机透视，见骨折复位满意，螺钉位置满意，清点器械、纱布无误，缝合，术毕。

【术后诊断】

股骨颈骨折（右）（图 5-1-37）

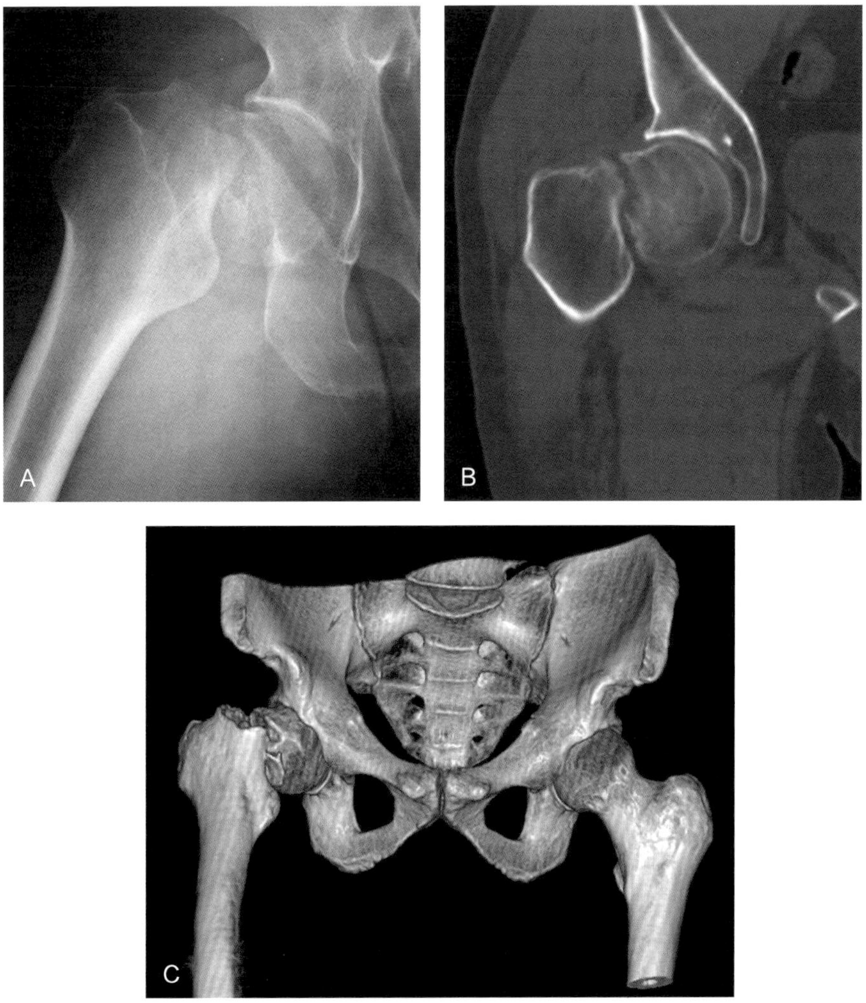

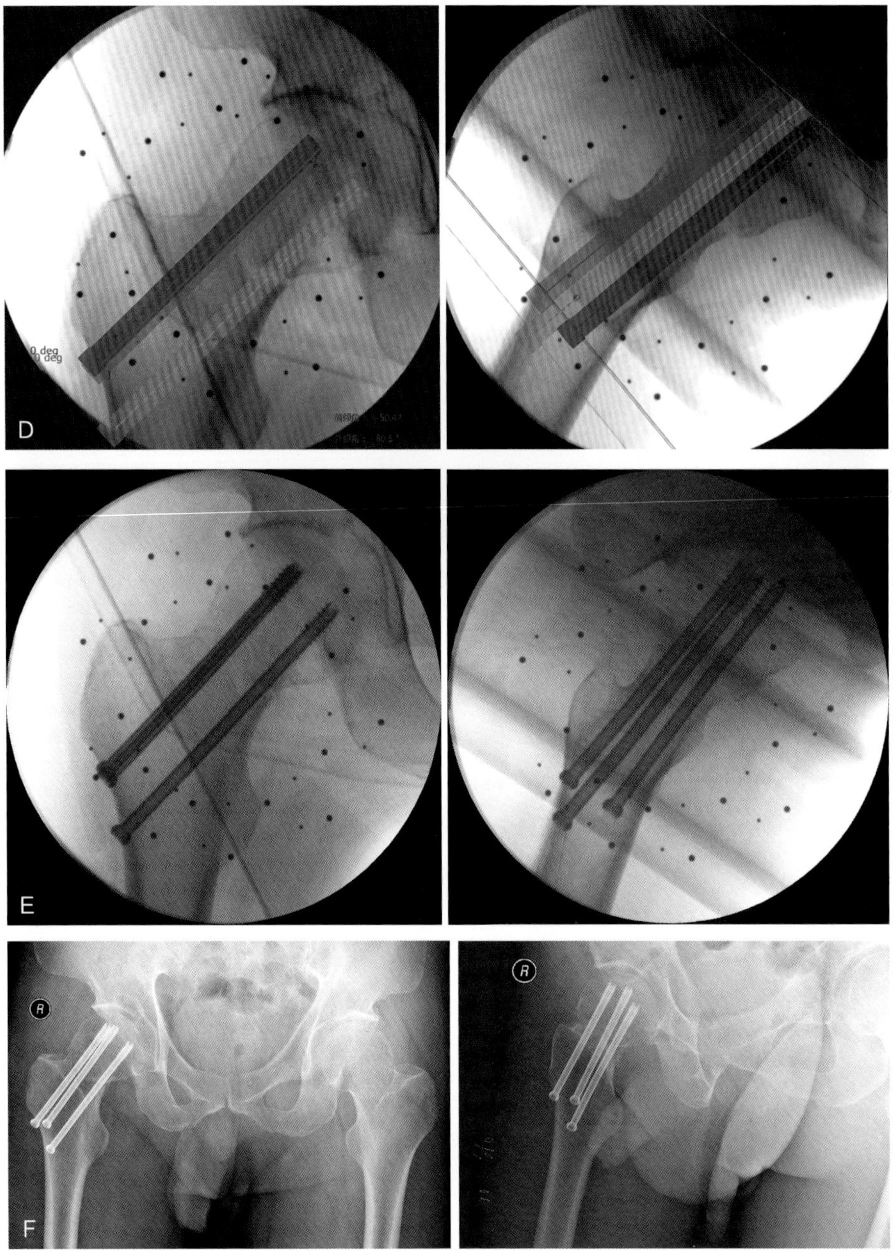

图 5-1-37 Garden Ⅳ型股骨颈骨折典型病例

A. 术前股骨颈 X 线片；B. 术前股骨颈 CT 图像；C. 术前股骨颈三维重建图像；
D. 股骨颈螺钉规划界面；E. 术中螺钉置入后 X 线片；F 术后股骨颈 X 线片。

【病例小结】

Garden Ⅳ型股骨颈骨折手术最大的难点在于复位，如果术中可以复位至理想位置，便可以利用骨科手术机器人来进一步实现微创治疗。在本病例中，我们首先利用常规牵引复位的方法实现了较好的复位效果。随后，利用骨科机器人辅助导航，选择最佳的手术路径，规划螺钉位置。基于骨科机器人的精准定位，可以又快又精准地将螺钉置入预先设置的位置，以达到最佳的治疗效果。但如果术中牵引复位至较为理想的位置，可能需要在股骨头位置置入临时螺纹针以辅助复位。

第二节　术后康复

一、术后 0~2 周康复方案

【康复目标】

减轻肿胀、缓解疼痛、预防并发症、独立坐起。

【具体康复方案】

1. 减轻肿胀　可采用抬高患肢、弹力绷带包扎、做轻柔的向心性按摩、做踝泵运动等措施（注意：如患肢肿胀明显或肿胀持续时间较长，必要时完善双下肢深静脉超声检查以及凝血功能检查，避免按摩揉搓下肢肌肉）。

2. 预防肌肉萎缩

（1）患侧下肢等长肌力训练

1）臀大肌等长肌力训练：患者取仰卧位收紧臀部肌肉，每个动作持续 10 秒，每次做 10~20 个，每天 3 次。

2）臀中肌等长肌力训练：患者取仰卧位，治疗师在其大腿外侧施加阻力，患者做髋关节外展动作，但不引起关节运动，每个动作持续 10 秒，每次做 10~20 个，每天 3 次。

3）股四头肌等长肌力训练：患者取仰卧位，大腿绷紧使股四头肌隆起，每个动作持续 5 秒，每次做 10~20 个，每天 3 次。

（2）患侧下肢等张肌力训练

1）髋膝关节屈伸运动：患者取仰卧位，双脚在床面上来回滑动，做髋膝关节屈伸运动，每次做 10 个，每天 3 次。

2）髋关节内收外展运动：患者取仰卧位，双脚在床面上滑动，做髋关节内收外展运动，每次做 10 个，每天 3 次。

3）髋关节内外旋运动：患者取仰卧位，双腿伸直做髋关节内外旋运动，每次做 10 个，每天 3 次。

4）踝关节屈伸运动：患者取仰卧位，踝关节做屈伸运动，每次做 20 个，每天 3 次。

（3）核心肌群稳定性训练

1）提肛、收腹，腰部下压床面，每个动作持续 10 秒，每次做 10~20 个，每天 3 次。

2）臀桥：患者取仰卧位，双腿屈曲，双手双脚或双手抱胸双脚支撑于床面，慢慢抬起臀部，每个动作持续 10 秒，每次做 10 个，每天 3 次。

3. 改善关节活动度　早期由于疼痛肿胀等原因，主要采用被动关节活动范围训练，具体方法如下。

（1）髋关节屈曲：患者仰卧位，患侧下肢屈髋屈膝，健侧下肢伸直。治疗者上方手放在膝关节上，下方手托住小腿，双手同时将大腿向腹侧滑动。

(2)旋转：患者仰卧位，患侧下肢分别屈髋，屈膝 90°，健侧下肢伸直。治疗者上方手放在髌骨上，下方手握住足跟。内旋时，上方手向内摆动大腿，下方手向外摆动小腿；外旋时，上方手向外摆动大腿，下方手向内摆动小腿。

(3)内收内旋：患者仰卧位，患侧下肢屈髋屈膝，健侧下肢伸直。治疗者上方手放在患侧髋部，下方手放在患侧膝盖外侧将大腿向对侧髋部方向摆动。

(4)外展外旋：患者仰卧位，患侧下肢屈髋屈膝，脚放在对侧膝关节上。治疗者上方手放在对侧骨盆上，下方手放在患侧膝关节将膝关节向下摆动。针对髋关节的被动生理运动手法治疗，每次达到患侧的疼痛点即可，停留 5 秒，每天以 15 次为宜。治疗关节活动度的总治疗时间为每次 15 分钟左右，每天 3 次。

在患者疼痛可耐受的情况下，可逐步过渡主动—辅助关节活动度训练，即在进行被动生理运动的同时，让患者肌肉全程参与收缩。

患侧下肢相邻膝关节与踝关节活动不受任何影响，应每天比照健侧肢体，进行全范围的主动活动。

4. 物理治疗　可予经皮神经电刺激、红外偏振光疗法等缓解术后伤口疼痛；予冷疗改善术后肿痛；正负压疗法预防术后下肢深静脉血栓形成。

5. ADL 训练　予侧向转移、床上翻身、翻身坐起的动作训练，提高日常生活活动能力。

6. 坐位平衡训练　对于可床旁坐起的患者，应进行坐位平衡训练，训练时注意保护患者，从 1 级坐位平衡逐步过渡至 3 级坐位平衡。

二、术后 3~6 周康复方案

【康复目标】

巩固第一阶段训练效果、预防并发症、站立位部分负重、拄双拐步行。

【具体康复方案】

1. 改善关节活动度　根据患者疼痛及关节活动度改善情况，继续髋关节被动关节活动度训练，并可开始介入牵伸训练，即在关节的终末端持续拉伸，由第一阶段的 10 秒，延长至 2 分钟，每次重复做 5 个，每天 3 次。

2. 提高下肢肌力　根据患者肌力恢复情况采取适合的肌力训练方案，对于肌力 1~2 级的患者，继续上一阶段肌力训练方案。肌力在 3 级以上患者，可进行以下训练。

(1)患者站立位双手扶稳，健侧腿支撑，做患侧髋关节屈曲、伸展、外展和内收全范围运动，每次每方向做 10 个，每天 3 次。

(2)髋关节内外旋运动：患者坐于床边，双腿自然下垂，做患侧髋关节全范围主动内外旋运动，每次 10 个，每天 3 次。

(3)患侧膝关节屈伸运动：患者坐于床边，双腿自然下垂，将患侧腿踢平，使膝关节保持平直，持续 5 秒，每次做 20 个，每天 3 次。继续核心肌群训练，方法同前，根据患者肌力恢复情况，可逐渐增加训练强度和训练量。

3. 站立部分负重练习　站立训练前，对于长期卧床的患者，为预防直立性低血压(症状有头晕、恶心、血压下降、面色苍白、出冷汗、心动过速变弱等),可利用起立床逐渐倾斜至调整到直立的方法使患者达到站立状态。对于内固定稳定的骶髂关节螺钉内固定术后患者,术后2周可开始重心转移训练,在患者疼痛可耐受下进行,逐步增加患肢负荷量。

4. 日常生活活动能力训练 予患者坐-站转移、床椅转移训练,提高患者日常生活活动能力。

5. 平衡功能训练 对于上一阶段坐位平衡未达到3级者,继续上一阶段训练;对于完成坐站转移的患者,进行站立平衡训练,从站立1级平衡训练逐步过渡至2级。

6. 步行训练 内固定稳定的骶髂关节螺钉内固定术后患者,可在患者站立平衡达到2级以上的基础上,可在助行器、腋杖、手杖等辅助器的辅助下进行步行训练,可通过踩地秤的方式进行患肢负重量的控制,远距离行走建议使用轮椅代步,必要时予普通轮椅使用训练,主要包括平地前进驱动训练、方向转换和旋转训练、抬前轮训练。

三、术后7~12周康复方案

【康复目标】

达到髋关节全范围活动、下肢肌力达到4级、行走训练、独立完成日常生活活动、预防跌倒。

【具体康复措施】

1. 改善关节活动度 对于关节活动度已经恢复绝大部分,仅丢失终末端时,训练过程中更加强调终末端的牵拉过程。在进行了如上的关节被动活动,终末端停留时间可延长至每次10分钟,每天3次,以便充分拉伸关节囊及周围肌肉,随后进行主动肌肉发力下的关节活动度练习,巩固角度。并可根据患者关节活动范围受限的程度采用被动附属运动,其具体方法如下。

(1)长轴牵引:患者仰卧位,下肢中立位,双手抓握床头,以固定身体。治疗者面向患者,双手握住患者所需牵引的大腿近膝关节处,并用靠近患侧的上肢腋下夹持其患侧小腿踝关节处。双手同时用力,身体后倾,将股骨沿长轴向足部牵拉。

(2)后前向滑动:患者健侧卧位,患侧下肢屈髋屈膝,两膝之间放一枕头,使上方下肢保持水平。治疗者站在患者身后,双手拇指放在大腿近端后外侧,相当于股骨大转子处,其余四指放在大腿前面用力将股骨向腹侧推动。针对髋关节的被动附属运动手法治疗应该缓慢进行,终末端停留10秒,每天以15次为宜。

2. 提高下肢肌力 继续上一阶段肌力训练,方法同前,根据患者肌力和耐力的恢复,逐步增加训练强度和训练量。

3. 步行、上下楼梯训练 根据患者影像学复查骨折愈合情况以及康复进程,进行双拐步行训练、单拐步行训练或独立步行训练指导,逐步提高行走功能,并根据患者患侧下肢肌力恢复情况,可开始进行上下楼梯训练,其原则是上楼梯时健腿先上,下楼梯时患腿先下,治疗师可在受伤侧给予适当的帮助指导,其具体方法如下:患者上楼梯时,健足踏在台阶上,将患足上一台阶,使健足与患足在同一台阶上,站稳后再重复上述动作;下楼梯时,患足先踏在下一阶台阶上,健足跟上,站稳后再重复上述动作。根据患者体力和患侧股四头肌力量等情况,酌情增加运动次数和时间,在患者肌力进一步改善的基础上,可进行连续上下楼梯练习。

4. 平衡功能训练 加强站立位平衡训练，从静态平衡逐步过渡至动态平衡，逐步增加平衡训练的复杂度，可配合平衡仪、平衡板训练，达到站立位动态3级平衡。

四、术后13~24周康复方案

【康复目标】

达到髋关节全范围活动、下肢肌力达到5级、独立上下楼、恢复耐力、恢复正常步态、恢复身体协调性、预防跌倒。

【具体康复措施】

1. 恢复关节活动度 对于还未完全恢复的患者，提示髋关节周围持续存在粘连和挛缩，治疗方法同上一个阶段，针对受累的运动方向，进行相应的关节牵伸训练，每次牵伸维持15分钟，每天3次，牵伸结束后，鼓励患者进行主动活动，维持获得的牵伸角度。

2. 提高下肢肌力 进行患侧下肢抗阻肌力训练，具体方法如下。

(1)髂腰肌：患者取端坐位，治疗师在大腿远端即膝关节上方施加阻力，令患者进行屈髋动作，阻力方向与运动方向相反。训练时控制大腿外展外旋，应从正前方做屈髋训练。

(2)臀大肌：患者取站立位，膝关节伸直，治疗师在踝关节上方施加阻力，令患者做髋关节伸展动作，阻力方向与运动方向相反。训练时，避免躯干前倾。

(3)臀中肌：患者取健侧卧位，患侧在上，患侧膝关节伸直，治疗师在踝关节上方施加阻力，令患者做髋关节外展动作，阻力方向与运动方向相反。训练时，避免髋关节屈曲、避免大腿外旋，应将大腿置于内外旋中立位后，再进行外展动作。

(4)内收肌：患者取站立位，膝关节伸直，治疗师在踝关节上方施加阻力，令患者做髋关节内收动作，阻力方向与运动方向相反。训练时，避免躯干侧屈。

(5)髋关节外旋肌群：患者取端坐位，治疗师在踝关节上方施加阻力，令患者做髋关节外旋动作，阻力方向与运动方向相反。训练时，避免躯干侧屈、髋关节屈曲外展。

(6)髋关节内旋肌群：患者取端坐位，治疗师在踝关节上方施加阻力，令患者做髋关节内旋动作，阻力方向与运动方向相反。训练时，避免躯干侧屈、髋关节后伸。

(7)腓肠肌：患者取站立位，双腿做提踵动作，每次做20个，每天3次。股四头肌、腘绳肌、胫前肌的抗阻肌力训练方法同前。

3. 加强核心肌群训练

(1)仰卧核心卷腹：患者取仰卧位，双侧下肢微曲，双手抱胸，收紧腹肌，上半身卷起，仅使肩胛骨离开床面，中下背部和髋部保持不动。每次10个，每天3次。

(2)单侧臀桥：患者取仰卧位，一侧腿屈曲，支撑于床面，慢慢抬起臀部，保持平衡，每个动作持续10秒，每次做10个，每天3次。

(3)俯卧位平板支撑：患者取俯卧位，双肘支撑与肩同宽，双脚并拢支撑，腹部回收，身体和地面平行，保持尽可能长的时间。若不能完成，可改为双膝支撑。

(4)侧卧位平板支撑：患者取患侧侧卧位，上肢屈肘支撑，下肢足部支撑，臀部收紧，使躯干和下肢保持在同一直线上，保持尽可能长的时间。若不能完成，可改为膝部支撑。

4. 有氧训练 可进行慢走、快走、慢跑、骑车、游泳等运动形式，对于容易疲劳的患者可采取间歇运动形式。

5. 步行训练 完全独立步行，根据患者存在的步态异常模式行针对性训练，矫正异常步态。

6. 平衡功能、本体感觉训练 进行髋关节、踝关节的平衡训练，本体感觉训练，预防跌倒。单腿站立平衡；单腿站立同时头部旋转；单腿站立，上肢、头部和眼睛的同时运动。患者下肢单腿站立时健侧下肢晃动的方法（先屈曲、伸展，后外展、内收；逐渐增加晃动的速度和范围），训练时加强患者安全教育，特别要注意患者穿软底、平跟、合脚的鞋。

参考文献

[1] TIAN W, LIU YJ, LIU B, et al. Guideline for thoracolumbar pedicle screw placement assisted by orthopaedic surgical robot [J]. Orthop Surg, 2019, 11 (2): 153-159.

[2] TIAN W, LIU YJ, LIU B, et al. Guideline for posterior atlantoaxial internal fixation assisted by orthopaedic surgical robot [J]. Orthop Surg, 2019, 11 (2): 160-166.

[3] TIAN W, FAN M, ZENG C, et al. Telerobotic spinal surgery based on 5G network: The first 12 cases [J]. Neurospine, 2020, 17 (1): 114-120.

[4] WU XB, WANG JQ, SUN X, et al. Guidance for the treatment of femoral neck fracture with precise minimally invasive internal fixation based on the orthopaedic surgery robot positioning system [J]. Orthopaedic Surgery, 2019, 11 (3): 335-340.

[5] TIAN W, WANG H, LIU YJ. Robot_assisted anterior odontoid screw fixation: a case report [J]. Orthopaedic surgery, 2016, 8 (3): 400-404.

[6] ZHANG Q, XU YF, TIAN W, et al. Comparison of Superior-Level Facet Joint Violations Between Robot-Assisted Percutaneous Pedicle Screw Placement and Conventional Open Fluoroscopic-Guided Pedicle Screw Placement [J] Orthopaedic Surgery, 2019, 11 (5): 850-856.

[7] WU XB, WANG JQ, SUN X, et al. Guidance for treatment of pelvic acetabular injuries with precise minimally invasive internal fixation based on the orthopaedic surgery robot positioning system [J]. Orthopaedic Surgery, 2019, 11 (3): 341-347.

[8] HAN XG, TIAN W. Artificial intelligence in orthopedic surgery: current state and future perspective [J]. Journal of Clinical Medicine, 2019, 132 (21): 2521-2523.

[9] XU D, LOU W, LI M, et al. Current status of robot-assisted surgery in the clinical application of trauma orthopedics in China: A systematic review [J]. Health Science Reports, 2022, 5 (6): 930.

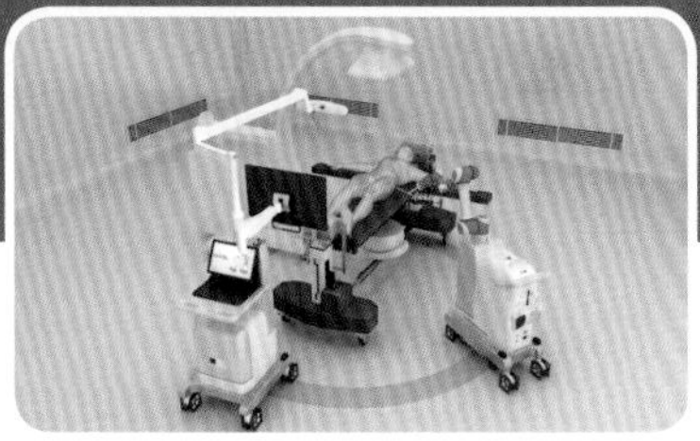

第六章　足踝创伤手术技术

第一节　足踝部应用解剖

一、足踝部解剖概述

踝关节内踝是指胫骨远端内侧的骨性结构，在顶端分成两个钝性突起（前丘前结节、后丘后结节），其间有内侧韧带（三角韧带）附着，其后侧有胫骨后肌腱沟，胫后肌腱由此经过。踝关节外踝即腓骨远端，位于胫骨前后结节构成的切迹中，胫腓骨远端构成下胫腓联合结构，这一结构具有一定的活动度（图 6-1-1）。

踝关节负重时，17% 负荷经外踝向腓骨近端传导，外踝轴线与腓骨干纵轴相交形成向外开放的 10°~15° 的夹角，以适应距骨外侧突。在踝关节冠状面，外踝较内踝低 1cm 左右。矢状面上，外踝较内踝偏后 1cm，后踝较前踝更向下延伸，以限制距骨后移。

下胫腓联合是由胫骨下端的腓切迹与腓骨下端的内侧面组成，是一个微动的弹性关节，生理状态时可随踝关节的运动而出现相应运动，运动模式是旋转和平移的复合运动。

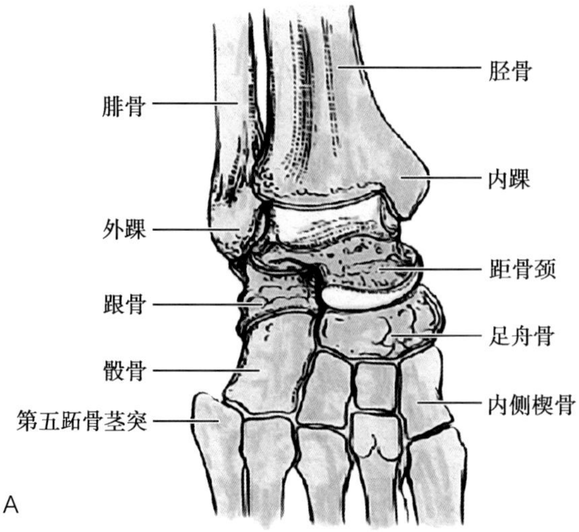

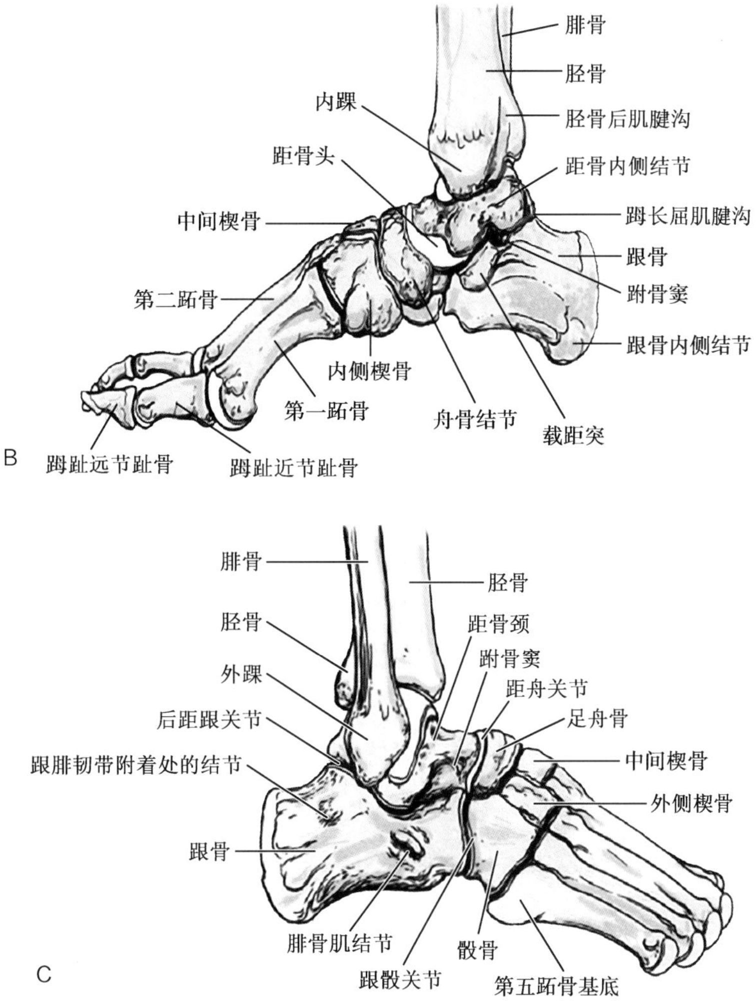

图 6-1-1　踝关节骨性解剖示意图

A. 前面观；B. 内侧面观；C. 外侧面观。

下胫腓联合内部没有关节软骨，两者靠下胫腓韧带连接。下胫腓韧带非常有力，是维持下胫腓联合乃至踝关节稳定的重要韧带。下胫腓韧带由下胫腓前韧带、下胫腓后韧带、骨间韧带及下胫腓横韧带四部分组成。

下胫腓韧带，包括骨间韧带（interosseous ligament，IOL）、下胫腓前韧带（anteroinferior tibiofibular ligament，AITFL）、下胫腓后韧带（posteroinferior tibiofibular ligament，PITFL）、下胫腓横韧带（inferior transverse ligament，ITL）（图 6-1-2）。

跟骨为异形骨（图 6-1-3），是足部七块跗骨中最大的一块，位于足后下部，构成踵。包含四个重要关节面：后距关节面、中距关节面、前跟关节面、骰关节面。其血供是由跟骨支提供的，跟骨支起源于腓动脉穿支和胫骨后动脉（图 6-1-4）。

跟骨重要角度包括① Böhler 角（跟骨结节角）：跟骨前突的最高点至后关节面最高点连线与后关节面顶点至跟骨结节上缘连线的夹角。正常范围为 20°~40°，其角度减小表明承重的后关节面塌陷；② Gissane 角（跟骨交叉角）：位于载距突外侧的下方，代表跟骨前后关节面之间的夹角，由跟骨外缘两条坚硬皮质柱的延长线构成，一条在后关节面的外缘，一条位于前关节面的外侧，正常范围为 95°~105°，该角度增加表示跟骨后关节面塌陷（图 6-1-5）。

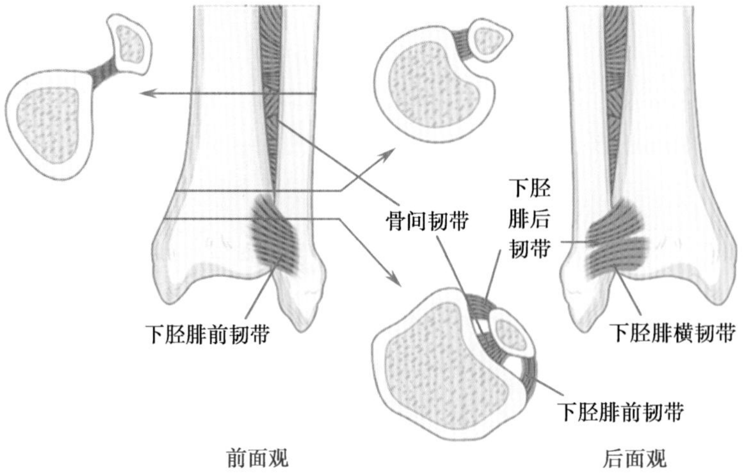

图 6-1-2　踝关节下胫腓韧带解剖示意图

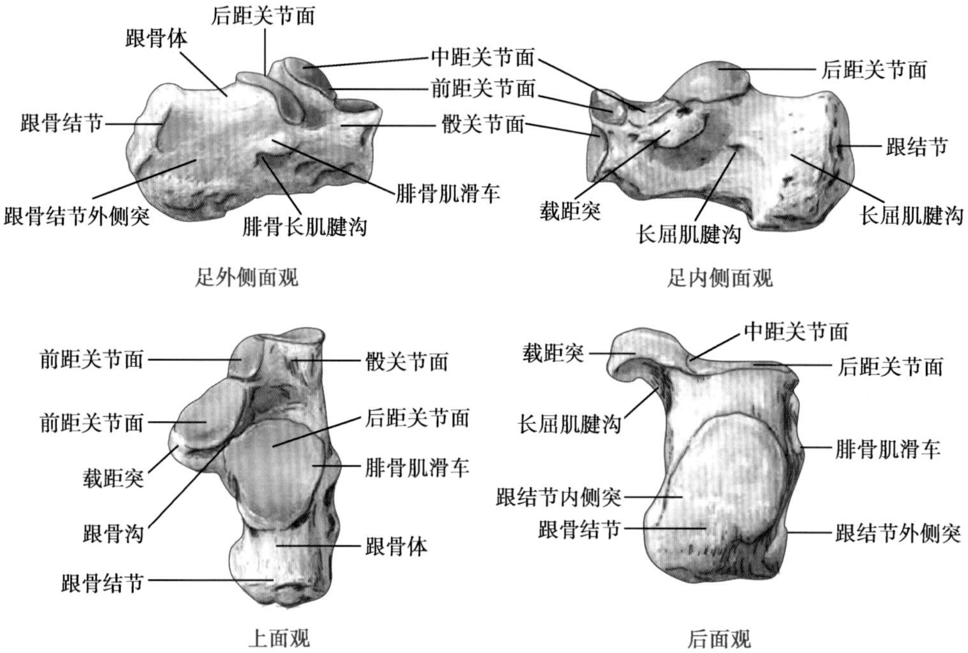

图 6-1-3　跟骨骨性解剖结构

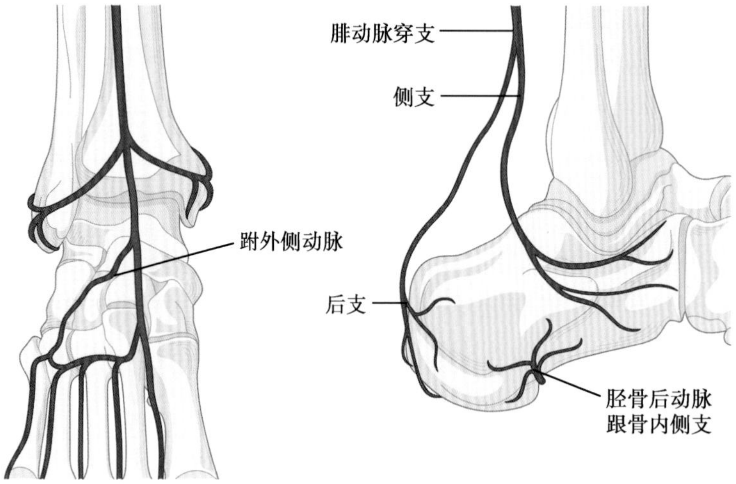

图 6-1-4　跟骨血供示意图

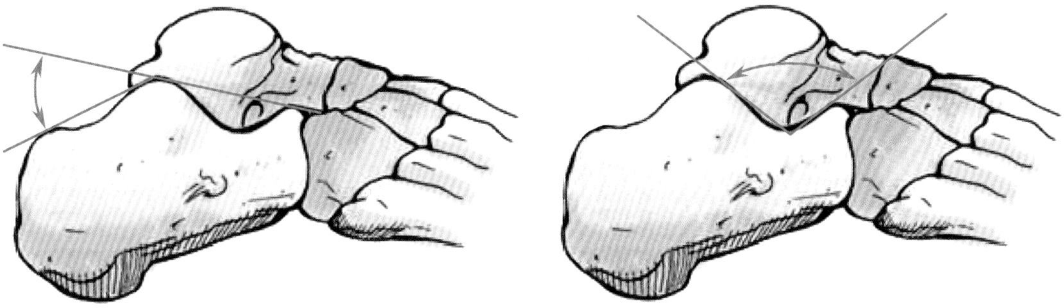

图 6-1-5　Böhler 角和 Gissane 角示意图

二、跟骨常用影像学检查

1. 跟骨侧位　可观察 Böhler 角（跟骨结节角）与 Gissane 角（跟骨交叉角）的角度变化（图 6-1-6A）。
2. 跟骨轴位　观察跟骨高度和宽度的变化（图 6-1-6B）。
3. CT 平扫　明确跟骨后关节面有无塌陷、分离、劈裂等，外侧骨块有无突出等。

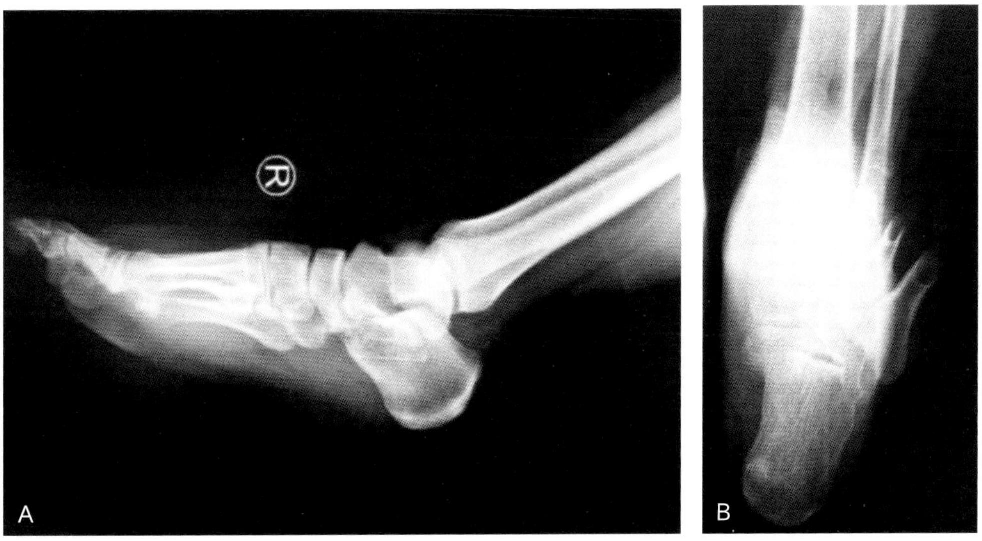

图 6-1-6　跟骨 X 线片

A. 跟骨侧位；B. 跟骨轴位。

三、踝部常用影像学检查

1. X 线（正位、侧位和踝穴位）　可观察骨性结构、骨折线情况（图 6-1-7）。
2. CT 平扫　明确有无隐形骨折。
3. MRI　可判断肌腱、韧带等软组织损伤情况；区分新鲜或陈旧损伤。

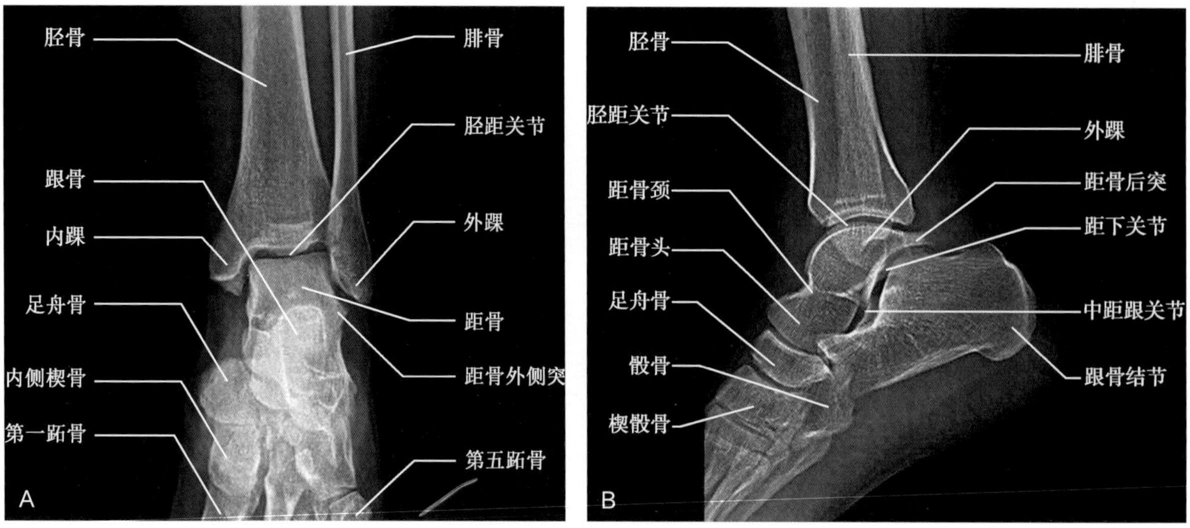

图 6-1-7　踝关节 X 线片

A. 正位；B. 侧位。

四、踝关节骨折分型

1. Danis-Weber 分型（图 6-1-8）

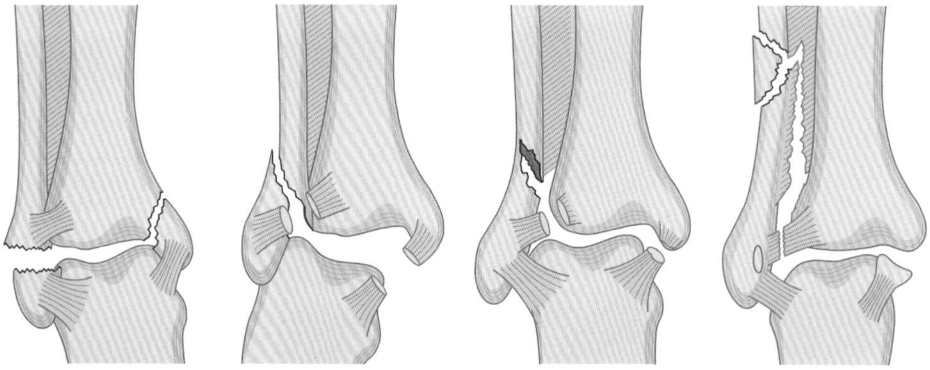

图 6-1-8　踝关节骨折 Danis-Weber 分型

（1）A 型：腓骨骨折线位于下胫腓联合平面之下，可为外踝撕脱骨折或为外侧韧带损伤，下胫腓联合及三角韧带未损伤；内踝保持完整或骨折，其骨折线位于水平间隙和垂直间隙之间，有时内侧关节面还有局限的压缩性骨折。此型主要由内收内翻应力引起。

（2）B 型：外踝骨折线位于下胫腓联合平面处，自前内侧向后外侧延伸，可伴有内踝撕脱骨折或仅有三角韧带损伤；腓骨远端骨折自踝关节水平向后上方呈斜形；其骨折线可以是单一或是复合的；下胫腓联合有可能损伤，其骨间膜一般都保持完整。此型通常由外旋或外翻外力引起。

（3）C 型：腓骨骨折发生在下胫腓联合平面之上，均合并有下胫腓韧带损伤，其通常为长斜形骨折，骨折线水平越高，损伤越严重，内侧结构损伤为内踝撕脱骨折或三角韧带断裂，此型骨折多由外展外旋应力引起。C 型骨折可分为 C1 和 C2 两个亚型。C1 型为外展应力引起，腓骨骨折高于下胫腓联合水平；C2 型为外展和外旋联合应力引起，腓骨为高位骨折。两型均可同时合并后踝、内踝骨折或三角韧带断裂。

2. Lauge-Hansen 分型

(1) 旋后外旋(外翻)型(图 6-1-9):在旋后位时,足部的外旋应力是踝部骨折的常见损伤机制,占 40%~ 75%。外踝的螺旋斜形骨折线通常始于胫骨远端平台,并向腓骨近端延伸。该损伤的机制为小腿内旋足猛烈外旋时,距骨对腓骨的螺旋剪切应力造成了腓骨的骨折,即旋后外旋(外翻)(supination-external/eversion rotation,SER)骨折。根据损伤的严重程度可分为四度。

(2) 旋后内翻型(图 6-1-10):受伤时患足处于旋后位,距骨在踝穴内受到强力内收,踝关节外侧受到韧带的过度牵拉,内踝受到距骨的挤压外力所致,即旋后内翻型(supination-adduction,SA)骨折。该类型占踝部骨折的 10%~ 20%。根据损伤的严重可分为二度。

(3) 旋前外旋型(图 6-1-11):受伤时足处于旋前位,踝关节受到外旋应力,以外侧为轴向前方旋转,踝关节的内侧结构受到牵拉而破坏,即旋前外旋型(pronation-external rotation,PER)骨折。根据损伤的严重度分为四度。

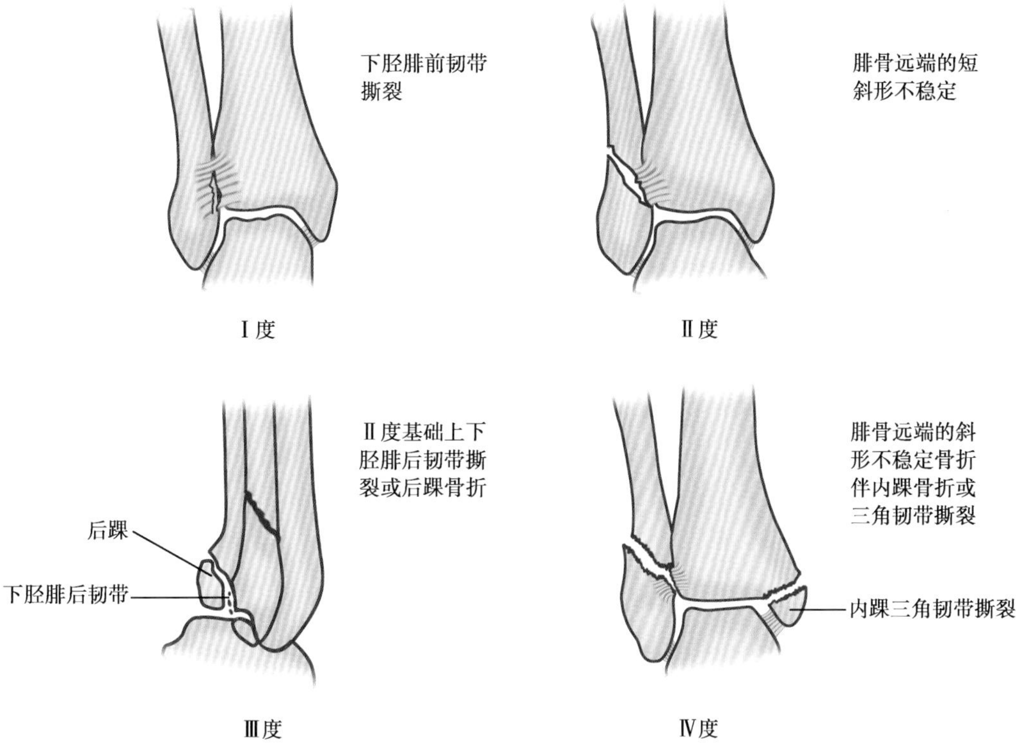

图 6-1-9　旋后外旋(外翻)型

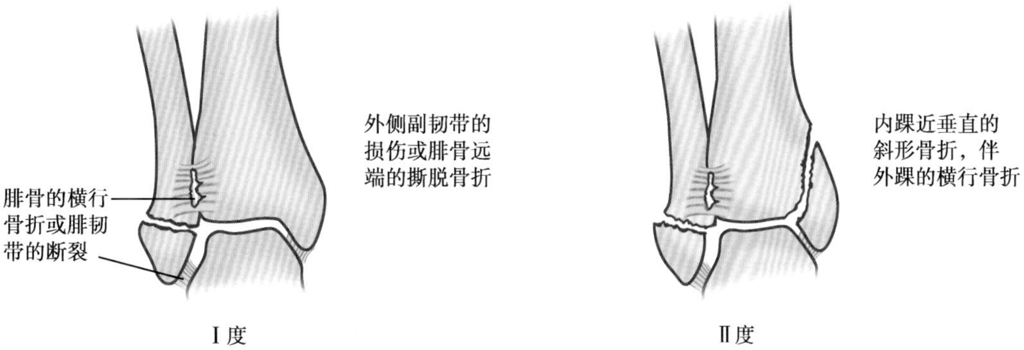

图 6-1-10　旋后内翻型

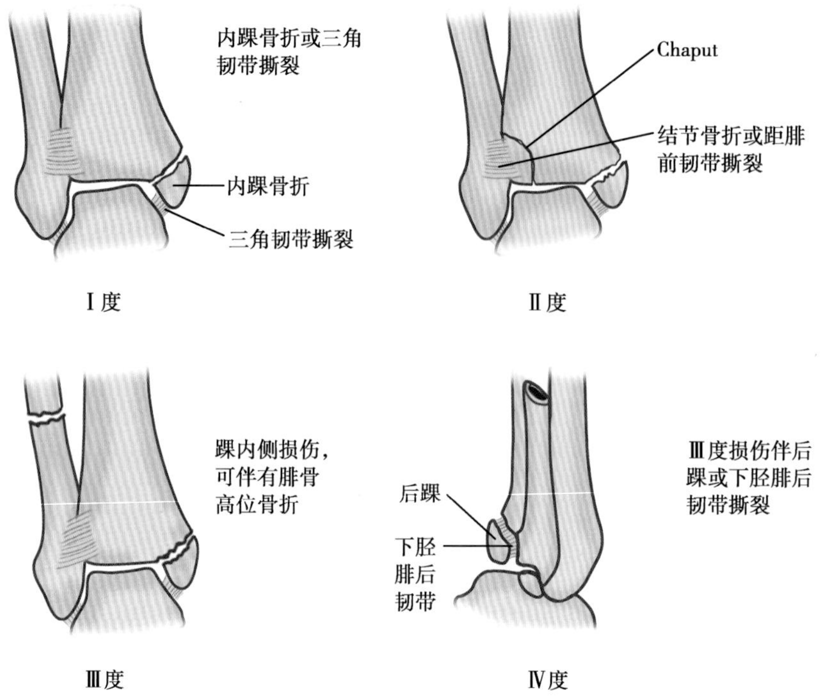

图 6-1-11　旋前外旋型

(4)旋前外翻型(图 6-1-12)：受伤时足处于旋前位，距骨受到强力外展或外翻外力，踝关节内侧结构受到强力牵拉，外踝受到挤压外力，即旋前外翻型(pronation-abduction，PA)骨折。根据损伤的严重程度分为三度。

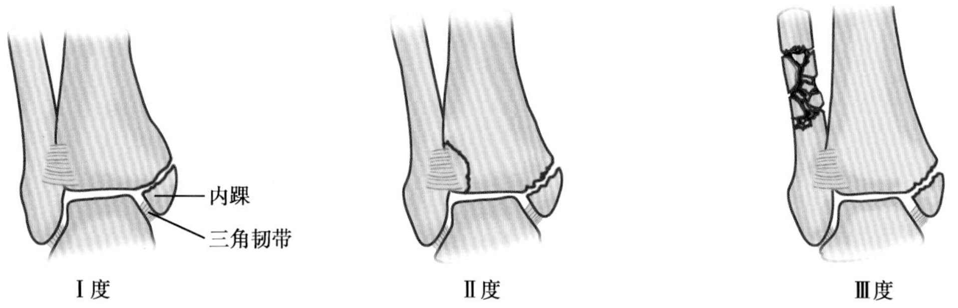

图 6-1-12　旋前外翻型

Ⅰ度：内踝骨折或三角韧带的撕裂；Ⅱ度：Chaput 结节骨折或距腓前韧带撕裂；Ⅲ度：腓骨远端横行或粉碎性骨折，伴踝内侧损伤。胫骨的前外侧关节面受到挤压骨折。

五、跟骨骨折分型

(一) Essex-Lopresti 分型(基于侧位 X 片)(图 6-1-13)

根据骨折是否累及距下关节面分为两型，Ⅰ型未累及距下关节，Ⅱ型累及距下关节。根据Ⅱ型骨折继发骨折线的走行，又将其分为舌形骨折和关节面塌陷骨折。

Ⅰ型　骨折未累及距下关节，具体可细分为以下几种类型。A 型累及跟骨结节骨折：A1 型为鸟嘴样骨折；A2 型为内缘撕脱骨折；A3 型为垂直骨折；A4 型为水平骨折。B 型累及跟骰关节：B1 型为鹦鹉鼻型；B2 型为其他类型。

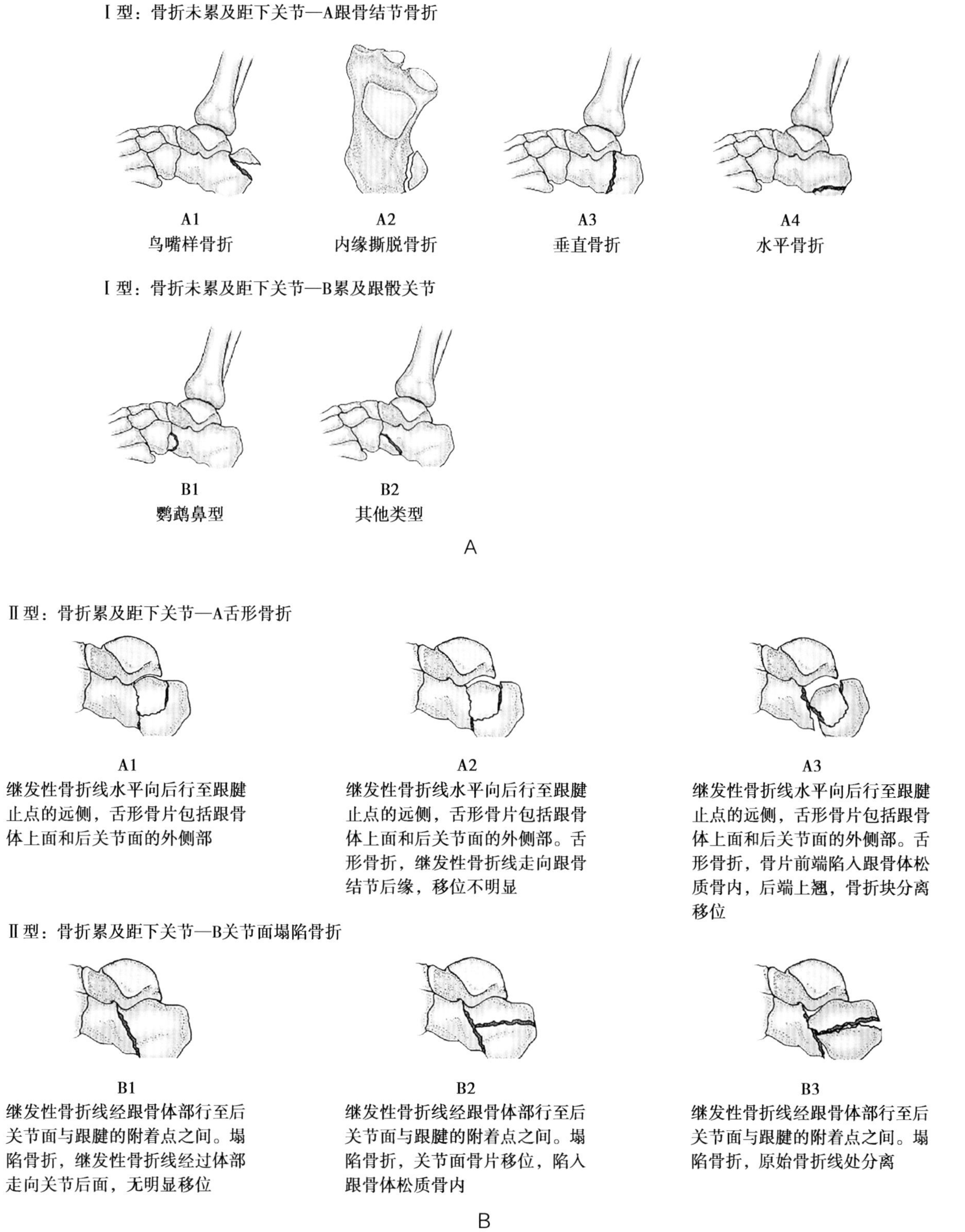
Ⅰ型：骨折未累及距下关节—A跟骨结节骨折
A1
鸟嘴样骨折
A2
内缘撕脱骨折
A3
垂直骨折
A4
水平骨折
Ⅰ型：骨折未累及距下关节—B累及跟骰关节
B1
鹦鹉鼻型
B2
其他类型
A
Ⅱ型：骨折累及距下关节—A舌形骨折
A1
继发性骨折线水平向后行至跟腱止点的远侧，舌形骨片包括跟骨体上面和后关节面的外侧部
A2
继发性骨折线水平向后行至跟腱止点的远侧，舌形骨片包括跟骨体上面和后关节面的外侧部。舌形骨折，继发性骨折线走向跟骨结节后缘，移位不明显
A3
继发性骨折线水平向后行至跟腱止点的远侧，舌形骨片包括跟骨体上面和后关节面的外侧部。舌形骨折，骨片前端陷入跟骨体松质骨内，后端上翘，骨折块分离移位
Ⅱ型：骨折累及距下关节—B关节面塌陷骨折
B1
继发性骨折线经跟骨体部行至后关节面与跟腱的附着点之间。塌陷骨折，继发性骨折线经过体部走向关节后面，无明显移位
B2
继发性骨折线经跟骨体部行至后关节面与跟腱的附着点之间。塌陷骨折，关节面骨片移位，陷入跟骨体松质骨内
B3
继发性骨折线经跟骨体部行至后关节面与跟腱的附着点之间。塌陷骨折，原始骨折线处分离
B

图 6-1-13　Essex-Lopresti 分型
A. Ⅰ型；B. Ⅱ型。

Ⅱ型　骨折累及距下关节，具体可细分为以下几种类型。

（1）A 型舌形骨折：A1 型，继发性骨折线水平向后行至跟腱止点的远侧，舌形骨片包括跟骨体上面和后关节面的外侧部；A2 型，继发性骨折线水平向后行至跟腱止点的远侧，舌形骨片包括跟骨体上面和后关节面的外侧部；为舌形骨折，继发性骨折线走向跟骨结节后缘，移位不明显；A3 型，继发性骨折线水平向后行至跟腱止点的远侧，舌形骨片包括跟骨体上面和后关节面的外侧部；为舌形骨折，骨片前端陷入跟骨体松质骨内，后端上翘，骨折块分离移位。

（2）B 型关节面塌陷骨折：B1 型，继发性骨折线经跟骨体部行至后关节面与跟腱的附着点之间；为塌陷骨折，继发性骨折线经过体部走向关节后面，无明显移位；B2 型，继发性骨折线经跟骨体部行至后关节面与跟腱的附着点之间；为塌陷骨折，关节面骨片移位，陷入跟骨体松质骨内；B3 型，继发性骨折线经跟骨体部行至后关节面与跟腱的附着点之间；为塌陷骨折，原始骨折线处分离。

（二）跟骨骨折 Sanders 分型（基于 CT 图像）（图 6-1-14）

Ⅰ型　关节面骨折无移位（移位 < 2mm）；

Ⅱ型　后关节面的两部分骨折（移位 ≥ 2mm）；

Ⅲ型　后关节面的三部分骨折；

Ⅳ型　后关节面的四部分以上骨折。

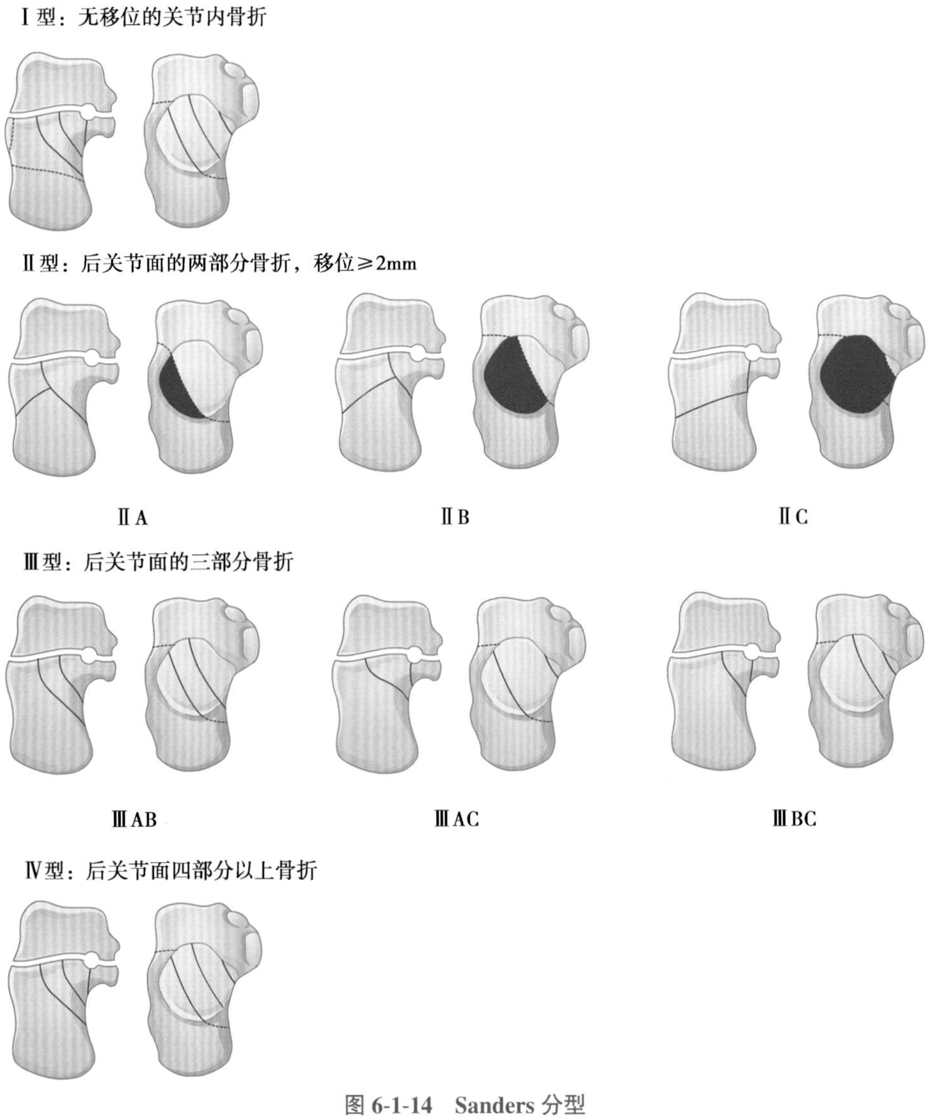

图 6-1-14　Sanders 分型

第二节　跟骨骨折微创手术治疗

一、跟骨骨折空心螺钉内固定

（一）骨科手术机器人辅助跟骨骨折手术

1. 术前准备　患者取侧卧位，患肢固定于专用下肢固定架，置于床中心。健肢屈膝摆放，放置位置应不影响操作。手术床应保证术区全透光。固定架金属滑轨可靠向近端一侧固定，避免进入扫描区。C 臂或 O 臂应使用带有三维扫描功能的，并置于健侧，机器人主控台置于头侧，机械臂置于足跟侧，患者跟踪器置于固定架连接杆并朝向头端。值得注意的是，患者跟踪器与机械臂摆位遵循就近原则和可追踪原则；如需复位操作，应先行克氏针经皮撬拨复位；C 臂主控台与机器人主控台靠近放置以简化布线(图 6-2-1)。

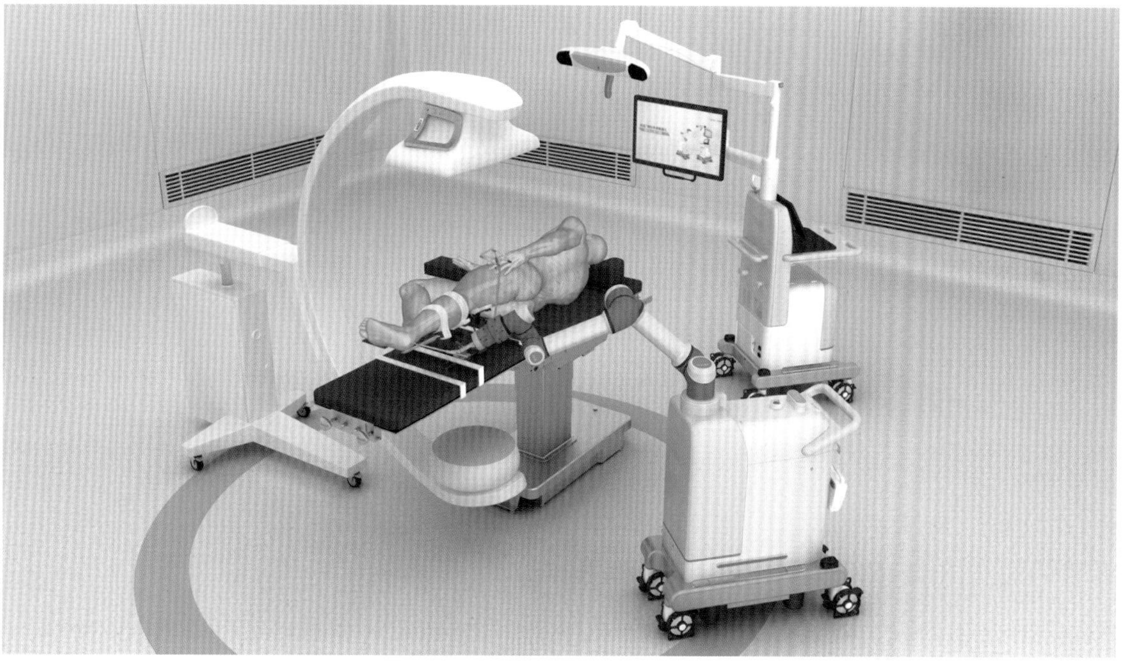

图 6-2-1　机器人辅助跟骨骨折螺钉内固定设备摆位示意图

前端工具应选择三维低温工具盒及专用下肢固定架；关于套筒和导针，下肢固定架工具盒中提供内径分别为 1.0mm、1.5mm 与 2.8mm 的套筒，并备有相应直径的克氏针；影像跟踪器，推荐使用与骨科手术机器人匹配的影像跟踪器采集图像。

2. 骨科手术机器人摆位原则

(1) 无菌原则：机械臂与主控台触控屏进入术区前须用一次性无菌膜完全包裹。

(2) 就近原则：机械臂应置于靠近患侧或手术侧的位置；患者跟踪器应固定于术区附近骨性结构，且不影响机械臂定位运动。

(3)可视原则：患者跟踪器与机械臂(或影像设备跟踪器)应处于光学相机的可视范围内。

(4)便利原则：机械臂机身和各关节臂避免处于引导器定位方向上，便于术者置钉操作；主控台摆放应不影响麻醉设备操作，且尽量靠近C臂主控台，以简化手术室布线。

基于以上原则，术者根据具体手术方案、影像采集方法及手术室环境，设计针对各类术式的手术室设备布局。

3. 采集跟骨术区三维图像　三维图像采集有使用影像跟踪器或使用标尺两种方法。使用影像跟踪器时应先采集手术区域的正、侧位图像，用以验证扫描区域是否完整包含术区骨骼影像；使用标尺时机械臂应置于不影响C臂环扫的适当位置，然后放下地脚支撑以稳定标尺。操作时应先进行骨折复位，并用克氏针临时固定(必要时剪短导针至皮缘)，再进行图像扫描。过程中固定架的金属滑轨应靠向近端一侧固定，避免进入扫描区。

使用标尺采集图像时，首先将标尺置于手术区域，贴近皮肤放置，然后拍摄正位、侧位图像，确保术区图像和所有标记点均在拍摄图像范围内。再根据C臂三维扫描流程进行图像扫描。在采集图像时，机械臂应置于不影响C臂弓旋转的适当位置，然后启动地脚支撑以稳定机械臂。在图像采集、传输及配准的过程中，患者跟踪器、机械臂、患者均不能有任何移动(图6-2-2)。值得注意的是，操作中如需升床应先移开标尺，以防机械臂关节受损；如需调整标尺，应先踩下脚踏开关，再手动拖动机械臂；固定架金属滑轨应靠向近端一侧固定，避免进入扫描区。使用标尺采集图像时，传输至配准过程，患者和机械臂均不可移动，并应保持光学相机稳定，同时可见患者跟踪器及机械臂跟踪器。

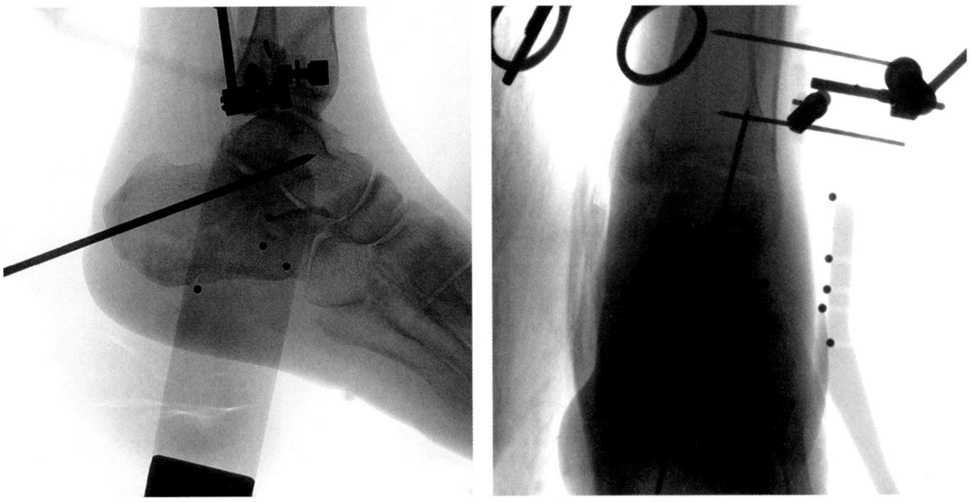

图6-2-2　使用标尺进行跟骨正侧位图像采集

4. 术中通道规划

(1)三维规划界面：三角箭头所指为进针点及进针方向，可调整标记线的方向和位置以确定进针点及进针方向。其中，窗口默认显示扫描区域的横断面、矢状面、冠状面及三切面图像(图6-2-3)。

(2)跟骨螺钉构型：由外向内的螺钉可固定跟骨后关节面，保持由后向前成角，与后关节面前内侧的载距突衔接。可采用半螺纹螺钉或拉力技术对后关节面骨块进行加压；由后向前的螺钉可以保持跟骨轴向稳定性，对舌形骨折有支撑作用，应采用全螺纹长螺钉；由下向上的螺钉可在下方给予后关节面支撑作用，应采用全螺纹螺钉；由上向下的螺钉固定于跟骨结节后部，可将上部骨折块复位并与下部固定，应采用半螺纹螺钉进行加压固定；对于关节压缩的跟骨骨折，可能需要应用更多螺钉固定：如使用2枚螺钉固定后关节面，以及使用多枚螺钉由后向前置入跟骨体或跟骨结节。需要注意的规划要点是：在第一图像窗口与第二图像窗口中分别显示出术区的横断面和矢状面；应根据骨折情况选择最佳螺钉位置，确定入针点及入针方向，规划螺钉长度避免进入关节，在窗口中显示的直径、长度等数据为真实数据，可直接参考应用（图 6-2-4）。

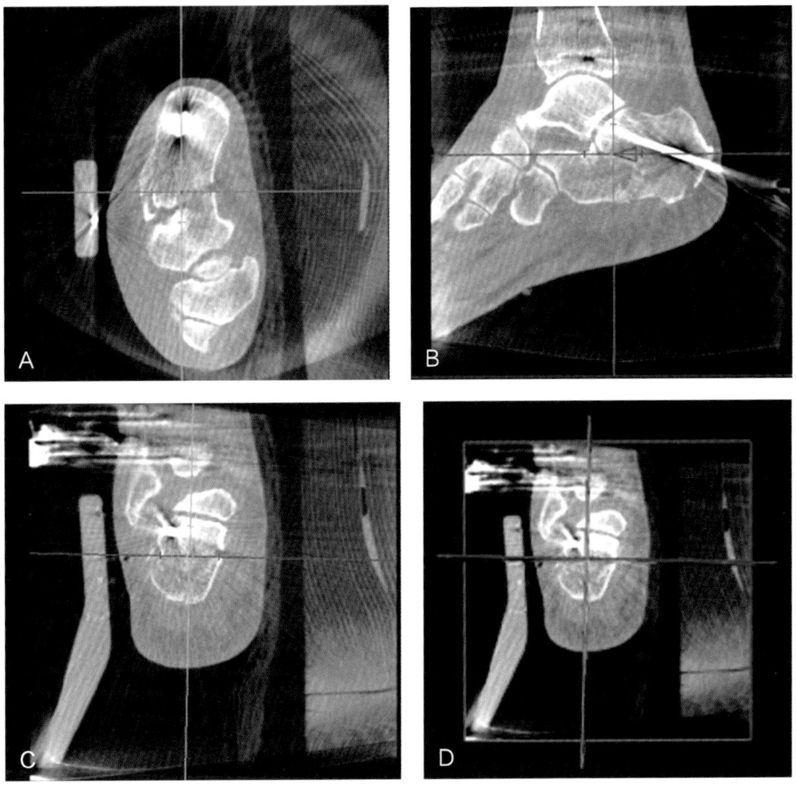

图 6-2-3　三维图像采集界面

A. 横断面；B. 矢状面；C. 冠状面；D. 三切面。

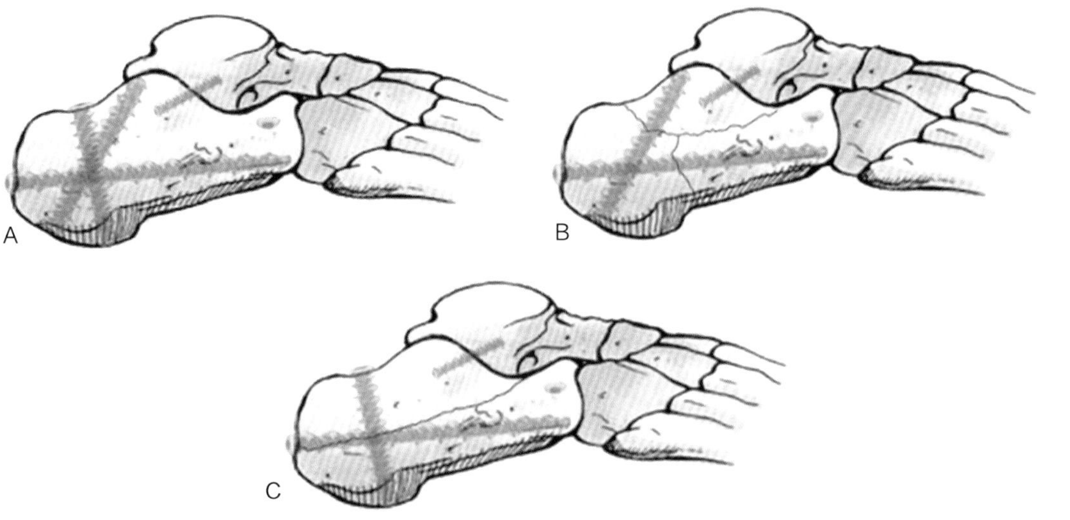

图 6-2-4　跟骨螺钉构型

A. 常见跟骨骨折的螺钉构型；B. 跟骨关节压缩骨折的典型螺钉构型；C. 跟骨舌型骨折的典型螺钉构型。

(3)术者控制：应将机械臂放置于适当位置(光学相机视野内)，然后放下地脚支撑以保持机械臂稳定运行。默认开启“末端控制权限”，术者可直接于台上控制机械臂定位。术者使用机械臂末端控制按钮选择螺钉，完成后软件界面显示所选螺钉并有语音提示。踩住右侧黄色脚踏开关，机械臂自动定位。机械臂运行到位时，灯带为绿色常亮并有声音提示(图 6-2-5)。

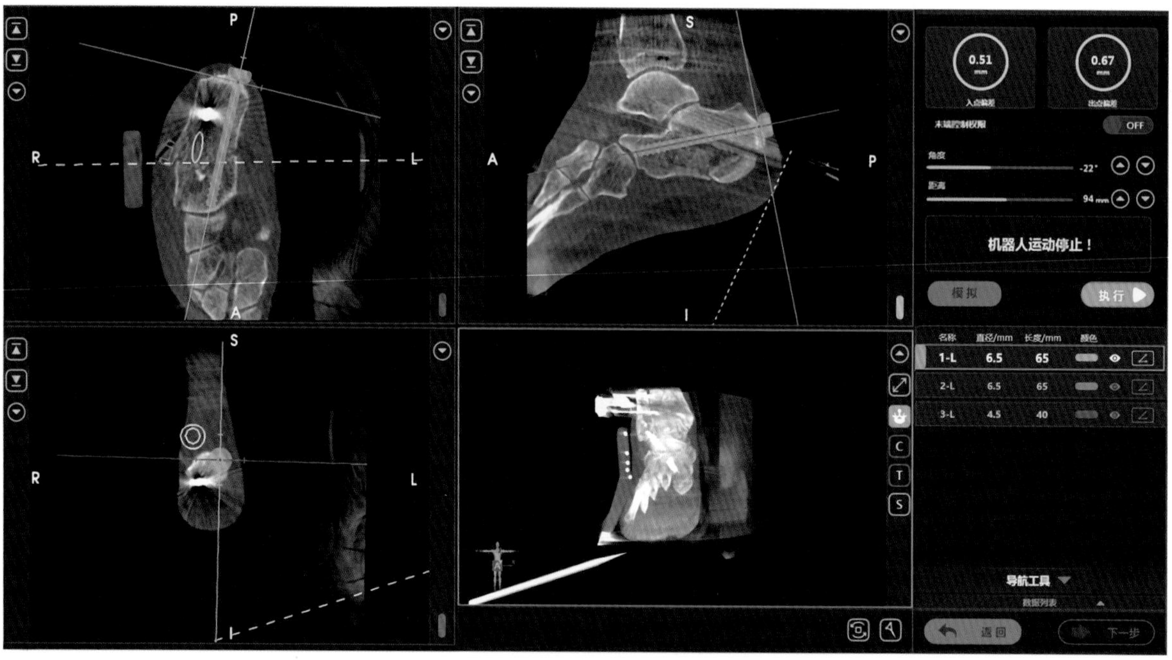

图 6-2-5　跟骨螺钉执行界面

(4)术者置入导针：机械臂运动到位后，将套筒置入导向器，套筒的内径须与空心螺钉导针直径相同，然后沿套筒指向位置做皮肤切口，钝性分离软组织，接着套筒抵至骨面。此时，再次确认两个精度条。将套筒抵至骨面后，如发现导航线与规划线位置误差较大(精度条变为黄色)，需先将套筒抬离骨面，再次踩住黄色脚踏开关进行调整，直至误差在可接受范围内(精度条变为绿色)。然后，选择匹配的导针安装在空心钻中，沿套筒插入，用电钻将导针置入到合适深度。然后重复上述步骤，依次选择其他螺钉并执行，按顺序置入所有规划位置的导针。值得注意的是，应沿定位方向做皮肤切口，过程中注意保护置钉位置周围的软组织，必要时用手指探查。导针在使用时必须与对应直径的套筒配合使用，若旷量太大则会影响定位精度。操作过程中还应注意控制导针精度，在导针与骨面呈倾斜角度置入时，须控制进针力度，可先高速正转在骨面磨孔，再缓慢进针。置入导针时，须保持患者足部稳定，可在对侧施加对抗力。在经皮置钉时，应沿引导器方向切开皮肤，充分钝性分离软组织至骨面，避免软组织牵拉套筒发生移位。在置钉时可持续踩住黄色脚踏开关，保持机械臂实时追踪规划位置，以提高置针精度。

(5)术者置入螺钉：机器人引导置入导针结束，将机械臂移开手术操作区域(保持无菌原则)，然后分别拍摄跟骨侧位、轴位透视图像(必要时进行三维 CT 扫描)，需验证所有导针位置是否符合手术要求。接着，术者沿导针依次置入空心螺钉；透视验证螺钉位置是否符合手术要求。如需调整导针位置，可返回至规划界面进行调整，再重复上述步骤进行重新定位(图 6-2-6)。

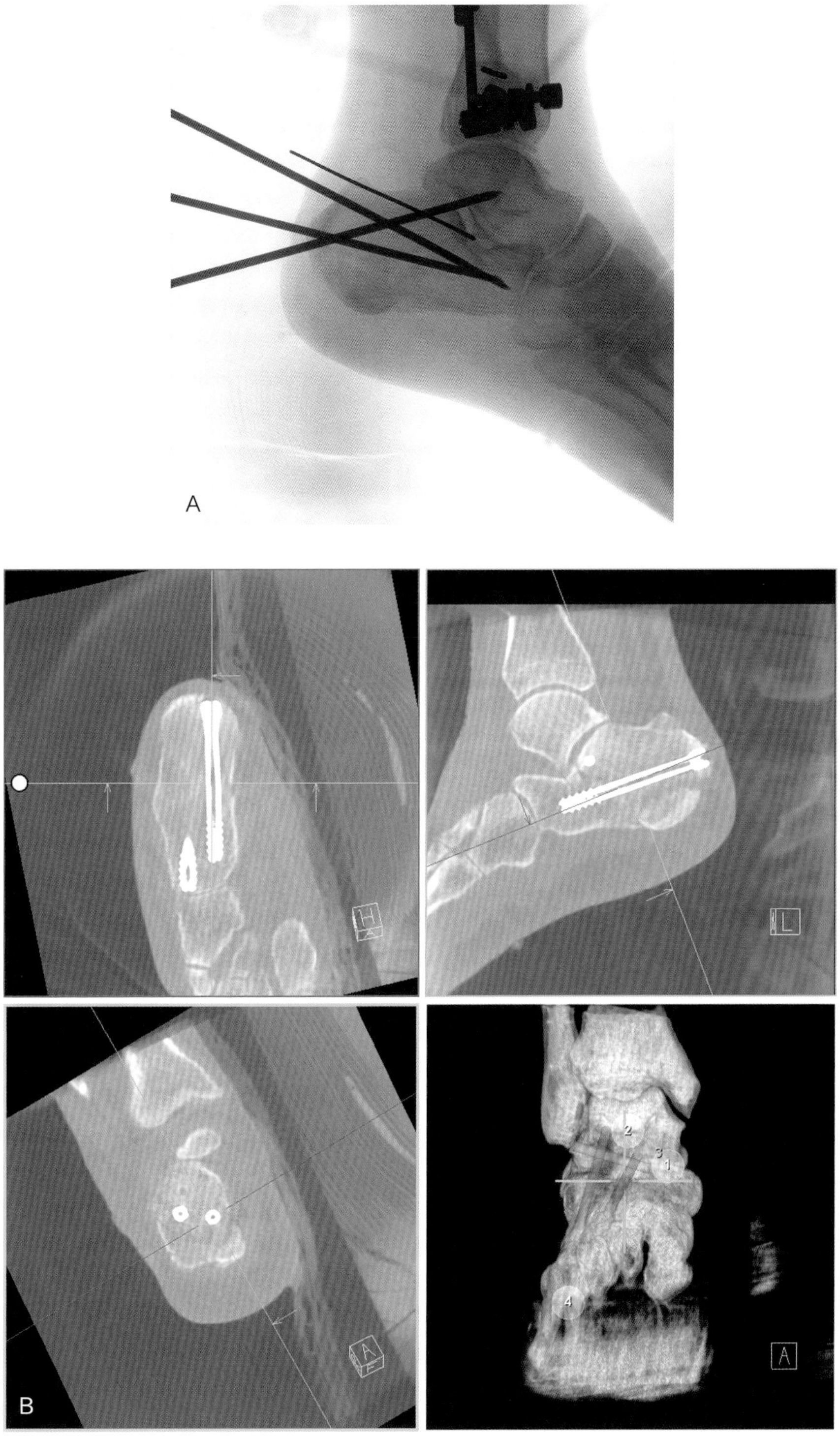
A
B

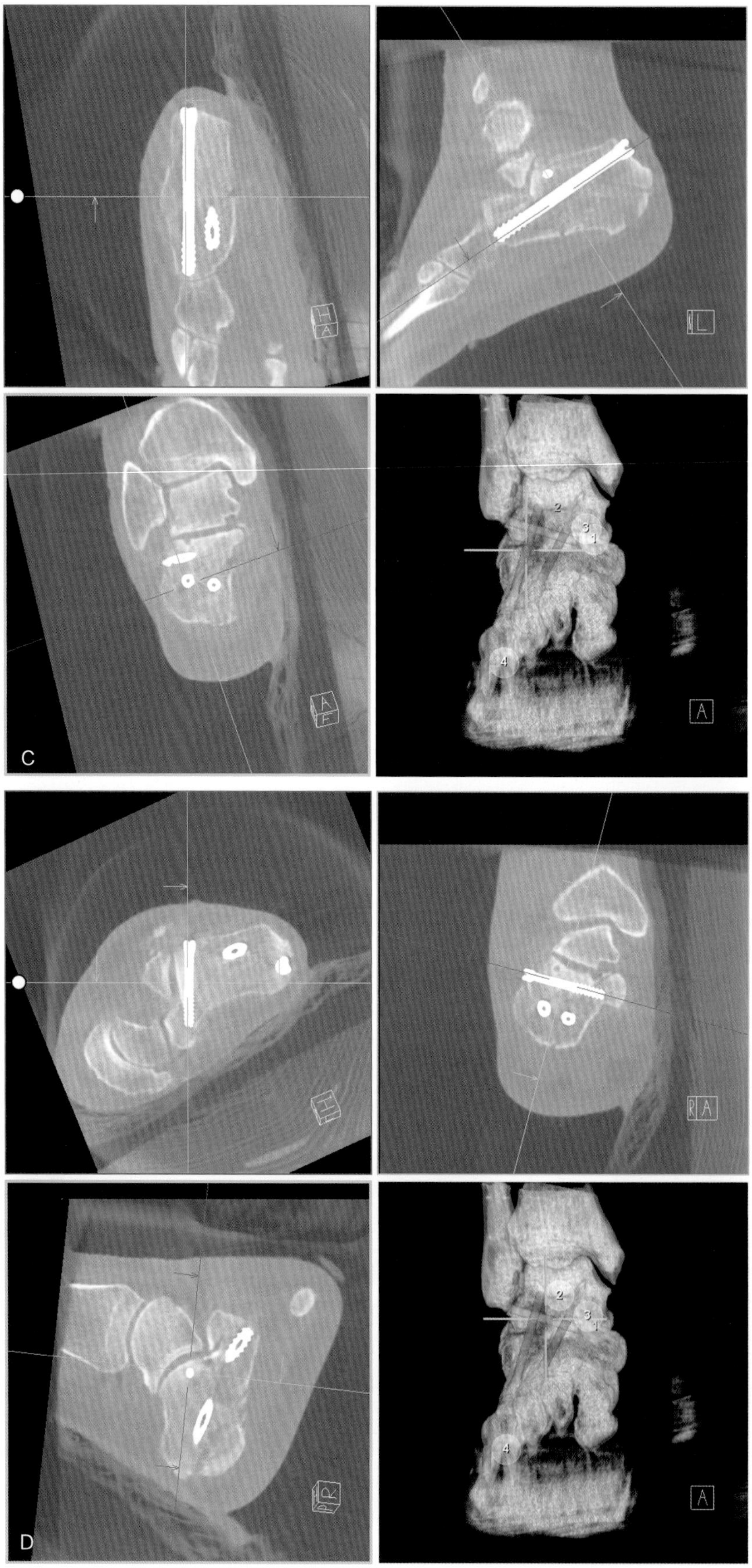

图 6-2-6　术中跟骨置入导针及螺钉验证图像

A. 导针验证 X 线片；B. 螺钉 1 验证四视图；C. 螺钉 2 验证四视图；D. 螺钉 3 验证四视图。

（二）二维影像模式的机器人辅助跟骨骨折手术

1. 术前准备　参考三维影像模式机器人摆位，使用快速连接杆将患者跟踪器固定于足踝外架连接杆上。工具应选择二维低温工具盒和下肢固定架，注意配备匹配套筒规格的导针（图 6-2-7）。

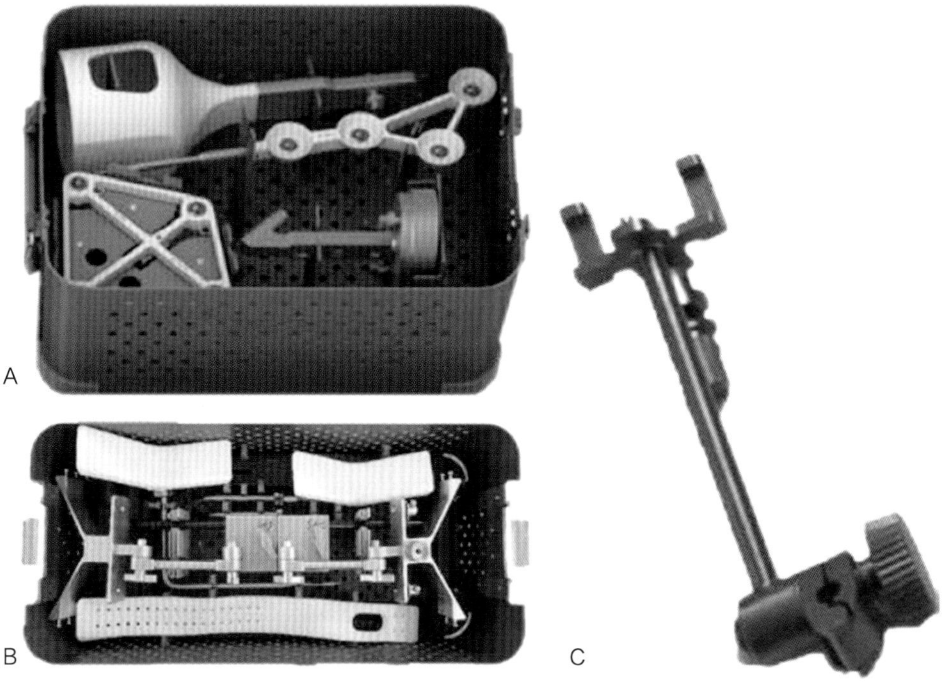

图 6-2-7　二维影像模式所需工具

A. 二维低温工具包；B. 下肢足踝固定架；C. 患者跟踪器连接器。

2. 图像采集要点　应分别拍摄跟骨侧位、轴位图像（踝关节保持背伸位或中立位），图像需包含全部标尺点，如有临时复位、固定导针，须保证标尺点不被已置入的导针遮挡。图像采用拍摄一张立即传输一张的方式，传图时，必须保证患者跟踪器和 C 臂跟踪器（或机械臂跟踪器）同时在光学相机可视范围内。操作过程中，应保持光学相机稳定，如发生抖动，需要重新稳定光学相机，再点击“重采坐标”。如需规划载距突螺钉，需将轴位图像置于左侧窗口，侧位图像置于右侧窗口。

（1）跟骨侧位：侧卧位时，C 臂取 0° 位，中心线对准外踝尖，垂直跟骨矢状面投照；俯卧位时，C 臂取 90° 位，中心线对准外踝尖，垂直跟骨矢状面投照。

（2）跟骨轴位：侧卧位时，C 臂取 90° 位，发射器向足底偏转 35°~45°，中心线对准内外踝连线中心投照；俯卧位时，C 臂取 0° 位，发射器向足底倾斜 35°~45°，中心线对准内外踝连线中心投照。

3. 螺钉规划要点　系统默认采用先左侧窗口后右侧窗口的顺序进行规划，应从进针点向出针点的方向规划。螺钉架构可根据骨折情况确定（具体参考三维方法的规划要点）。操作中，规划螺钉在两张图像的交叉点位置不一致，即可认为螺钉互不干涉（图 6-2-8）。

4. 导针置入要点　首先拖曳机器人至预置钉的位置和姿态，后选择相应螺钉，控制机械臂执行运动。机械臂定位后，沿引导器或套筒指向做经皮切口，逐层分离软组织至骨面，放置套筒。在套筒抵至骨面后再次校正精度，并将机械臂微调至合适的位姿，注意观察机械臂实时精度。随后，选择与套筒匹配的导针，用电钻沿套筒方向轻柔缓慢地置入导针至合适深度。在导针置入过程中确保患者足部稳定，其间可在对侧施加对抗力。最后在验证导针位置已符合手术要求后,沿导针置入空心螺钉。

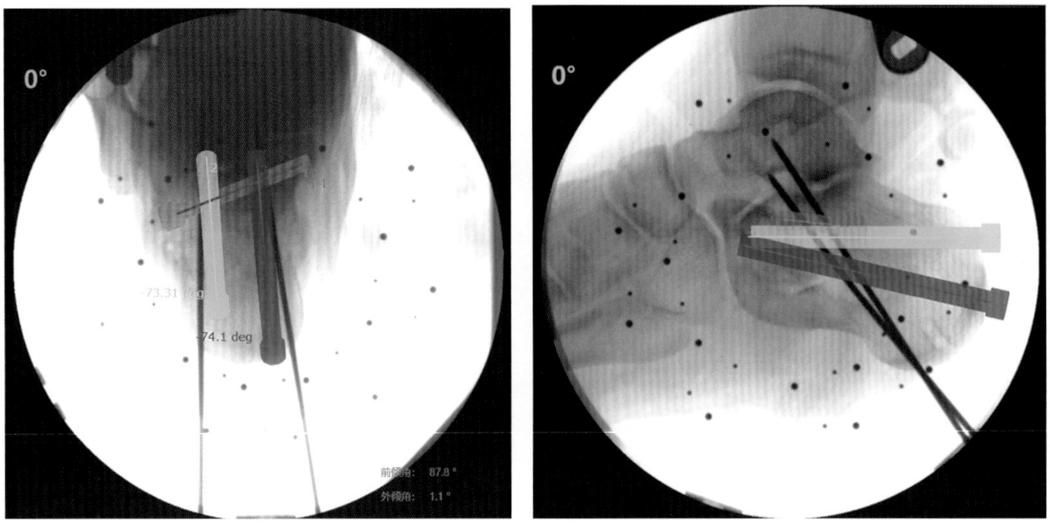

图 6-2-8 跟骨二维螺钉规划界面

二、跟骨骨折临床典型病例

【基本情况】

患者女性,54 岁。

【主诉】

右足外伤后肿痛、活动受限 3 天。

【现病史】

患者 3 天前自高处摔落,伤及右足跟部,伤后右足肿胀、疼痛、活动受限,不敢站立及行走,就诊于当地医院,诊断为“右跟骨骨折”,为进一步治疗来我院,急诊行相关检查后,以“右跟骨骨折”收入院。

【入院诊断】

跟骨骨折(右)

【手术方式】

机器人辅助下跟骨骨折闭合撬拨复位螺钉内固定术

【手术用时】

2 小时

【术中出血量】

10ml

【手术经过】

麻醉成功后,患者侧卧位,常规消毒铺单。

克氏针撬拨复位骨折端,并以金属骨针临时固定,C 臂机透视见骨折复位满意,于外踝处固定患者跟踪器,C 臂 CT 扫描三维图像,范围涵盖右侧踝关节,图像传输至机器人主控台,规划跟骨体内外侧、载距突 3 枚螺钉位置，机械臂引导下依次置入 3 枚导针，C 臂机透视见骨折位置满意、导针位置满意，沿导针拧入螺钉。冲洗伤口，清点器械、纱布无误，缝合。术毕。

【术后诊断】

右跟骨骨折（图 6-2-9）

【病例小结】

由于跟骨局部皮肤血运特点，传统跟骨骨折切口复位钢板螺钉内固定术容易出现伤口问题甚至钢板外露等情况。经皮克氏针撬拨复位后，行经皮空心钉内固定术可以实现更加微创的骨折固定，并且手术并发症明显减少。但在机器人辅助经皮空心钉内固定术之前，需要使用克氏针进行经皮撬拨复位，实现骨折复位后才能进行经皮空心钉内固定术。1 枚螺钉由内向外固定载距突，2 枚空心钉自右后向前支撑骨折复位。

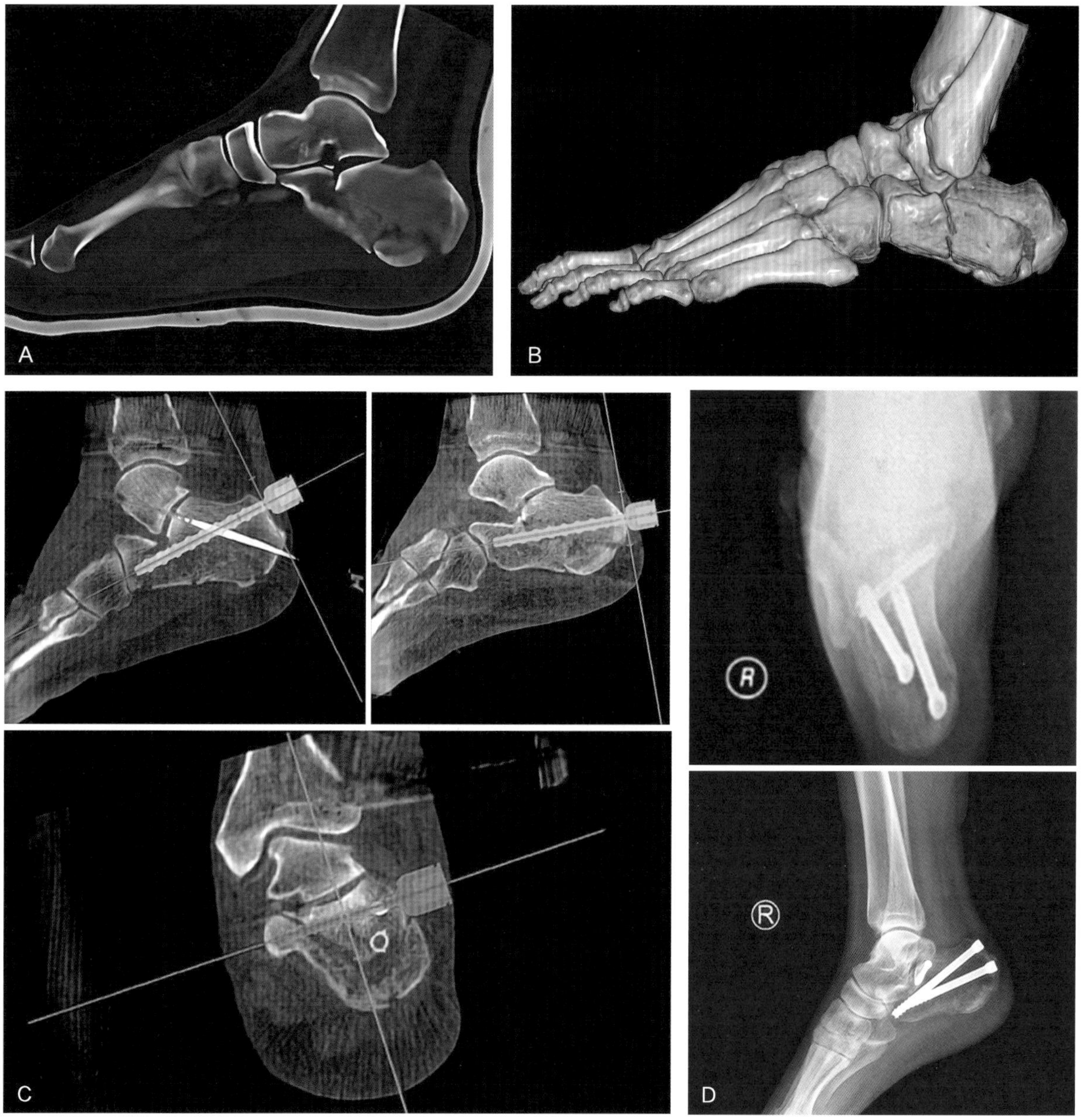

图 6-2-9　跟骨骨折临床典型病例

A. 术前跟骨 CT 图像；B. 术前跟骨三维重建图像；C. 跟骨螺钉规划界面；D. 术后跟骨 X 线片。

第三节　距骨骨折空心螺钉内固定

一、机器人辅助距骨骨折空心螺钉内固定

（一）术前准备

推荐患者取侧卧位，以便兼顾前路手术或后路手术；亦可使用仰卧位或俯卧位。患者跟踪器固定于固定架连接杆，朝向光学相机。值得注意的是，侧卧位足部应固定：在前路手术时足跖屈位固定于固定架托板；在后路手术时足部中立位固定于固定架托板（图 6-3-1）。

手术过程中如有临时复位、固定导针，可将导针剪短至皮缘后，再使用标尺进行距骨正侧位图像采集（图 6-3-2）。

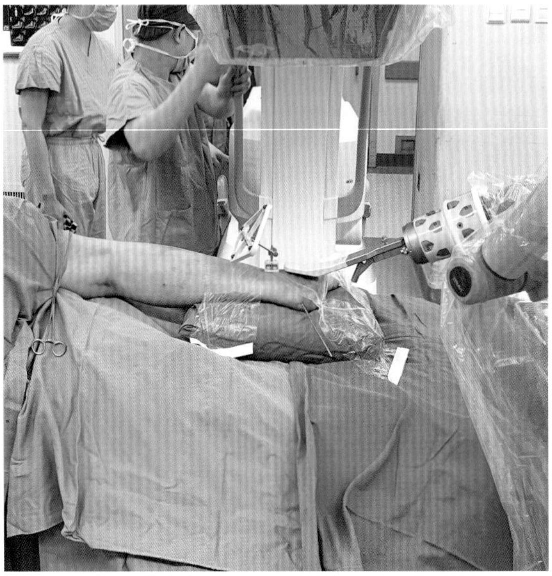

图 6-3-1　机器人辅助距骨骨折空心螺钉内固定体位示意图

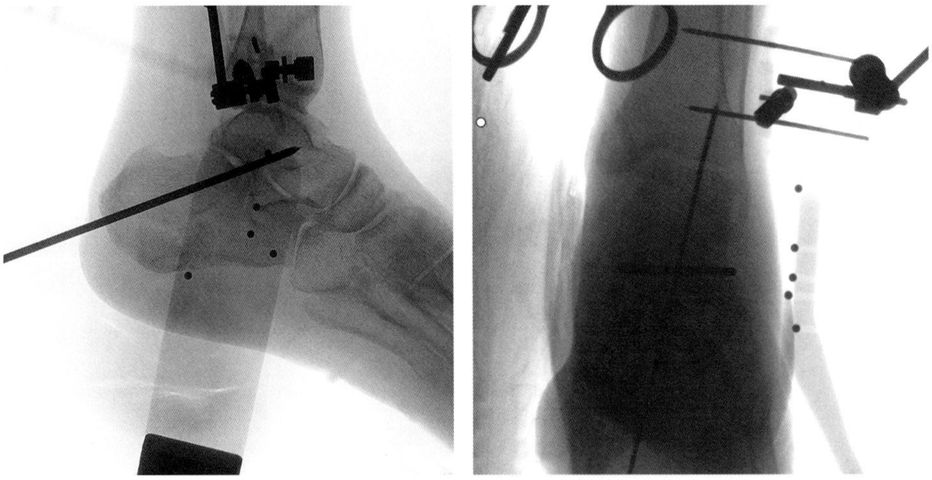

图 6-3-2　使用标尺进行距骨正侧位图像采集

（二）螺钉规划要点

如图 6-3-3，其中图 A、图 B 为典型的距骨颈骨折，螺钉应由前向后垂直于骨折线固定；图 C、图 D 为典型的距骨体骨折，螺钉由前向后或由后向前垂直于骨折线固定。

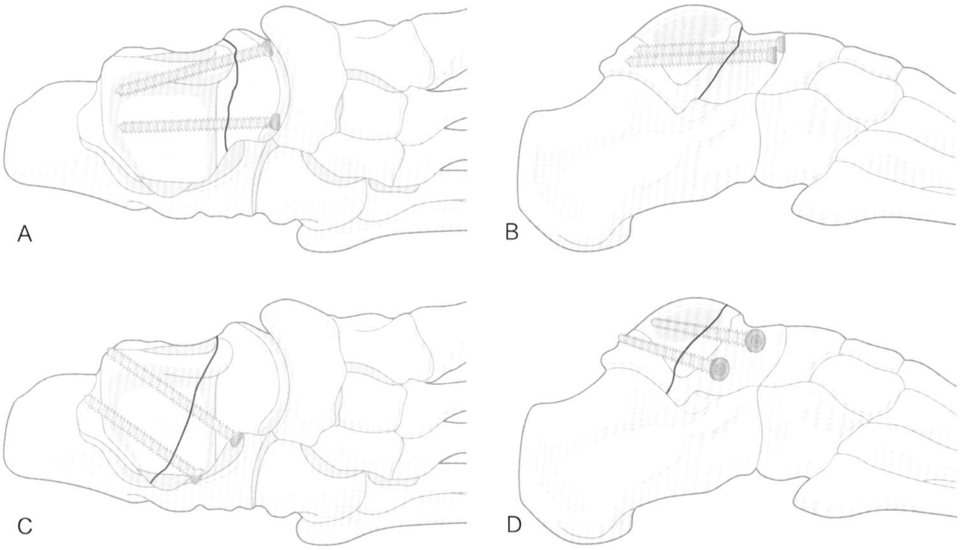

图 6-3-3　典型的距骨骨折螺钉规划

在螺钉规划界面中，首先旋转标记线，使上方图像窗口分别显示术区的横断面和矢状面，然后根据骨折线方向、骨块大小及移位情况设计最佳螺钉分布，此时，根据标记线三角图标调整入针点位置及置钉方向。其中窗口中显示的直径、长度等数据为真实数据，可直接参考应用(图 6-3-4)。值得注意的是，在进行操作时，螺钉由后外侧向前内侧置入，更符合距骨解剖结构，可以提供更强的生物力学稳定性，并可避免或减少对距骨供血网的破坏。

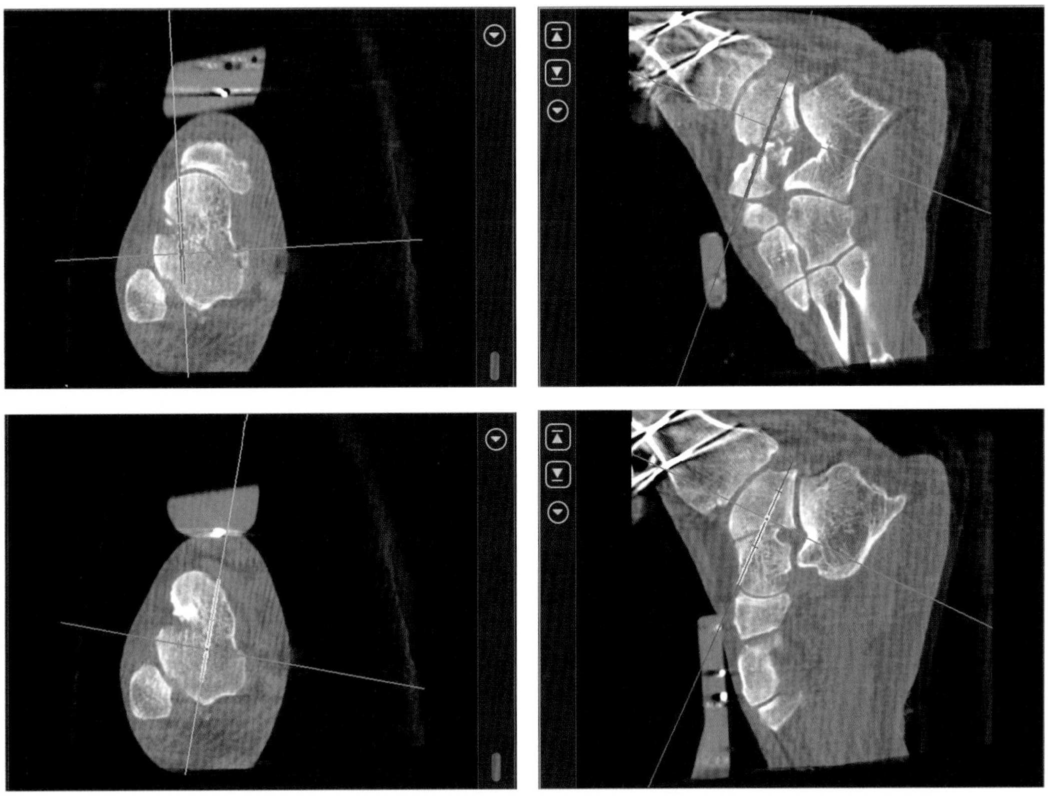

图 6-3-4　距骨螺钉规划界面

二、距骨骨折临床典型病例

（一）距骨骨折逆行空心钉置入病例

【基本情况】

患者男性，54 岁。

【主诉】

高坠伤致右足肿痛、活动受限 8 天。

【现病史】

患者 8 天前从 2 米左右高处坠落，致右足肿痛、活动受限，外院急诊行 X 线片检查，示右距骨颈骨折，后为进一步诊治转入我院。患者伤后有无昏迷、头痛、头晕、气促、腹痛、恶心以及呕吐等伴随症状，二便正常。

【入院诊断】

距骨颈骨折（右）

【手术方式】

机器人辅助下距骨颈骨折闭合复位螺钉内固定术

【手术用时】

1 小时

【术中出血量】

5ml

【手术经过】

麻醉成功后，患者取仰卧位，常规消毒铺单。

于内踝处固定患者跟踪器，C 臂 CT 扫描三维图像，范围覆盖右侧距骨，图像传输至机器人主控台，规划由前向后距骨内外侧 2 枚通道螺钉位置，机械臂引导下依次置入 2 枚导针，C 臂机透视见骨折位置满意，导针位置满意，沿导针拧入螺钉。

冲洗伤口，清点器械、纱布无误，缝合。术毕。

【术后诊断】

距骨颈骨折（右）（图 6-3-5）

【病例小结】

距骨骨折传统手术入路困难，必要时可能需要外踝截骨以辅助手术视野暴露。作为较为少见的骨折类型，很多医院开展过的病例数较少。骨科机器人辅助手术可以精确规划手术路径，精准定位减少了对于临床经验的依赖。但需要注意的是，经皮空心钉内固定比较适用于骨折无明显移位或是移位较轻微的骨折类型。如果距骨骨折伴骨折明显移位，建议使用克氏针撬拨复位，实现骨折复位后再进行经皮空心钉内固定术。

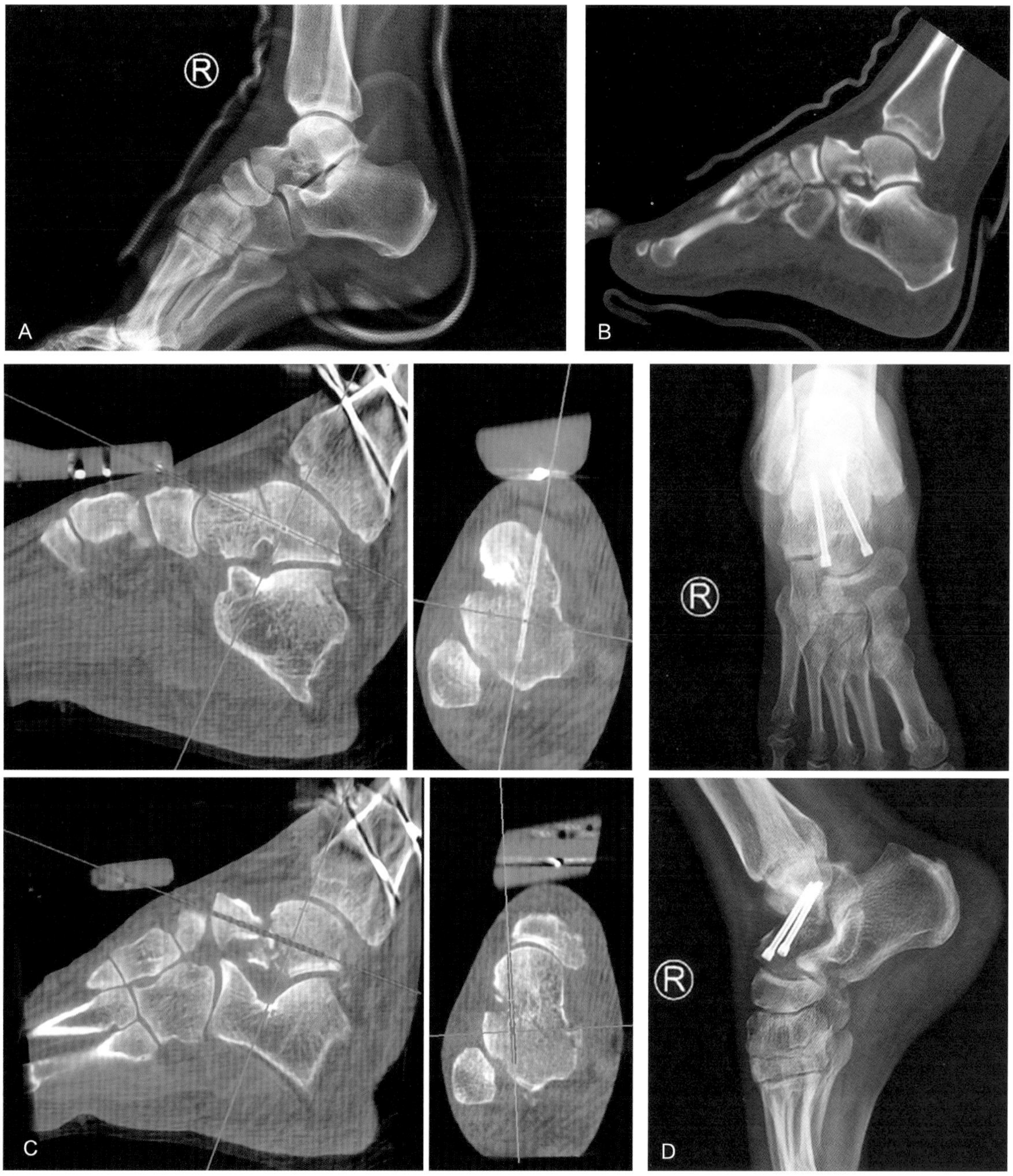

图 6-3-5　距骨骨折逆行空心钉置入典型病例

A. 术前距骨侧位 X 线片；B. 术前距骨 CT 图像；C. 距骨螺钉规划界面；D. 术后距骨 X 线片。

（二）距骨骨折顺行空心钉置入病例

【基本情况】

患者男性，24 岁

【主诉】

左踝外伤后肿痛、活动受限 5 天。

【现病史】

患者 5 天前踢足球时不慎摔伤左踝关节，伤后感左踝疼痛、踝关节活动受限。在外院拍片检查提示左距骨骨折，为进一步手术治疗转入我院，门诊收入院。患者伤后无昏迷、头痛、头晕、气促、腹痛、恶心以及呕吐等伴随症状，二便正常。

【入院诊断】

距骨颈骨折（左）

【手术方式】

机器人辅助下距骨颈骨折闭合复位螺钉内固定术

【手术用时】

1 小时

【术中出血量】

20ml

【手术经过】

麻醉成功后，患者取仰卧位，常规消毒铺单。

于患侧外踝处固定患者跟踪器，C 臂 CT 扫描三维图像，范围覆盖左侧距骨，图像传输至机器人主控台，规划距骨由后向前 1 枚通道螺钉的位置，机械臂引导下置入 1 枚导针，C 臂机透视见骨折位置满意，导针位置满意，沿导针拧入螺钉。

冲洗伤口，清点器械、纱布无误，缝合。术毕。

【术后诊断】

距骨颈骨折（左）（图 6-3-6）

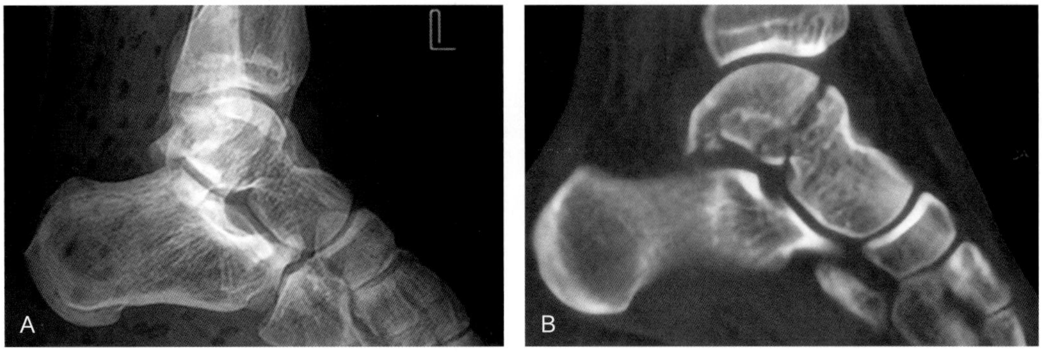

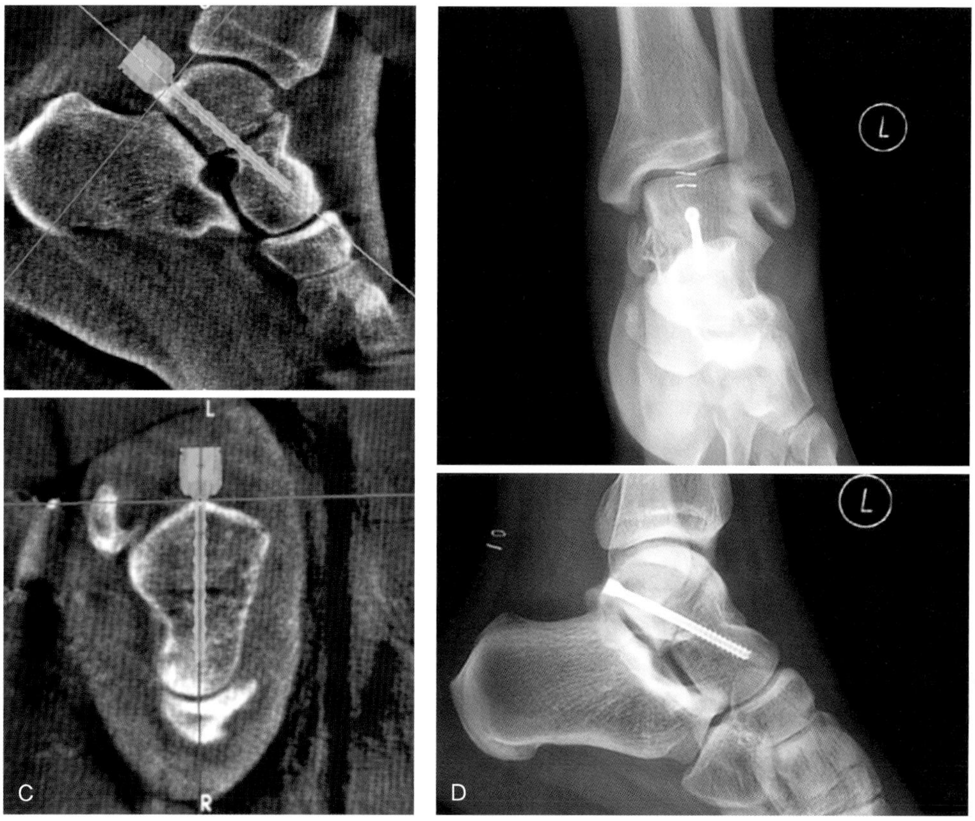

图 6-3-6　距骨骨折顺行空心钉置入典型病例
A. 术前距骨侧位 X 线片；B. 术前距骨 CT 图像；C. 距骨螺钉规划界面；D. 术后距骨 X 线片。

【病例小结】

这是一例比较典型的距骨体骨折，骨折无明显移位，适合机器人辅助经皮空心钉内固定术。空心钉规划路径垂直于骨折线，由后向前。利用空心钉加压作用可以很好地实现骨折复位效果。

第四节　踝关节周围骨折微创内固定

一、机器人辅助下胫腓联合分离内固定

患者取仰卧位，患肢踝部垫高以预留足够置钉空间；机器人操作流程推荐使用三维模式。对于螺钉规划，首先应将胫腓骨远端的冠状面和横断面图层调至上方窗口，然后在冠状面上位于踝关节水平近端 2~5cm 处，平行于胫距关节面从外向内置入螺钉，横断面螺钉应垂直于下胫腓联合关节面从后向前置入（图 6-4-1）。然后，根据内固定情况选择三皮质固定（腓骨双侧、胫骨外侧皮质）或四皮质固定（腓骨双侧、胫骨双侧皮质）。应注意，可使用一枚或两枚 3.5mm 皮质骨螺钉非加压固定，或带袢钢板进行弹性固定。

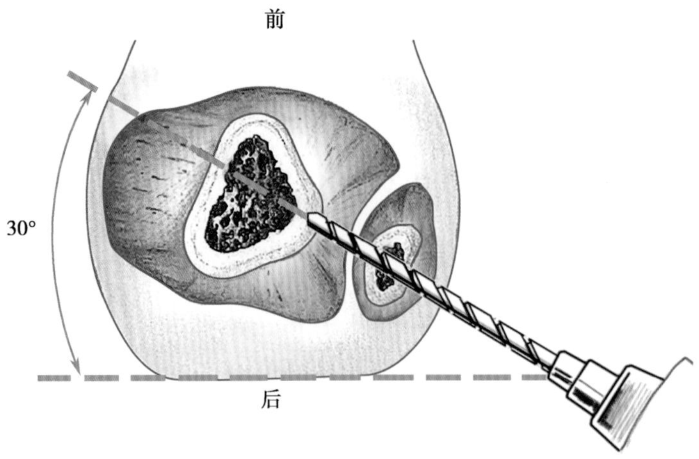

图 6-4-1 胫腓联合分离内固定

二、机器人辅助踝关节骨折空心螺钉内固定

患者取仰卧位，患肢踝部垫高以预留足够置钉空间，后方入路应采用俯卧位或侧卧位。机器人操作流程推荐使用三维模式。螺钉位置规划应根据骨折部位，将胫骨远端的横断面和冠状面（或矢状面）图层调至上方窗口，然后根据 AO 固定原则将螺钉垂直于骨折线、螺纹超过骨折线固定，最后再根据不同骨折类型设计最佳螺钉排列（图 6-4-2）。值得注意的是，患者跟踪器应固定于胫骨中下段，以避开置钉区域。对于小骨折块，须先临时固定，再进行机器人辅助操作。

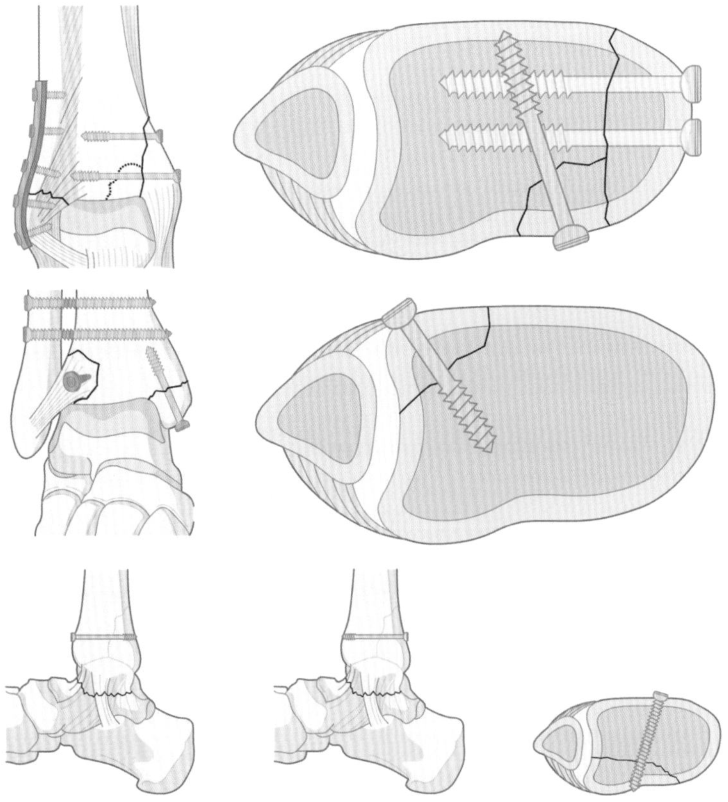

图 6-4-2 踝关节骨折常见空心螺钉排列示意图

三、典型病例

【基本情况】

患者男性，72 岁。

【主诉】

车祸伤致右踝部肿痛、活动受限 1 天。

【现病史】

患者 1 天前因车祸伤致右踝部肿痛伴活动受限，伴右膝部疼痛、活动受限，无一过性意识丧失，因疼痛不能站立及行走，就诊于外院，行 X 线检查后诊断为“右踝关节骨折、右腓骨近端骨折”，给予制动、对症治疗。后为求进一步治疗到我院就诊，急诊结合病史、查体及辅助检查，以“右踝关节骨折、右腓骨近端骨折”为诊断收入院。患者意识清醒、无发热，无胸腹不适，饮食及二便正常。

【入院诊断】

踝关节骨折（右）、腓骨近端骨折（右）

【手术方式】

机器人辅助下右踝关节骨折闭合复位螺钉内固定术

【手术用时】

1 小时 40 分

【术中出血量】

10ml

【手术经过】

麻醉成功后，患者仰卧。常规消毒铺单。

于右胫骨安装患者跟踪器，术中见右内后踝位置良好，右下胫腓关节移位明显，遂用大号 C 形钳钳夹复位，C 臂机透视见下胫腓复位良好，克氏针临时固定，透视满意。C 臂 CT 扫描三维图像，范围覆盖右侧踝关节，图像传输至机器人主控台，规划螺钉方向，机械臂引导下置入空心钉 6 枚（内踝 2 枚、后踝 2 枚、下胫腓 2 枚）。

拍片确认复位固定可靠。冲洗术口，全层缝合。清点纱布、器械无误，无菌敷料包扎，术毕。

【术后诊断】

踝关节骨折（右）、腓骨近端骨折（右）（图 6-4-3）

【病例小结】

下胫腓关节分离损伤治疗的重点在于复位下胫腓关节。传统的术中 X 线透视，并不能十分准确地反映下胫腓关节对合关系，而且十分依赖临床经验。下胫腓关节对合不良将严重影响患者踝关节功能，所以术中确认下胫腓关节对合关系是十分重要的。术中 CT 扫描可以很直观地向临床医师展示下胫腓关节对合关系，配合骨科手术机器人手术路径规划及精确定位，我们可以很好地恢复下胫腓关节较好的对合关系。

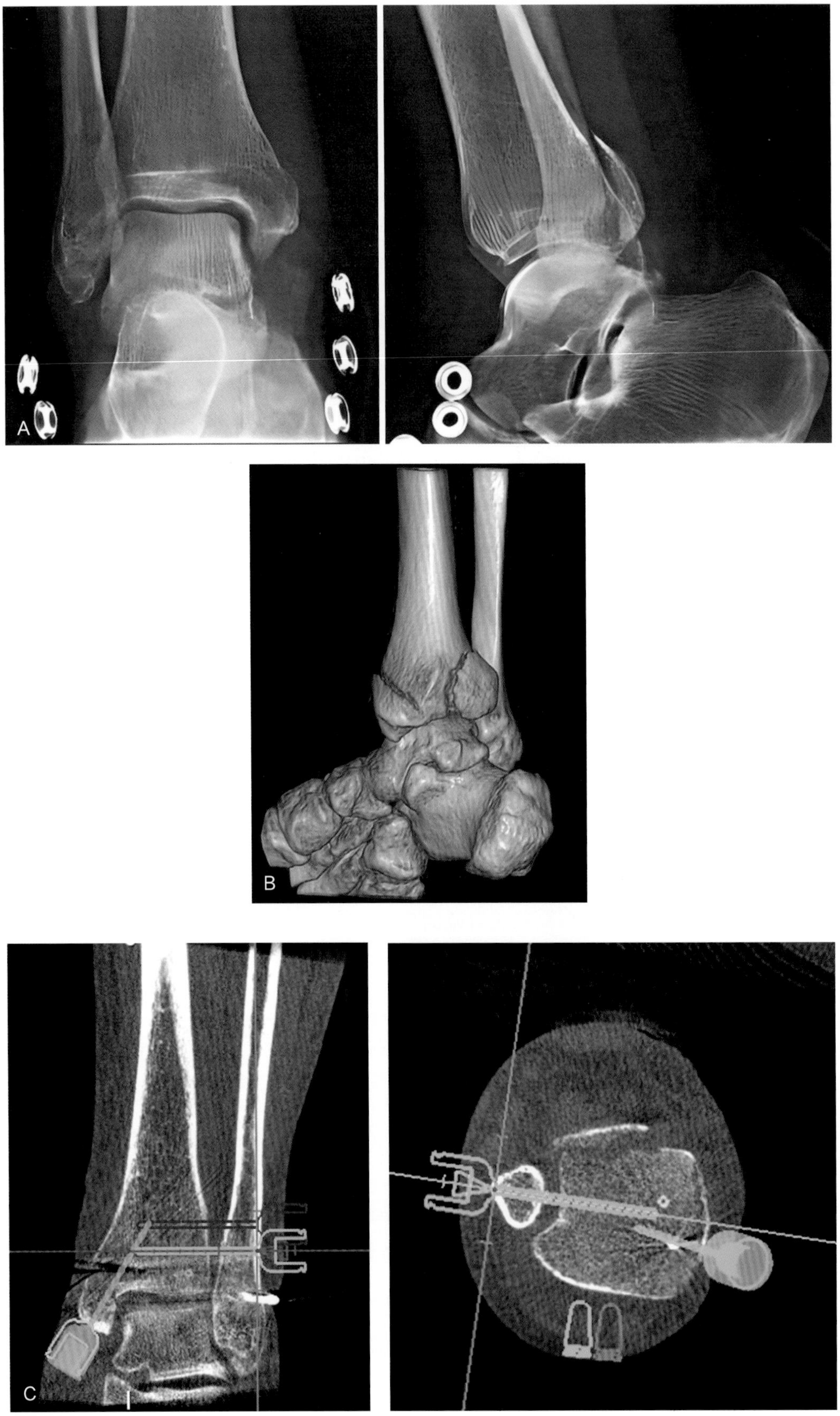
A
B
C

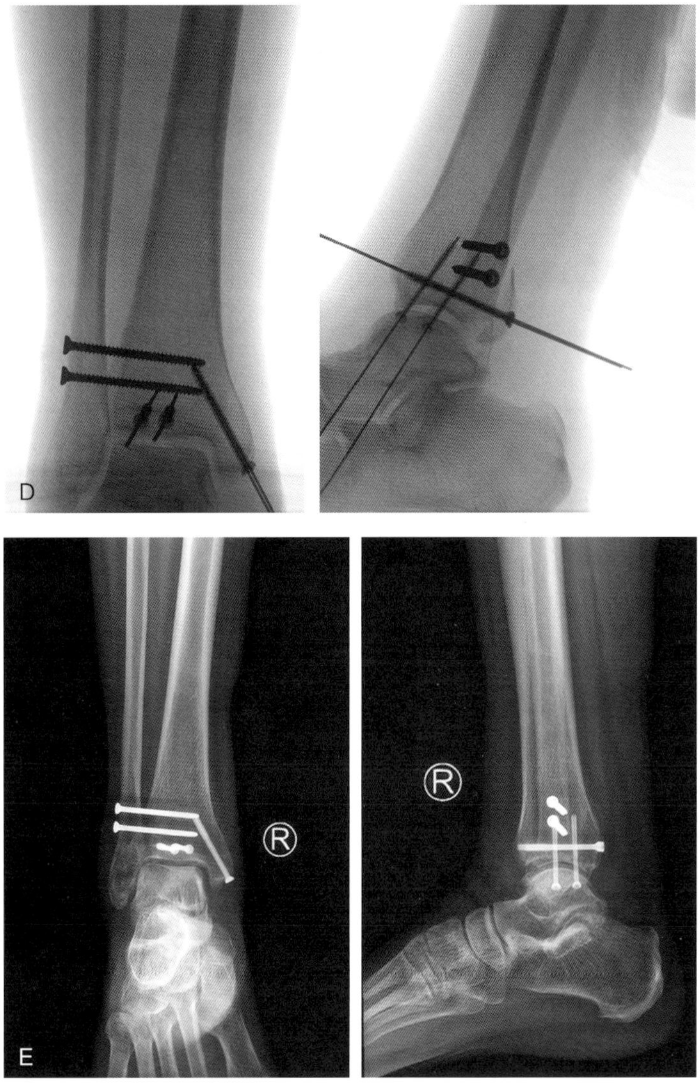

图 6-4-3　踝关节骨折空心螺钉内固定临床典型病例

A. 术前踝关节 X 线片；B. 术前踝关节三维重建图像；C. 踝关节螺钉规划界面；D. 术中螺钉置入后 X 线片；E. 术后踝关节 X 线片。

第五节　术后康复

本节主要针对距骨骨折、跟骨骨折以及踝关节骨折空心螺钉内固定术后的康复方案进行介绍。

一、术后第一阶段(术后 0~3 周)康复

1. 活动度训练

(1)髋膝活动训练：以下训练各重复 15~20 个为 1 组，每天做 3 组。

1)全范围主动屈伸髋膝关节：患者取仰卧位，主动屈髋屈膝至最大角度，保持 3~5 秒，再伸髋伸膝至 0° 位，保持 3~5 秒。

2）全范围主动内收外展：患者取仰卧位，主动外展髋关节至最大角度，保持 3~5 秒，再主动内收髋关节至最大角度，保持 3~5 秒。

3）全范围内外旋髋关节：患者取仰卧位，主动向外旋转下肢至最大角度，保持 3~5 秒，再主动向内旋转下肢至最大角度，保持 3~5 秒。

⑵足趾活动训练：主被动全范围背伸跖屈足趾，促进远端血液循环，有利于消肿。背伸足趾保持 3~5 秒，然后跖屈足趾保持 3~5 秒，此为 1 组。每次重复 15~20 组，每天 3 次。

⑶踝关节的活动度训练：无痛或者微痛范围下，缓慢轻柔练习踝关节屈伸活动度，防止关节粘连。向上勾起脚踝保持 5 秒，再向下伸直脚踝保持 5 秒，此为一组。每次重复 15~20 组，每天 3 次，可在家属辅助帮助下完成。

注意：由于距骨的特殊性，术后早期踝关节多进行石膏或支具固定，因此此阶段仅做相邻关节的活动度训练内容。

2. 肌力训练

⑴相邻关节的肌力训练：以下训练重复 10~15 个为 1 组，每次做 2~3 组，每天 3 次。

1）直腿抬高练习股四头肌：患者仰卧伸膝位，上抬大腿至足跟离床 20~30cm，保持 10 秒，然后放松 5 秒。

2）外展髋关节练习臀中肌：患者健侧卧位，外展髋关节至 30° 左右，保持 10 秒，然后放松 5 秒。

3）后伸髋关节练习臀大肌：患者俯卧屈膝位，后伸髋关节 15~20°，保持 10 秒，然后放松 5 秒。

⑵踝关节肌力训练：可适当进行等长收缩训练，即不产生关节活动的肌力训练，可以从最大力量的 5%~10% 开始进行。

1）小腿绷紧：小腿绷紧 10 秒，然后放松 2 秒，每次重复 20~30 个，每天 3 次。

2）踝关节背伸训练：健足轻置于患足上，健足保持不动不向下给患足施加压力，患足缓慢、轻柔、无痛下做背伸，注意不要产生关节活动，保持 10 秒，每次重复 10~15 个，每天 3 次。

3）踝关节跖屈训练：患者面对墙，患足缓慢、轻柔、无痛情况下向下顶墙，保持 10 秒，每次重复 10~15 个，每天 3 次。

4）踝关节外翻训练：患者侧坐于墙边，患足缓慢轻柔无痛下向外顶墙，保持 10 秒，每次重复 10~15 个，每天 3 次。

5）踝关节内翻训练：患者双足靠在一起，健足保持不动，患足缓慢轻柔无痛下向内侧顶健足，保持 10 秒，每次重复 10~15 个，每天 3 次。

注意：由于距骨的特殊性，术后早期踝关节多进行石膏或支具固定，因此此阶段仅做相邻关节的肌力训练内容。

3. 消肿止疼

⑴患肢抬高：促进静脉回流，以促进消肿。

⑵冷敷：可有效降低组织耗氧量从而减轻局部炎症反应，降低痛觉信号传导，减轻疼痛，增加踝关节的活动范围、复原进度与承受能力。用毛巾包裹冰袋，每次冰敷 15~20 分钟，每天 3~5 次。

⑶物理治疗：可给予激光等疗法，作用是减轻疼痛和肿胀。

4. 早期下床无负重活动可预防卧床并发症。

⑴力量训练要主动进行。

(2)早期被动训练时力量要轻柔均匀,不可使用暴力,否则会使内固定松动从而增加骨折再移位的风险。

(3)锻炼可以与止痛治疗(理疗、药物治疗)相互配合。

(4)康复训练需循序渐进。

二、术后第二阶段(4~9 周)康复

此阶段肿胀、疼痛减轻,骨痂也在逐渐形成,针对距骨骨折的患者,可以摘除石膏或支具进行活动度、肌力等练习;针对跟骨及踝关节骨折患者可继续活动度、肌力等训练。

1. 踝关节的活动度训练

(1)关节松动:根据骨折愈合和关节粘连等情况,由康复师对踝关节进行松动,进一步增加活动范围,防止关节粘连。

(2)踝关节主被动活动:轻柔缓慢能耐受的疼痛下,进行踝关节四个方向(背伸、跖屈、内翻、外翻)的主被动活动训练。每次每个方向做 15~20 个并停留 5 秒,每天 3 次。

(3)用弹力带牵拉踝关节:每次持续 5~10 分钟,每天 3 次。有牵拉感即可,切忌暴力。

2. 踝关节灵活性训练　患者坐位,患腿垂在床边,用脚踝划“A、B、C”或者顺时针、逆时针画圆形和三角形。每次重复 10~15 个,每天 3 次。

3. 肌力训练　除上一阶段相邻关节肌力训练外,踝关节可根据骨折愈合情况,在医生的指导下缓慢轻柔无痛下从等长收缩逐渐过渡到弹力带抗阻训练。

(1)等长收缩:每个动作保持 10 秒,每次重复做 10~15 个,每天 3 次。

1)踝关节背伸训练:健足轻置于患足上,健足保持不动不向下给患足施加压力,患足做背伸但不产生关节活动。

2)踝关节跖屈训练:患者面对墙,患足向下顶墙训练。

3)踝关节外翻训练:患者侧坐于墙边,患足向外顶墙训练。

4)踝关节内翻训练:双足靠在一起,健足保持不动,患足向内侧顶健足。

(2)弹力带抗阻训练:从最大力量的 10%~20% 开始,每个动作保持 10 秒,每次重复做 10~15 个,每天 3 次。

1)踝关节背伸训练:弹力带固定于对侧,脚踝抗阻向上勾起。

2)踝关节跖屈训练:患者双手拉住弹力带,脚踝抗阻向下伸直。

3)踝关节内翻训练:弹力带固定于外侧,脚踝抗阻做内翻。

4)踝关节外翻训练:弹力带固定于内侧或患者双手拉住交叉的弹力带,脚踝抗阻做外翻。

三、术后第三阶段(9~12 周)康复

1. 踝关节的活动度训练　如果踝关节活动度还没有恢复正常,可继续对踝关节进行松动和牵拉。

(1)站斜板:患者面向斜板,患脚踩在斜板上,练习踝关节背伸角度;患者侧站于斜板,患脚踩在斜板

上，练习踝关节内外翻。根据骨折愈合和疼痛肿胀情况，逐渐增加患侧负重，每次维持3~5分钟，每天3次。有能耐受的牵拉感即可，切忌暴力。

(2)弓箭步牵拉：患者在双杠中或者扶拐下，患足在后，足尖向前，弓箭步牵拉，每次维持2~3分钟，每天3次。有能耐受的牵拉感即可，切忌暴力。

注意：由于距骨骨折的特殊性，在CT未证实骨折愈合前，踝关节活动度练习不可在负重体位下进行。可以在非负重的体位做关节松动技术、关节牵拉练习，以便改善活动度。

2. 踝关节灵活性训练　用脚踝画“A、B、C”或者顺时针逆时针画圆形和三角形。尽可能地划到最大范围，每次重复做10~15个，每天3次

3. 踝关节肌力训练

(1)踝关节肌力训练：踝关节进行四个方向的弹力带抗阻训练，重复10~15个为1组，每次做2~3组，每天3次，阻力逐渐增加。

(2)靠墙静蹲：根据骨折愈合情况，进行靠墙扎马步训练。患肢负重比例逐渐增加，下蹲时膝盖不要超过脚尖，膝盖不要内扣。停留10秒~30秒，逐渐延长时间，每次重复做5~10个，每天2~3次。

注意：由于距骨骨折的特殊性，在CT未证实骨折愈合前，踝关节肌力训练可以做非负重体位下的弹力带练习，靠墙静蹲在术后12周后开始。

4. 站立负重练习　根据骨折愈合情况，在骨科医生的指导下，逐渐开始进行站立位部分负重及拄拐步行。作用是增加下肢肌力和协调性，改善本体感觉。复查后，骨折愈合良好的患者，可在医生的指导下开始扶双拐行部分负重练习，在踝关节疼痛可耐受下进行负重，负重从20kg左右逐渐增加。

(1)站立训练：患者双腿分开，站在平地上，患侧按要求逐渐增加负重比例。30秒为1组，每次做5组，每天3次，逐渐加量。

(2)重心转移训练：在双杠内或者拄拐下进行重心转移训练。双腿左右分开，进行左右重心转换，也可以双腿前后分开，进行前后重心转换。

(3)步行训练：将腋杖放置身体前方，移出患腿，双手支撑腋杖再移动健腿，如此反复前进，或者双拐和患腿一起伸出，再移动健腿。根据骨折愈合情况和疼痛肿胀情况逐渐增加患肢负重比例。

(4)注意：由于距骨骨折的特殊性，在CT未证实骨折愈合前，站立负重练习应在术后12周开始。

5. 上下楼梯训练　患者双手扶住楼梯两侧的扶手，替代拐杖。开始上楼梯时，双手扶住扶手，健侧腿先上；下楼梯时患腿先下。根据骨折愈合情况和疼痛肿胀情况逐渐由两步一阶过渡到一步一阶。应注意，骨折未愈合或延迟愈合的患者，进行上下楼训练延后。由于距骨骨折的特殊性，在CT未证实骨折愈合前，上下楼梯练习应在术后12周开始。

四、术后第四阶段(13~24周)康复

此阶段骨折线基本已经愈合，但由于肌力、平衡、本体感觉等尚未完全恢复，行走甚至运动过程中的姿态还会存在一定问题，因此此阶段的康复目标是通过对患者的恢复情况的评定来进行针对性训练，恢复患者的运动功能。如果步态存在问题，继续进行步态纠正训练。

1. 肌力训练　继续上一阶段弹力带四个方向抗阻训练。

提踵训练：根据骨折愈合情况，在医生的指导下从辅助下逐渐过渡到独立提踵，从双足逐渐过渡到单足提踵，从平地逐渐过渡到台阶上提踵，停留 10 秒，控制下缓慢放平，重复 10~15 个为 1 组，每次做 2~3 组，每天 3 次。

2. 步态训练　此阶段患侧逐渐完全负重，脱拐后要求行走时双下肢步幅、步速、步宽基本一致，身子不要向对侧倾斜。

3. 平衡功能训练及本体感觉训练　根据骨折愈合情况，在医生的指导下逐渐进行单腿站立静态平衡及动态平衡训练。

（1）单腿站立静态平衡：逐渐增加难度，从平地站立过渡到平衡板、平衡垫站立。患者睁眼，训练患侧单腿站立至少 30 秒为 1 组，每次做 5 组，每天 3 次。患者闭眼，训练患侧单腿站立至少 15 秒为 1 组，每次做 5 组，每天 3 次。

（2）单腿站立动态平衡：患者睁眼，患侧单腿站立在平衡垫上，双手抛接球，站立至少 30 秒为 1 组，每次做 5 组，每天 3 次。在地面标记 Y 形标志，患侧单腿站立在中间，健侧足趾沿标志线移动至最大位置，触碰前、左后、右后 3 个方向的地板，每次做 5~10 分钟，每天 2~3 次。

4. 如果步态存在问题，继续进行步态纠正训练。

5. 恢复运动训练　后期根据骨折愈合情况在医生指导下逐渐恢复跑跳等运动。

（1）跳跃练习

1）十字跳跃：双足一起向前、后、左、右四个方向跳跃，每次跳出后回到原点。逐渐过渡到单脚前后跳、左右跳。每次重复 10~15 次，每天 3 次

2）开合跳：双足左右分开，闭合，每次重复 10~15 次，每天 3 次

（2）慢跑：先从原地跑步开始，待患侧可以跟上健侧的节律，逐渐过渡到室外慢跑，再逐渐增加速度、时间。也可同时进行心率监测，控制心率在（200 – 年龄）×（70%~80%），运动时长控制在每次 20~30 分钟，每周 2~3 次

康复锻炼是一个漫长的过程，要根据个体化的差异制定相应的康复计划。需要骨科医生和康复师共同参与制定康复流程，在进行康复锻炼时要遵循循序渐进的原则，切忌暴力，最终最大限度地帮助患者恢复运动功能，重返社会。

参考文献

[1] 李宇能，武勇．微创手术治疗跟骨骨折 [J]. 国际骨科学杂志，2012, 33 (5): 318-319.
[2] 李泽芹，董恒纲，张志宏．跟骨骨折微创手术治疗研究 [J]. 医学信息，2021, 34 (16): 37-39.
[3] 郑钧，张志鹏，何爱民，等．天玑骨科机器人辅助下置入下胫腓螺钉一例 [J]. 内蒙古医学杂志，2022, 54 (9): 1152.
[4] 李宏春，田军，姜杰，等．胫骨远端关节外骨折微创手术治疗的进展 [J]. 医学综述，2021, 27 (4): 748-751, 756.
[5] 袁静，王予德．内固定和韧带修复治疗踝关节骨折伴下胫腓联合分离 [J]. 临床骨科杂志，2018, 21 (2): 206-207, 211.
[6] LIU Q, ZHAO G, YU B, et al. Effects of inferior tibiofibular syndesmosis injury and screw stabilization on motion of the ankle: a finite element study [J]. Knee surgery, sports traumatology, arthroscopy: official journal of the ESSKA, 2016, 24 (4): 1228-1235.

ROBOT-ASSISTED

SURGICAL TECHNIQUES IN ORTHOPEDIC TRAUMA

第三篇 ▶ 03

骨科手术机器人新兴应用

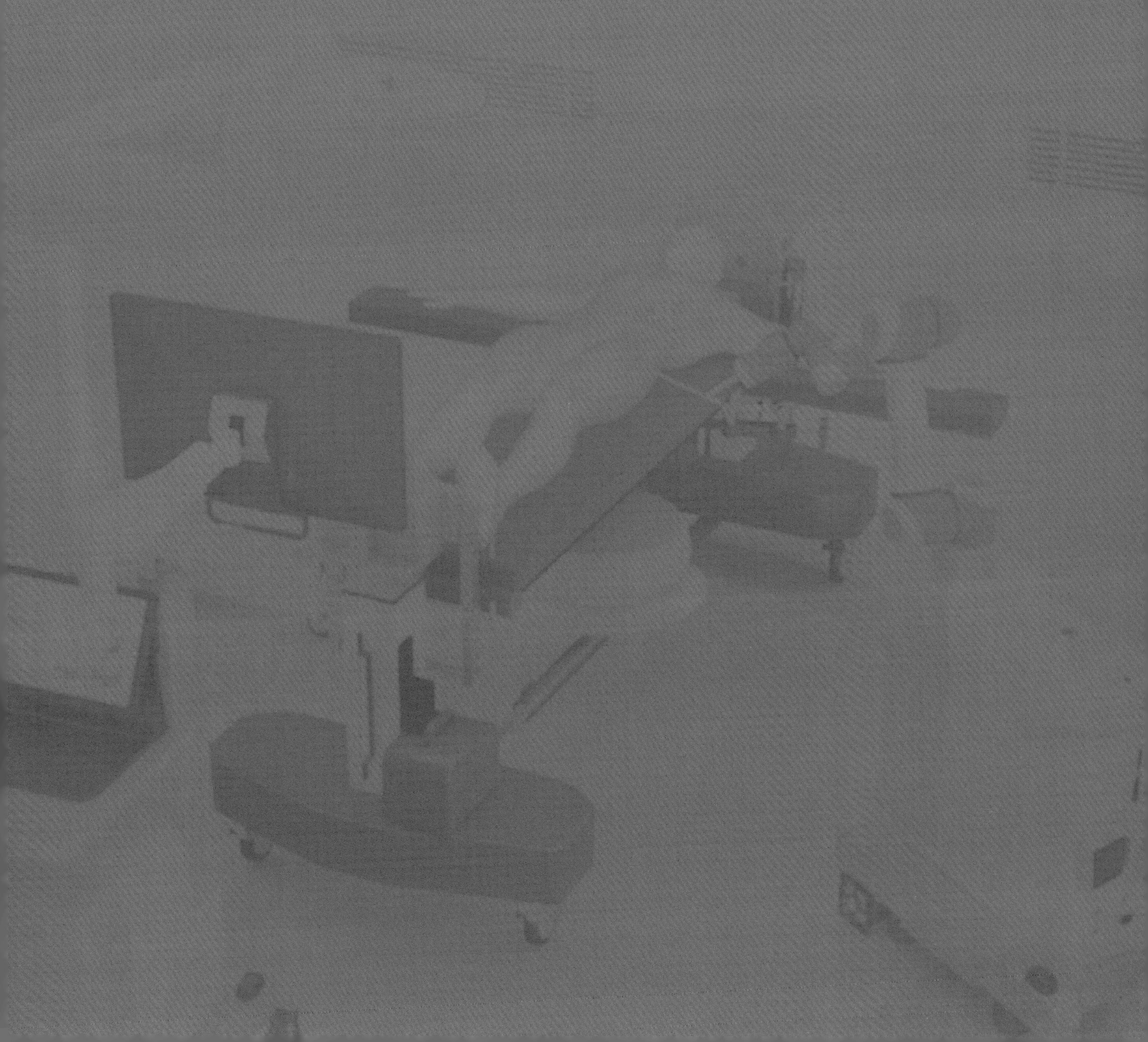

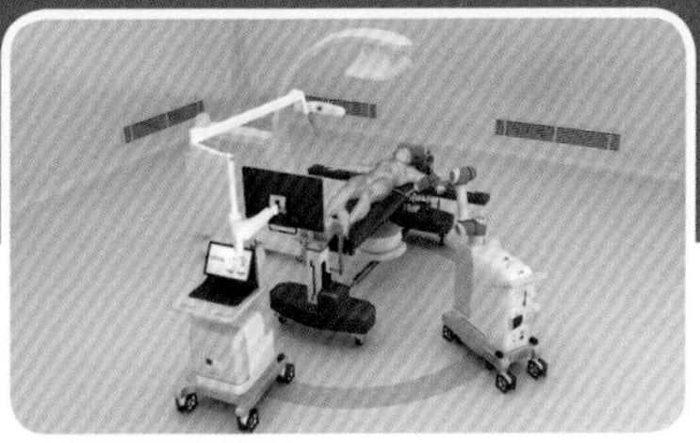

第七章　骨科手术机器人在远程手术中的应用及发展

21 世纪初期以来，国内外先后实施了一系列具有里程碑意义的机器人远程手术案例。首个案例是 2001 年的“林白手术”，纽约的医生通过专用网络，控制远在法国斯特拉斯堡的“宙斯”机器人完成了一例胆囊切除手术。出于成本考虑，我国则着重发展基于互联网的机器人远程临床试验：海军总医院首先尝试，通过互联网完成了国内首例机器人辅助远程脑外科手术（北京—沈阳，2003）；北京积水潭医院紧随其后，也在国内实现了首例机器人辅助远程骨科手术（北京—延安，2006）。

在 2007 年，Nguan 等人使用达芬奇手术机器人分别利用实时（6 次）、互联网协议虚拟专用网络（6 次）和卫星网络连接（6 次）进行了共 18 例的肾盂成形术，并收集了相关的网络和客观手术数据。相比实时手术，远程肾盂成形术虽然面临网络延迟和抖动的挑战，但也证明了其可行性，且在手术时间和效果上并无明显的不良事件发生。2012 年 12 月，北京航空航天大学与海军总医院携手，成功完成了中国首例远程离岸手术。

尽管中国在远程手术领域的研究起步稍晚于美国和欧洲等发达国家或地区，然而其发展势头强劲，现阶段已成功构建了一套符合中国实际情况的远程医疗服务体系。

根据前文所提供的案例和随后的临床实践，我们可以看出，机器人在远程手术领域展现出了其显著的优越性，且有着光明的发展前景。然而，由于专用网络的高昂成本、传统互联网的不稳定性和安全隐患，这在很大程度上对机器人远程医疗的普及和应用构成了限制。

伴随 5G 技术的快速兴起，其高速率、低延迟和高带宽的特性，对于远程手术的精确性、稳定性和安全性产生了深远影响，使骨科手术机器人远程手术的推广和普及在技术层面得以实现。它为医生提供了强大的技术支持，实现了异地手术，有效地扩大了优质医疗资源的覆盖范围，让医疗资源能更深入地覆盖基层，进而推动了国内骨科医疗水平的均衡发展。

自 2019 年起，众多国际研究已致力于将 5G 网络的应用拓展至远程医疗手术，且获得了显著的优化效果。例如：Lacy 等研究者将 5G 网络应用于为年轻医生提供远程手术辅导；Acemoglu 团队的报告显示，他们成功利用 5G 网络对位于 15 公里外解剖实验室的尸体进行了机器人声带手术，手术全程的平均网络延迟仅为 140 毫秒。此研究进一步证实了 5G 网络的低延迟与高带宽的优势，成为远程手术发展的关键技术要素，可为未来远程手术技术的网络升级提供方向。2019 年 3 月，中国人民解放军总医院成功实施了全球首例 5G 远程控制颅脑手术。远在三亚的医生通过遥控机器人为位于北京的患者实施了远程帕金森“脑起搏器”植入手术，此举是中国 5G 远程手术发展迈向世界的重要一步，对国内远程手术技术的持续优化及全球化推广产生了深远影响。

近年来，多款国产骨科机器人已经成功实施远程临床手术（如“天玑”“鸿鹄”“键嘉”等）。其中，北京积水潭医院以“天玑”机器人为核心，开展了多种骨科临床示范手术。2019年，北京积水潭医院在北京、烟台、嘉兴、天津、张家口和克拉玛依等地完成了多例远程临床手术，从而验证了“遥规划”技术及5G机器人远程手术的临床可行性和可推广性。2020年，北京积水潭医院成功为远在宿州的患者实施了我国首例5G远程机器人辅助创伤手术。2021年，上海交通大学医学院附属第九人民医院使用“鸿鹄”机器人为惠州和昆明的两名患者实施了三地5G机器人远程膝关节置换手术。2022年9月，北京积水潭医院为杭州的患者实施了骨科机器人远程膝关节置换手术。至2023年6月底，北京积水潭医院已在全国15个省级行政区（19个城市）的26家医院完成了190例骨科机器人5G远程手术。

在机器人远程诊疗领域，新的模式已在不断创新，从最初的“一对一”单点式远程控制，逐渐演变为“一对多”“多对一”等网络协同模式。此模式不仅能让临床专家同时为分布在不同地区的患者进行远程诊疗，还能实现各领域专家共同对同一患者的协作诊疗。这种应用场景已拓展至公共卫生远程诊疗服务，如新冠疫情期间的远程诊疗和远程查房等，同时，在突发性医学应急救援方面也有所应用，如自然灾害远程急救。由于我国医疗资源分布不均，异地跨区域就诊现象普遍，这不仅加大了就医难度，提高了就医费用，不合理的患者流向还使基层医疗机构技术水平的发展受限，医疗优势未能得到充分利用，无形中浪费了许多医疗资源。尤其对骨折这类常见疾病，远程诊断和手术能充分利用合理的医疗资源，为患者解决治病难、治病贵等问题。

在当下，尽管骨科机器人远程手术在创新方面取得了很大突破，但该技术仍未达到完全成熟。在通信和医疗行业中，许多专家仍对远程手术持有谨慎态度。如果过度依赖5G远程手术，出现意外时，可能会直接威胁到患者的生命安全。而且，若过度宣传对时效性和技术成本要求过高的场景，将导致医患矛盾的加剧，医患纠纷也可能随之增加。对此，中国正在搭建5G远程骨科手术机器人应用示范场景，以寻找经济、高效且安全的远程骨科手术治疗方案。

远程骨科手术机器人运用的另一重点在于数据驱动。科学手术数据以及实际临床手术数据等已经融入机器人医疗领域，并正在深度参与到远程骨科手术中。解决远程手术海量数据的有效挖掘、数据的高效安全传输以及远程伦理等问题，是促进机器人远程手术标准化和可持续性发展的关键环节。

针对骨科机器人远程手术的发展，目前仍面临一系列挑战。其完整的远程手术体系尚待完善；其产品的成熟度与临床期待之间尚存在一定的差距；对于远程手术的评估尚未建立起科学且合理的指标体系；此外，为了进一步扩展远程诊疗应用的深度和广度，还需要加强远程手术团队的人才培养。尽管当前骨科机器人远程手术的优势尚未特别突出，但随着其技术的进步，它将带来质的飞跃，在未来将会有非常美好的发展前景。

参考文献

[1] WANG J, LI J, WANG Y, et al. Remote orthopedic robotic surgery: make fracture treatment no longer limited by geography [J]. Sci Bull (Beijing), 2023, 68 (1): 14-17.

[2] TIAN W, FAN M, ZENG C, et al. Telerobotic Spinal Surgery Based on 5G Network: The First 12 Cases [J]. Neurospine,

2020, 17 (1): 114-120.

[3] ULLAH H, NAIR N G, MOORE A, et al. 5G communication: an overview of vehicle-to-everything, drones, and healthcare use-cases [J]. IEEE Access. 2019, 7: 37251-37268.

[4] YEUNG A W K, TOSEVSKA A, KLAGER E, et al. Virtual and Augmented Reality Applications in Medicine: Analysis of the Scientific Literature [J]. J Med Internet Res, 2021, 23 (2): e25499.

[5] SHAHZAD N, CHAWLA T, GALA T. Telesurgery prospects in delivering healthcare in remote areas [J]. J Pak Med Assoc, 2019, 69 (Suppl 1)(1): S69-s71.

[6] AJRAWAT P, YOUNG SHIN D, DRYAN D, et al. The Use of Telehealth for Orthopedic Consultations and Assessments: A Systematic Review [J]. Orthopedics, 2021, 44 (4): 198-206.

[7] XU S, PEREZ M, YANG K, et al. Determination of the latency effects on surgical performance and the acceptable latency levels in telesurgery using the dV-Trainer (®) simulator [J]. Surg Endosc, 2014, 28 (9): 2569-2576.

[8] MAIER-HEIN L, VEDULA S S, SPEIDEL S, et al. Surgical data science for next-generation interventions [J]. Nat Biomed Eng, 2017, 1 (9): 691-696.

[9] LIU Y. Potential Risk of Intelligent Technologies in Clinical Orthopedics [J]. Adv Exp Med Biol, 2018, 1093: 281-288.